不確かさの軌跡

先天性心疾患とともに生きる人々の生活史と社会生活

鈴木智之
宮下阿子
中脇美紀

ゆみる出版

目次

装幀　ｍｏｃｏ／橘川幹子

序章　この心臓とともに生まれて

1. 心臓の発生

心臓の発生に関する解説書や論文を読んでいると、創世の神秘を伝える神話に触れているような気がしてくる。何もなかったところに、「(心臓よ) あれ」という言葉が発せられ、そこから見る見るうちに、複雑な構成をもつ精密な機構が生成してくるかのように感じられるからである。

もちろん、それはまったく何もないところから始まるわけではない。心臓に限らず、身体器官の発生の起点には受精卵と呼ばれるひとつの単純な細胞が存在する。それは、ヒトの場合であれば直径〇・一ミリほどのタンパク質の塊であるが、これには情報の負荷がかかっている。それを担っているのは、四六本の染色体 (遺伝子配列：DNA) と、ここに書き込まれた情報を読み取ってタンパク質に伝えるメッセンジャーRNA (mRNA) である。遺伝子情報は、一個のタンパク質の塊が身体システムへと生成していく、その初期条件を設定している (Davis 2014＝2018)。とはいえ、単純なものから複雑なものが生まれでるプロセスは、やはり驚異的である。私たちは、そのメカニズムを語る生物学や医学の言葉にはあまりにも不慣れで、未消化なのだが、心臓の発生というこの不思議なプロセスをたどり直すところから始めようと思う。

心臓の素となるもの（原基）が形作られる前に、「原腸陥入」または「原腸形成」と呼ばれる出来事が起こるらしい。胎内での動物の発生の最初期に、胚は上葉と下葉の二層の細胞群を形成する。その後、上葉の細胞の一部が内側に折れて、もぐり込むように移動してくる。これが原腸陥入である。その結果として、胚体は、外胚葉、中胚葉、内胚葉の三層をなす。外胚葉はのちに表皮や神経系へと分化する細胞であり、内胚葉は消化管へと発達していく。この二つの層のあいだに形成される中胚葉は、外胚葉と内胚葉のあいだを埋める多様な構造、たとえば、体腔や循環系、内骨格や筋肉を生み出していく。心臓は、この中胚葉に由来する心臓前駆細胞から作られていく。

すべての動物において、原腸陥入は、これから作り出されていく体の基本的な構図、ボディプランの原形をもたらす重要な一段階であるという。それ以前の段階では、胚は二層の円盤状の細胞層からなる球体でしかなく、上下の方向はあるが、それ以外には「体軸」をもたない。しかし、原腸の形成を経て、胚は一気に「体らしきもの」（Davis 同右）へと変化していく。外胚葉、内胚葉、中胚葉はそれぞれ「正しい位置へ配置され」、また「前後軸、背腹軸、左右軸などの体軸が決定される」。原腸陥入はほぼすべての動物で胚発生の初期に見られる、「非常に複雑で協調的な細胞の運動である」（福井 2008：23）。

ヒトの場合、原腸陥入によって、胚体の後方で作られた中胚葉の細胞が胚体の前方に移動し、馬蹄状の塊を形作る。これが心臓のもととなる細胞塊（「心臓原基」）である。心臓原基は、頭の方向へと突出してゆき、筒状の構造を形成する。これが「原始心筒」と呼ばれる。この筒は、早くも収縮（拍動）を始めるとともに、伸長しながら右側に屈曲（ルーピング）を始める。つまり、心臓管は右側にC字状に折れ曲がり、ヘアピンカーブで折り返す管のようになる（こうして左右に並んだ管はのちに心臓の左室と右室とに区分されていく）。さらに、心臓管は伸長し、下部の流入路が体の内側へと折れ曲がり、上下関係の逆転が生じる（流入路に近い「心房」にあたる部分が、体の上側に回りこむようになる）。その一方で、原始心筒の内部では「心内膜床」が生まれる。上下の心内膜床が癒合し、管は分割され、左右の心房心室が形を表すとともに、心房心室を隔てる壁（中隔）が発達する。心房中隔、心室中隔および房室弁（三尖弁と僧帽弁）が形作られ、二心室二心房の形態が完成する。

原始心筒の形成が胎生二〇日ごろ、二つの心室と心房からなる心臓形態がほぼ完成するのが、胎生五〇日ごろ。すべては、約三〇日のあいだの出来事なのである（白石 2015, 古川 2015, 小久保・藤井・吉栖 2017, 山岸 2007 参照）。

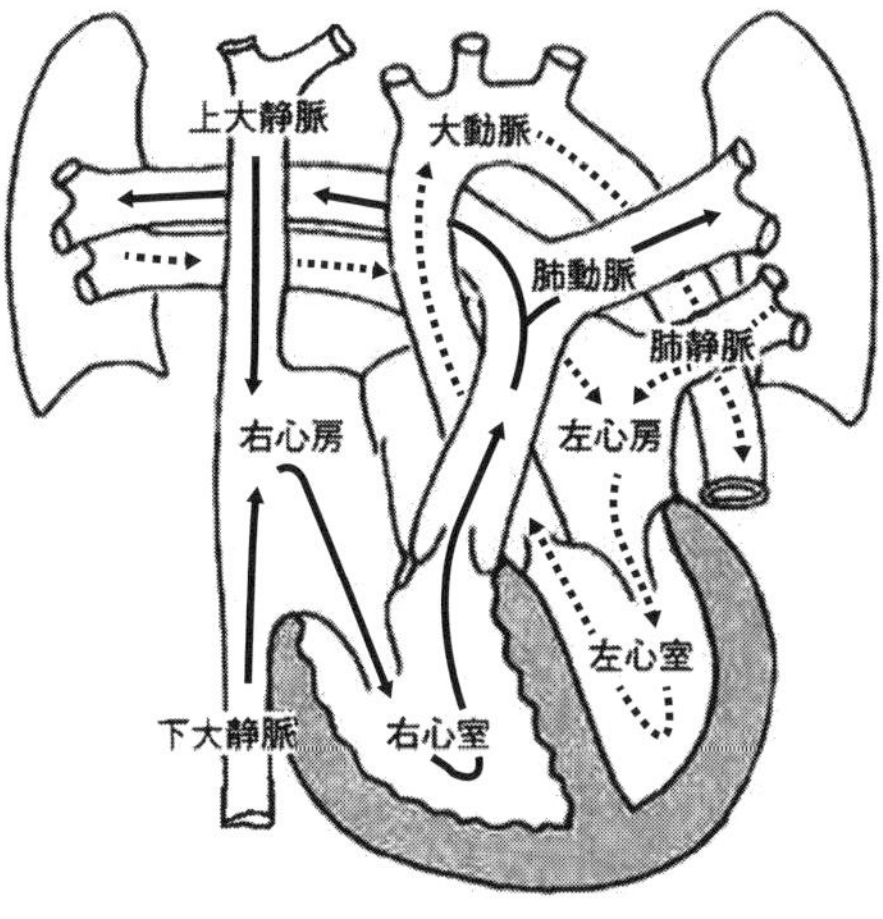

図１　正常心の血液の流れ
（全国心臓病の子どもを守る会 2005, p.27）

こうして、体内の血液循環を駆動するポンプの役目を負った器官ができあがる。体を回って戻ってきた静脈血は、右の心房から三尖弁を経て右の心室へ、ここから肺動脈に送り出される。酸素を十分に含んだ血液となって、今度は左の心房へ還流し、僧帽弁を経て左の心室へ。心臓の収縮は、大動脈を通じて、この血液を再び体内の循環へと送り出していく。酸素血と非酸素血が混合することなく全身を循環することを可能にした、哺乳類に固有の高度なメカニズムの出現。そして、動物が個体として生きているあいだずっと、したがってヒトであれば七〇年も八〇年も（時には百年にわたって）心臓は拍動を続け、生命を支える。その精巧でタフな器官が、胎生五〇日までのあいだにほぼ完成するのである。

この精密な機構の発生過程を驚異的なものと感じるのは、私のような素人だけではないらしい。例えば、小児科医たちの著した論文にも、次のような一文を読むことができる。

高等動物の心臓発生は、いわば進化によって生み出された自然の芸術であり、時間的・空間的に秩序だった多くの複雑な過程、すなわち由来の異なる心臓前駆細胞の移動、増殖、分化、プログラム細胞死、相互作用によって成立している。（古道・吉田・山岸 2017：554）

由来の異なる複数の要素が協働を重ねることによって、単純な形をした一本の筒（原始心臓管）が生まれ、これが四つの部屋からなる複雑な器官へと発展する。私たちの一生を支えるこの「自然の芸術」の誕生は、個体発生の過程でその都度起こる、奇跡のような出来事としてある。

しかし、そうであるからこそ、この進行過程には、ある確率でイレギュラーな出来事が生じるのだろう。心臓形成の段階ごとに「異常」の発生がありえ、それに応じて定型的な発達とは異なる形状の心臓が生まれる。例えば、左右の心房心室を隔てる壁が形成されなかったり、心房と心室をつなぐ弁がうまく機能しなかったり、血管が細くて血液の流れが妨げられたりと、さまざまな形で、「正常」な血液の循環を継続するための仕組みが完成にいたらない場合がある。かくして、心臓の形成が何らかの理由で十分に整わないまま生誕の日を迎える子どもが、一定の割合で存在するのである。

2．先天性心疾患とその医療

出産の時点ですでに心臓の形態に変異が認められ、それゆえに血液循環に何らかの問題が生じている状態を「先天性心疾患（CHD：Congenital Heart Disease）」と呼ぶ。

先天性心疾患は、百人に約一人の割合で発生し、先天性の疾患のなかでは最も頻度が高いそうである。その形態の違いにより、さまざまな呼び名が与えられる。「心室中隔欠損」、「心房中隔欠損」、「大血管転位」、「肺動脈狭窄」、「両大動脈右室起始」、「三尖弁閉塞」等々。複数の症状の複合として観察される「ファロー四徴症[1]」のような診断名もある。

なぜ、心臓の定型的な発達が妨げられることがあるのか。その発生に関わる因子は、段階ごとの心臓形成過程についての研究が進むにつれて、徐々に明らかにされつつある（山岸 2007）。母親が先天性心疾患であった場合、生まれてくる子どもの心臓形成に異常が生じる可能性が相対的に高いことから、遺伝的要素も無関係ではないと推測されている。また、染色体のうちのある一本が欠損していると、心臓の形態異常だけでなく、口蓋異常、学習障害、免疫異常、低カルシュウム血症などの先天性疾患（「22q11.2 欠失症候群」と呼ばれる）が生まれる頻度が高くなることも分かってきた（小崎 2019 参照）。しかし、それは心疾患の発生をあらかじめ決定しているような特定の遺伝子があるということではない。生物が個体ごとにどのような特徴をもって生まれてくるのかは、遺伝情報によって決定されているわけではなく、胎生期における環境との相互作用、遺伝情報の発現を制御するメカニズムなどが多層的に関与している。したがって、多様な要素の協働による心臓の発生がイレギュラーを起こす原因は、きわめて多様かつ複雑で、単一の（または限られた数の）要因にこれを還元することはできないようである。精巧きわまりない器官の形成過程に、きわめて多くの要因が複合的に働きかけ、結果として一％の確率で、こう言ってよければ「不具合」が生じてしまう。それが先天性心疾患である。その原因を、疾患を負う本人やその家族がどのように意識するのかは、人それぞれに異なるかもしれない。「どうして」「何が悪くて」こうなってしまったのかを、深く考える人がいてもおかしくはない。しかし、分かりやすい形で原因を特定しきれないこの現象は、むしろ、一定の割合で偶然に起こってしまう出来事（アクシデント）と考えるしかないようにも思える。印象論ではあるが、実際に当事者の話をうかがっているなかでも、「原因」を追求するような語りに出会うことはあまりない。何らかの理由があって、たまたま起こってしまったこと。そう受け止めるのが、この疾患に関しては自然な態度なのかもしれない。

ともあれ、百人中一人ぐらいの新生児は、その形が完全には整わなかった心臓とともに生まれてくる。私たちが関心を向けるのは、この心臓とともに生まれた人々――先天性心疾患者(2)――の、その後の生と生活のありようである。

先天性心疾患に対する医療技術は、この半世紀間に、文字通りの意味で目覚ましい発展を遂げてきた。心臓疾患に適用される医療は、診断、外科治療、内科管理などの多領域にわたるが、それぞれにおいて、技術の革新には目を瞠るものがある。

診断について見れば、少なくとも一九六〇年代までは、新生児期・乳児期に哺乳不良、体重増加不良、心雑音の聴取などにより先天性心疾患が疑われても、具体的にどのような形態異常が生じているのかを特定するのは容易ではなかったようだ。しかし、胸部X線や心電図に加えて、一九七〇年代以降、心臓エコー検査、心臓カテーテル検査、CTなど、身体内を可視化する技術が順次開発・導入されることによって、心臓のどこにどのような問題があるのかを、早い年齢段階で正確に見極めることが可能になってきた。今日では、妊婦健診時の胎児エコーや新生児・乳児期の健診によって早期から心疾患の診断が可能になっている。

これと並んで技術の進歩が顕著に見られるのが、心臓血管外科手術の領域である。先天性心疾患については、その多様な疾患形態に応じて様々な術式があるが、時代の移り変わりのなかで次々と新しい技術と技法が考案され、適応されてきた。なかでも、外科手術の適用を可能にし、その成績の向上を支えてきたのは、人工心肺装置の開発である。開胸による、直視下の心臓外科手術が行われるようになったのは一九五〇年代からであるが、そのためには、一時的に血液の流れを止めなければならない。常温であれば、その状態を維持できるのは約三分だそうで、時間的制約によって複雑な手術はきわめて困難であった。そこで、体温を低下させ、血液循環の停止時間を長くする方法が考案され、この低体温法による開胸手術が行われるようになった。その一方で、アメリカ・ボストンの外科医ジョン・ギボンが、一九五三年に人工心肺——体外で血液循環を行う装置——を用いた心臓手術に初めて成功する。日本でも、一九五六年には人工心肺による開心術の成功例が見られている。その後、装置の技術的な開発と改良が進み、一九六〇年代後半から広く普及するようになり、より長時間にわたる手術が可能になっている（藤倉 1972, 古瀬 1997 参照）。これと並んで、心臓外科手術の実績を向上させているのが、心筋保護の技術である。これは、特別な液体を心臓に投与することによって、心筋を損傷させることなく一時的に心臓を停止させる方法で、一九七〇年代から臨床での適用が進んでいる。

一連の技術革新は長時間にわたる精巧な手術を可能にし、心臓に何らかの形態異常をもって生まれてきた人々の長期的な生存を実現してきた。心臓血管外科手術が行われる以前には、先天性心疾患の子どもが二十歳まで生きられる可能性は五〇%以下であったが、現在では心疾患をもつ「全出生児」の九〇%以上が、「乳児期を過ぎた小児」については九六%以上が成人を迎えている（丹羽 2005：12）。その結果として、日本では、五〇万人を超える成人先天性心疾患患者がいると推定され、すでに成人の患者数が子どもの患者数を上回るまでになっている。

しかし、現代の医療技術も、先天性心疾患にともなう生活上の問題をすべて解消するわけではない。かつては「根治手術」と言われたような、正常な血液循環を回復する手術（修復術）を受けたあとでも、「運動の制限」などの生活上の制約が生じ、「合併症、残遺症、続発症」をともなうことが知られている。また、加齢とともに、「心機能の悪化、不整脈、心不全、突然死、感染性心内膜症」などが生じやすいことも分かっている。さらに、「妊娠、出産」、「非心臓手術」の際などに特別な配慮が求められることがある（丹羽 2006）。したがって、先天性心疾患者には、継続的な自己管理と定期的な経過観察が求められ、必要に応じて（再手術などの）治療的介入が反復されていく。医学によって完全に治癒して心臓病者ではなくなる、というわけではないのである。

こうして、生涯にわたって心臓の問題につきあいながら生きている人々が、どのような社会生活を営み、それぞれの人生を歩んでいくのか。私たちはこれを基本的な問いとして、主に成人となった先天性心疾患者を対象に、生活史の聞き取りを行ってきた。心臓疾患とともに生きる人々の生活の実態については、次節に見るように、すでにいくつかの調査が行われており、そこに生じている問題についても一定の知見が蓄積されている。しかし、病いや障害がどのような形で生活を条件づけ、それがどのような意味をもって受け止められるのかは、個別の生活の文脈のなかで変わってくる。全体像の把握をめざす計量的な調査の重要性は言うまでもないが、それを補完するものとして、私たちは、一人ひとりの生の軌跡に寄り添いながら、この疾患とともに生きる人の姿を描き出したいと考えている。

3. 先天性心疾患者の生活の実態

先天性心疾患に対する治療実績が高まり、多くの人々が成人を迎えるようになるにつれて、「救命」の可能性だけではなく、「生活の質」に対する関心が医療者のあいだでも高まり、生活の実態を把握しようとする調査研究がなされるようになってきた。そのいくつかの結果を振り返っておこう。

手島他(1997)は、心疾患の患者団体である「心友会[3]」の会員を対象として、社会生活の状況に関するアンケート調査を行い、その内二〇歳以上の先天性心疾患者二三五名(二〇歳~六八歳)に関するデータを分析している。それによれば、回答者のうち一一三人(五七%)がフルタイム、パートタイムを含めて職業についており、八五人(三八%)に配偶者がおり、この八五人中五四人(六四%)に子どもがいた。これらの数値は、同時代の同年齢層の平均をいずれも下回っており、就職や結婚において「先天性心疾患」が障壁となっていること、妊娠・出産が制限または抑制されていることを示唆している。他方、身体活動のレベルは、「日常生活上支障がない」と考えられる人が八四%を占め、内科的管理を含めた体調の維持が比較的うまくいっていることがうかがえる。とはいえ、身体活動の状態は、疾患の形態と治療の段階によって大きく異なる。この調査では、チアノーゼをともなう疾患かともなわない疾患かによって、さらには「修復術[4]」を受けているかいないかによって、対象者を分類しており、チアノーゼ未修復群では、就業者や既婚者の割合がさらに低くなっている。

丹羽他(2002)は、千葉県内の医療機関で外来受診した成人の先天性心疾患者一一五名(一八歳~七四歳)を対象に、社会的自立に焦点をおいたアンケート調査を実施している。回答者のうち九九人（八六％）が高校を、四三人（三七％）が大学を卒業している。ただし、未修復のチアノーゼ型先天性心疾患の人は、進学率が低く、高校卒業が最高学歴であった。就業者は全体のうち七二人（八二％）。男性の既婚者は五二人中一〇人（一九％）、女性の既婚者は六三人中二六人（四一％）で、特に男性において低い数値となった。この調査でも、「心機能」の状態は比較的良好でありながら、「就学・進学」「就業」「結婚」といったいわゆる「社会生活」への参加のレベルは、一般に比べて劣っていることが指摘された。疾患の重い人ほど、その意味での「自立」の可能性がより強く制限されているが、それ以外に、「継続的な治療の必要性」「消極的な思考の傾向」「患者の生涯歴が明らかでないこと」「病気に対する理解不足」などの要因がこれに関わっているものと推測されている。

落合他（2012）は、「全国心臓病の子どもを守る会」（以下「守る会」）が実施したアンケート調査のうち、身体障害者手帳を有する一五歳以上の患者一四三名（十五歳～七三歳）のデータを分析し、その結果を報告している。この調査では、身体障害者手帳取得者に限定したこともあって、比較的重症度の高い集団を対象としており、前記の丹羽他の調査に比べて、さらに就労率が低く（就労者四一・三％、未就労者二五・九％、学生三一・五％）、本人の所得が低い（年収で二百万円を下回る人が六割弱）結果となった。経済的苦痛、精神的苦痛について、「とても苦しい」「やや苦しい」と答えた人が、それぞれ四一・六％と四六・九％で、経済的苦痛には、「手術歴の有無」「通院頻度の高さ」「世帯収入の低さ」「本人の年収の低さ」「障害者年金の受給の有無」が、精神的苦痛には、「通院頻度の高さ」「仕事への不満足」が、それぞれ有意に関連していた。

こうした一連の調査の結果から、この時点で私たちが気に留めておくべきことは、以下の二点である。

まず、当然のことながら、社会生活のあり方は疾患の重篤性と治療の状態によって大きく異なるということ。先天性心疾患者のなかには、容易に外出できず、教育や労働の場に継続的に参加することが難しい人も一定数存在する（その数を正確に把握することは難しそうだが、丹羽他（2002）によれば、「疾病が重症なため就業できないと考えられる患者」は「全体の一〇％以下」である）。そうした人々もまた、それぞれの社会を生きている。彼ら・彼女らが、どのような生活を営み、どんな人生を送っていくのかも、語られるべき大事なテーマである（残念ながら、私たちの調査は、そのような重い心臓疾患を生きている人には目が向けられていない。これは今後の課題としたい）。

その一方で、比較的多くの先天性心疾患者は、その身体的条件において就学や就業が強く妨げられているわけではなく、疾患に由来するさまざまな「不自由さ」（疲れやすい、階段がつらい、痛みを感じる、息切れを覚える等）を抱えつつも、治療に専念する生活を送っているわけではない。彼ら・彼女らは、「学校」や「職場」や「交友関係」などの場に参加することができるし、参加したいという意思を有している。ただし、統計的な調査結果（就学率・進学率、就業率、婚姻率）に表れているように、「一般」の水準に比べて、その参加率は低い水準にとどまっている。その理由を身体的な条件に還元してしまうことはできないだろう。つまり、「病気だから学校に来られない、働けない、結婚できない」のではなく、心疾患者の参加を妨げるような社会を、私たちは作り上げているのである。では、それはどんな社会なのか。そして、何かしらの幅で「イレギュラー」な身体的条件をもつ人々が、この社会のなかで、どんな生き方をしているのか。それを、当事者たちの語りを通じて、なるべく正確に、かつ具体的に把握していくこと。これが、私たちの研究のひとつの課題となる。

4.「生活史」を聞くということ

私たち（法政大学社会学部・鈴木智之ゼミナール）が、「病いとケアの経験とその語り」というテーマを掲げて、聞き取り調査を共同研究の中心的な活動としたのは、二〇〇四年度からのことである。慢性の疾患とともに生きている人や、身近な人の介護を長く続けてきた人の経験を聞き取り、継続的に身体的なケアを必要とする人々が、どのようにして「社会」との折り合いをつけ、「生活」を築いていくのか、そして、そこにはどのような人生の軌道が描かれていくのかを記述的に明らかにすること。これを基本的なテーマとして、共同研究をスタートさせたのであった。

そのなかで、二〇〇五年、偶然一人の先天性心疾患者に出会い、お話をうかがう機会を得た。まったくの不勉強で、心臓病についても何も知識をもたず、ましてや先天性心疾患については、その言葉すら初めて意識するというような状態で、いきなりインタビューをさせていただいた。その時、ここにはもっと聞き届けられるべき経験、認識され伝えられていくべき現実があると感じた。

その感覚は、一面では、あまり広く認知されていない「問題」がそこにあり、これを明確にして、解決していくことが求められている、という認識から生じている。心臓に疾患をもちながら生きている人々の生活を支える仕組みが十分に整っていないばかりか、ある側面では、ますます切り詰められていく方向にある（例えば、「障害年金」の受給が次第に難しくなっている）。それは、彼ら・彼女らの生活の維持を困難なものにしている。あるいは、慢性の疾患をもちながら学校や職場に通う人の現実について、周囲の人々の理解が足りていない。そのために、彼ら・彼女らはそれなりに辛い思いをしながら社会生活の維持をはかっている。そうした事実の認識を広めていくことは、問題の解決や緩和に向けて必要な作業である。

しかし、いわゆる「社会問題」の発見と解明に努めることだけが、私たちの研究の目的ではない。そこに解決されるべき問題があるという主張は、逆に、言葉の強い意味における「問題」として認知されなければ、ことさらに語られる必要もないという線引きをもたらす。それによって、語られなくなる経験がある。先天性心疾患とともに生きている人々の話を聞いていて強く心に触れる部分は、時として、必ずしも「社会問題」としてクレームアップされるべきとは言えない場面で、人々が感じている不安や苦しみであったり、苦心や創意工夫であったり、喜びや楽しみであったりする。それらは、注意を払って耳を傾けなければ聞こえてこないような言葉として語られている。もっと聞き届けられ、もっと伝えられていいと思えることは、病いとともにある人が、生活のなかの、しばしば人目につかない領域で継続している「実践」の内にある。それは、日々の日常的な生活の切り盛りであったり、医療とのつきあいや、時には大きな治療的課題との遭遇であったり、学校や職場との交渉であったり、対人関係のなかでの自己呈示の苦心であったりする。そうしたものを、語られた言葉に沿って受け止め、できるだけ歪めることなく整理して、再現していくことを、まずは私たちの課題にしたい。解決されるべき問題を指摘するのはもちろん大事なことだが、それだけを強調する姿勢は取らずにおこう。語る－聴くという営みから生まれる、素朴な意味での「他者理解」の試み。それが、私たちの目指しているものである。

では、なぜそれを「生活史」の聞き取りという形で行っているのか。ごく素朴に、二つの大きな理由がある。ひとつは、病いの経験はそれぞれの生活史的時間のなかで生起するものであり、経験の意味を重視しようとすれば、おのずから、時間的なつながりのなかでそれをとらえることが必要だと考えるからである（鈴木 2008）。例えば、

「今日、学校に行くことができる」ということも、ずっと元気で学校に通っていた子どもと、長く病気と付き合いながら生活してきた子どもとでは、まったく違う意味をもつ。「学校を卒業して、仕事に就く」、あるいは「体調の変化で、仕事を休む」というような経験も、それぞれの人が歩んできた履歴に応じて、まったく別様の出来事となる。人々は、それぞれの過去を振り返り、現在から未来へとつながる推移のなかに個々の経験を位置づけていく。言い換えれば、個別の出来事はすべて、生活史上のエピソードとして意味を帯びていくのである。個別の事例に寄り添って経験を聞き取っていくことのメリットは、それぞれの時間の流れのなかで「出来事」を理解する可能性が広がることにある。

もうひとつは、先天性心疾患に対するケアが、一生涯にわたる生活の継続に焦点を置く段階に来ている、と考えるからである。既述のように、医療技術の革新によって救命率が上がり、長期の「生存」の可能性が高まってきた。それによって近年、医療体制の問題としては、これまで主に小児科が診てきた先天性心疾患を、成人の医療体制に「移行」させていくことが課題になっている。先天性心疾患者が「思春期を過ぎると小児向けの医療体制から、成人向けの医療体制へ移行するための専門的医療が必要となり、成人期に達したCHD患者に対して専門的医療を行うための医療施設の充実や診療ネットワークの構築が必要となる」（三谷他 2018：2）。医療における成人期への「移行」とは、「小児科患者が、成長に伴って成人に向かうことともに、成人の診療体制へ移ること」を指す。そこには、「成人期医療体制への移行（トランスファー）」と「患者自身の自立（トランジッション）」の二側面があるとされる（同上）。しかし、言うまでもなく、この「移行」という課題は、単に「小児科」から「成人医療体制」へと診療の場が変わり、患児自身の病気理解と自己管理がうながされるということだけにはとどまらない。それは、医療的関わりが、個々の患者が生きていく長い時間に沿って展開されるということであり、それとともに、治療やケアは、病室や診察室のなかにとどまらず、生活の場に広がり、その人の「人生」に伴走していく営みとなる。この課題を充足していくためには、病いの経験を「生活史的時間」のなかでとらえ直すことが、どうしても必要になるのではないだろうか。疾患の当事者が人生のそれぞれの時期に、自分の身体的状態をどのように受けとめ、ライフステージの段階に応じて、どんな課題を設定し、何に向かって生きようとしているのか。生涯にわたるケアが求められるのだとすれば、それにはまず、疾患にともなう現実を生活史的状況の内に位置づけ、時間的なパースペクティヴをもってとらえ返さなければならない。私たちの研究に、ささやかながらも貢献できる点があるとすれば、それは、先天性心疾患者の諸経験を人生の軌跡のなかで聞き取り、伝えていくことにあるだろう。

5. 聞き取り調査の概要

以下の考察の土台となる聞き取り調査は、鈴木智之、鷹田佳典、宮下阿子、および法政大学社会学部・鈴木智之ゼミナールの学生の共同研究として、二〇〇五年度から継続されているものである。一般社団法人全国心臓病の子どもを守る会の事務局にもご協力をいただき、会員の方、知り合いの方を順次紹介していただき、同意を得られた方に、複数名（鈴木＋複数の学生）でインタビューを行う形で進められてきた。これまでに（二〇二〇年三月現在）、成人となった先天性心疾患の方二四名（この他に、先天性心疾患児とそのご家族）にお目にかかり、計三九回の聞き取りの機会を得ている（複数回のインタビューをお願いした方と、お二人一緒にお話をいただいた方がいる）。お話は、承諾を得てすべて録音し、これを文字に起こして、基礎データとしている。ただし、以下の考察では、そのすべてに触れるわけではない。また、調査協力者のなかにはすでに亡くなった方もあり、連絡が取れない

表１：インタビュー協力者、性別、インタビュー年（その時点での年齢）、診断名

協力者	性別	インタビュー年（その時点の年齢）	診断名（心臓に関わる疾患のみ）
BN	男	2009年（33歳） 2012年（36歳） 2017年（41歳） 2019年（43歳）	両大血管右室起始症
BL	女	2009年（33歳） 2012年（36歳） 2017年（41歳） 2019年（43歳）	三尖弁閉鎖症
D	女	2010年（36歳）	心室中隔欠損症
E	女	2010年（29歳）	単心房単心室
G	女	2012年（27歳） 2018年（33歳）	多脾症候群、完全型心内膜床欠損症、肺動脈狭窄症（等）
H	男	2012年（35歳） 2014年（36歳） 2018年（40歳） 2020年（43歳）	大血管転位、心室中隔欠損症、肺動脈狭窄症
I	男	2014年（33歳）	三尖弁閉鎖症
K	女	2017年（21歳）	三尖弁閉鎖症
LN	男	2016年（12歳）	左心低形成症候群
O	男	2018年（36歳）	ファロー四徴症
P	女	2018年（32歳）	両大血管右室起始症、動脈管開存
Q	女	2005年（36歳） 2012年（43歳）	三尖弁閉鎖症
R	女	2006年（42歳） 2013年（49歳） 2018年（54歳）	ファロー四徴症（のちに、ファロー五徴症と分かる）
S	男	2007年（41歳）	三尖弁閉鎖症
T	男	2007年（25歳） 2011年（29歳） 2020年（37歳）	両大血管右室起始症、共通房室弁、単心房単心室
Z	女	2008年（36歳） 2011年（39歳） 2019年（47歳）	ファロー四徴症

＊　LN さんは、母親のＬさんはじめ、ご家族でお話をうかがった。以下では、Ｌさんの語りも引用する。

状態の方もいる。調査結果の公表は、そのつどご本人の承諾を得て行うことを約束しているため、原則としてこれらの方については「データ」としては使用しない。とはいえ、お話しいただいた内容はどれも、以下の考察を支える重要な基盤となっている。まずは、調査にご協力をいただいたすべての方にお礼を申し上げたい。

以下の考察で引用させていただくのは、一六名の方のインタビュー記録である。それぞれの方のお名前は任意の記号（B～Z）として示す。それぞれのインタビュー年度、性別、その時点での年齢は表1に示すとおりである。

6．「不確かさの軌跡」

これまでのインタビュー研究の成果をまとめてみようと思った時、その全体的なテーマを表すものとして浮かび上がってきたのが、「不確かさの軌跡」という言葉であった。ここで、その含意を先取り的に示しておくことにする。

「不確かさ」は、いくつもの異なる位相にある現実を指し示している。

一面において、それは、「先天性心疾患」と呼ばれる身体像、およびこの疾患を生きている人々の社会的な位置づけの多義性、あるいは曖昧さを念頭に置いて用いられている。純粋に医学的な視点から見れば、何が「先天性心疾患」であるのかはかなり明確に定義しうるし、診断技術の向上によって、生まれてきた子どもに心疾患があるかどうかの見極めも正確に行われるようになったと言える。しかし、その意味での「診断の確かさ」とは裏腹に、社会的な意味で「先天性心疾患者」であるとはどのようなことなのかは、極めて曖昧で、不確定な事柄であるように思える。出生の時点で心臓に形態異常が認められたとしても、軽微な心室中隔欠損などは成長とともに自然にふさがっていくこともあるし、幼い頃の手術によって日常生活に大きな支障のない状態を長い期間維持している患児もいる。そのような人を、ことさらに「先天性心疾患者」と呼ぶことが適切かどうか、よく分からない。仮に、何らかの身体機能上の問題を残している（例えば、平均的な同年代の人に比べて「体力がない」）としても、その人なりのペースで社会生活を送っている人を「病人」「疾患者」と呼ぶ理由があるかどうかも、あらかじめ確かなことではない（「病気」であることの不確かさ）。また、心臓疾患はしばしば外見に現れないため、当人が自らそれを示さなければ、「健康な人」と同じように見え、周囲の人びとからもしばしば同じように対応される（外見上の不確かさ）。「健康と病い」の区分が、社会生活の環境や他者との相互作用に応じて可変的かつ恣意的であることは、臨床社会学的研究のもたらした重要な視点であるが、「先天性心疾患」とともに生きる人は、まさにその境界線上にあって、時に「病人」として姿を見せ、時に「健康な人」と区別されない存在になる。

加えて、先天性心疾患は、「疾患（病気）」としても、また「障害」としても経験される。(5)「疾患」と「障害」もまたきれいに切り分けられない概念で、同一の身体的状態が、時に「疾患」や「病気」と見なされ、時に「障害」としてあつかわれる（社会的に付与される「カテゴリー」の不確かさ）。両者を明確に区分することはできないが、概念上の力点の違いを意識しておくことには意味があるだろう。

言葉の使い分けのひとつとして、広義の疾患、すなわち何らかの身体的な要因に関わる問題や困難の内、生活上の不便、「できないこと」や「できにくいこと」として現れる部分を「障害」と呼び、これに対して、「苦しみ」や「痛み」、「苦痛の経験」として現れるものを「病い」と呼ぶことができるだろう。心臓に痛みを感じる、吐き気がするということは、「病い」の経験であり、重いものを持って運べない、立って歩くことができないのは「障害」として語られる。心臓疾患には、この意味で障害として現れる部分と病いとして現れる部分がある。

また、それぞれの身体状態の時間的様相に着目すれば、疾患（病い）は危機的な変化の過程にあるもの、障害は身体的な条件に付随する持続的で固定的な困難を表すものだとも言える。病気であるということは、身体システムが生活環境との関わりにおいて「問題」のある状態に陥り、その危機が増進していったり、逆に、回復や治癒の可能性に開かれていたりすることを意味する。これに対して、障害は、相対的に長い時間にわたって安定的に保たれている身体システムのある状態が、生活上の支障として経験されることを指している。もちろん、これは理念型的な把握であって、逆にここからは、実質的に両者が区分しきれないことが分かる。例えば筋ジストロフィーは、長い時間にわたって「身体的な不自由」とともに生活しなければならないという点で障害としても語られうるが、その身体的な条件は固定的なものではなく、疾患として進行していくし、同時に治療の対象でもある。

先天性心疾患は、この第二の意味でも疾患と障害の二側面を有している。文字通り、それは心臓の形態異常に起因して血液循環機能の不全を生じる疾患であり、身体的状態は変化し、生活上の困難が増したり、逆に治療的な介入によって改善されたりする。その一面において、先天性心疾患は、長期的な身体的管理と治療的介入を要する慢性疾患としての性格を強くもっている。しかし、他方で、心臓に起因する問題は、当事者の活動を持続的に制約する条件となり、定常的に生活に支障を及ぼしうるという点で、障害としての一面をもつ。

さらに、疾患と障害の区分は、単純に身体的な条件の差異を指し示すばかりではなく、社会制度上の位置づけにも関わる。単純化を恐れずに言えば、疾患は医療という枠組みのなかでとらえられた身体のあり方を、障害は主に福祉の視点から身体上の問題を見たときに、前面化してくるカテゴリーである。

「先天性心疾患者」が「疾患者」でもあり「障害者」でもあるという時、それは医療的なケアの対象であると同時に、福祉的な援助の対象でもあるということを意味している。実際、多くの先天性心疾患者は、外科的な治療による身体的条件の改善をはかるばかりでなく、その後も内科的な管理を継続し、定期的な検診に通って、「患者」として医療的ケアを受け続けている。他方、「心臓機能障害」は、身体障害者福祉法の定める内部障害の七つのカテゴリー[6]の内に位置づけられており、心臓病者も、申請に応じて身体障害者手帳を取得し、さまざまなサービスを受けることができる。先天性心疾患者は、生活の局面に応じて、「患者」であったり、「障害者」であったり、あるいはそのどちらでもない「生活者」であったりする。「健康」「健常」「病い」「障害」…いくつものカテゴリー区分の境界線上にあって、複数のアイデンティティのあいだを揺れ動く存在。その不確かな「位置」（位置づけと位置取り）の連続と断続のなかで、彼ら・彼女らの生活の軌跡が描き出されていく。「不確かさの軌跡」というタイトルが示す、最初の含意はここにある。

しかし、この言葉を掲げる何よりも大きな理由は、「病みの軌跡」の不確かさにある。医学的視点から見た身体的状態の変化（疾患コース）だけでなく、それを含んで、その病者の生活の全体が、どのような時間的な経過のなかで変遷し、経験されていくのかを主題化するために「病みの軌跡」という概念を提起したのは、アンセルム・ストラウスら（Strauss et als. 1975）であった。病い、とりわけ慢性の病いは、その局面ごとの危機と治療的な介入によって終わるような期間限定の体験ではなく、長期間にわたる生活のなかで受け止められていく生活史上の現実である。疾患者の生活の継続がどのような条件のもとにはかられていくのか。これが、慢性疾患の現実について問われるべき、大事なテーマとなる。このような視点から「先天性心疾患」の「病みの軌跡」をとらえた時、安定的な軌道を思い描くこと（想定すること）の困難が、際立った特徴のひとつとして浮かび上がってくる。

それはまず、心臓病者の生が、高度な技術に基づく治療的介入によって支えられているということに由来する。常に革新を続ける先端的医療技術。その力によって、かつては長く生きることの難しかった先天性心疾患者の長期的な生存が可能になってきたことは、先に述べたとおりである。しかし、高度な医療技術は同時に「リスク」をともなうものでもある。何より、それは誰でもが操作することのできる技術ではない。特定の病態に対して適用可能な術式が開発されても、その手術を担うことのできる医師（医療スタッフ）が常に準備できるとは限らない。そして、どれほど技術に優れた医師であっても、「ミスを犯す」可能性は排除できない。心臓の開胸手術の際に「誤って」動脈を傷つけてしまうというような例は、実際に存在している。一般に、繊細で複雑な手術であればあるほど、「失敗」や「過誤」あるいは「アクシデント」の可能性を排除しづらくなるのではないだろうか。

しかし、そのような「アクシデントの可能性」だけが、医療の不確実性をもたらすわけではない。それ以上に、医療技術が進歩を続けているということが、それ自体において、疾患コースの、したがってまた病みの軌跡の予測不可能性を高めているのである。実際に、先天性心疾患の人々に、適用された手術の話をうかがっていると、自分はその術式では日本で初めての症例だったという話がどんどん出てくる。常に新しい技法が開発されているので、どの時代の患者も、その技術適用の第一世代として治療を受けることになる。それは、ひとつ前の世代に比べて、より治療的効果の高い技術の恩恵を受けることができる、ということである。しかし、その技術適用の結果、どのようなことが起こるのか、とりわけ時間的な経過を経ていくなかで、遠隔期になって何が起こるのかを予測可能にしてくれる前例（データ）の蓄積がない。その意味で、先端技術の適用とは、未知なる未来に向かってのダイブ、という冒険的な行為とならざるを得ないのである。先天性心疾患の場合、外科的治療の高度化と、この適用を可能にする周辺的な技術の開発は、より若年段階での手術適用を可能にし、それは延命の可能性を広げるとともに、子ども時代の生活条件（ＱＯＬ）の向上に寄与している。しかし他方で、手術後一〇年、二〇年後にはかなりの高い頻度で「体調の変化」が生じることが分かり始めており、この遠隔期の症状に対応する必要性が強く認識されるようになってきた。そのなかで、フォンタン手術をはじめとする「修復術」のやり直しや弁置換のための再手術などが、多くの患者にとって現実的な検討課題になりつつある。このように、いつどんな事態が待っているか分からないまま、反復的に身体的状態の変化を経験し、そのたびに（それなりに重い）医療的行為を行わなければならない。それは言うまでもなく、単に身体と医療の関係の問題には還元できない。そのたびに、継続してきた生活（勉強や仕事）を中断し、時には断念し、思い描いていた未来の像を修正しなければならない。病みの軌跡の不確かさは、特に成人を迎えた先天性心疾患患者の生活を考える上で、どうしても考慮に入れなければならない条件となっている。

7．本書の構成

本書は、これまでに行ってきたインタビューの記録から、私たちが大切と感じた論点を引きだし、これを中心に記述的な論考を重ねる形で構成されている。

第一章、第二章では、先天性心疾患とともに生きる人々が社会生活のなかで（第一章）、また生活史の実現において（第二章）どのような課題に遭遇するのかを、複数事例横断的に検討し、その後の個別的なテーマおよび個人毎の考察のための「見取り図」を描くことを目的としている。

第三章と第四章では、「学校」と「職場」という〈社会生活〉の場を取り上げ、心臓病とともに生きる人々の生活上の課題が、それぞれの文脈の特性に応じてどのように現れてくるのか、それに対して心疾患者たちがどのように生きているのかを、いくつかの事例に沿って記述していく。

第五章では、成人となったあとの体調の変化に応じて、それまでにたどってきた生活史の軌道がどのように修正され、時には滞留し、そこからどのように移行していったのかを一人の協力者の語りを中心に検討していく。

第六章では、成人後の再手術の経験を中心として、先端医療技術とともに生きることの実相を、二人の心疾患者の事例に沿って記述する。

第七章では、成人後の体調の変化によって、思い描いてきた未来とは別の人生を選択せざるを得なくなった二人の女性の心疾患者の語りから、身体的な条件の不確かさを受けとめて生活史の継続をはかっていく姿を描く。

第八章では、心臓病をもって生まれた一人の女性の生活史を再構成し、そのなかで「普通」であるということの意味がどのように語られたのかを検討する。

第九章では、成人後に大きな体調の危機を経験し、これを乗り越えて生きてきた二人の男性の語りから、生への信頼がどのように形作られてきたのかを論じる。


いずれの章でも、これまでに私たちが出会った方々の語りから、そのつど大切だと感じられたテーマに沿って考察を進めている。ここでの記述が、先天性心疾患とともに生きる人々の生活史や社会生活の全体像を示しえているわけではない。その意味で、本書は私たちの研究の「中間報告」でしかない。また、それぞれの方へのインタビュー時点からかなり長い時間が過ぎており、本書の内容がその後の生活の変化に追いついていないところが多々ある。しかし、聞き取り調査では、その時その場で語っていただいたことにもとづいて論を進めるほかない。以下の記述は、ある時点で語られた生活史についての考察であることをご了解いただきたい。その意味でも、まだ（永遠に?）道半ばの調査研究である。多くの方々に読んでいただき、足りないところ、偏ったところがあればご指摘いただきたい。

注

（1）「ファロー四徴症」は、大きな心室中隔欠損、肺動脈狭窄、右室肥大、大動脈騎乗の四徴候からなるチアノーゼ性心疾患である。一八八八年、医師アーサー・ファロー（Arthur Fallot）によって報告されたことから、この名がつけられている（中澤編 2005：207）。

（2）「先天性心疾患患者」という呼び方が一般的であるが、「患者」という言葉は、「医者」との対において、医療的ケアの対象という意味をもつように思われるので、「先天性心疾患を生きる人」を指す時は、可能な限り「先天性心疾患者」と表記する。

（3）「心臓病者友の会（心友会）」は、「全国心臓病の子どもを守る会」の下部組織で、心臓病患者である会員や、親が会員である一五歳以上の心臓病者のうち、入会を希望するものによって、支部を単位に構成される。「同じ苦しみをもつ患者同士の交流を深め、レクリエーションを楽しんだり、自分たちのもつ治療・勉学・仕事・結婚・生活などの問題について話し合い、その解決方法を考えあ」う活動を行っている（全国心臓病の子どもを守る会・北海道支部ＨＰ）。

（4）「修復術」とは、血液の流れを普通の心臓と同じ流れ方にする手術を指す。「心室中隔欠損閉鎖術」がその代表として挙げられる。また、「本来二つあるはずの心室のうち、一方が使えない場合」に、全身を回って戻ってきた血液を、直接肺へ送るルートを形成する「フォンタン手術」も、「心内修復術」のひとつに含められる。これによって、動脈血と静脈血の混流がなくなり、チアノーゼ症状が解消される。

（5）このように述べるとき、私たちは、「障害」を個々人の身体に内属する属性と見なしているわけではない。身体的な条件がどうあれ、それが生活上の不都合（不自由さ、何かができないという経験）として現れるか否かは、社会生活の環境に依存し、他者との関係性によって変わってくる。その意味で、「障害」は社会的に作られるものであり、先天性心疾患者が「障害者」であるということはその意味でも自明なことではない。しかし、社会生活を生きる心疾患者によって、しばしばそれが「障害」として受けとめられていること、また法制度や福祉制度において「内部障害（者）」に割り振られ、多くの当事者がこのカテゴリーを引き受けていることを踏まえ「先天性心疾患は障害としても経験される」という表現をとる。

（6）「内部障害」　身体障害は、視覚障害、聴覚言語障害、肢体不自由、内部障害に分類される。日本の身体障害者福祉法では、心臓機能障害、腎機能障害、呼吸機能障害、膀胱直腸機能障害、小腸機能障害、肝機能障害、ヒト免疫不全ウイルスによる免疫機能障害の七つを内部障害と規定している。

第一章　同調と調整、秘匿と開示
――見えない病い・障害とともに〈社会〉を生きる

1．疾患とともに〈社会〉を生きる

序章でも触れたように、この半世紀間における医療技術の発展によって、先天性心疾患者の多くが成人に達するようになった。それは、単に長期の生存が可能になったというだけでなく、学校に通う、就職して働く、結婚して家庭を築くといった、一般的な意味での〈社会生活[1]〉を送ることができるようになったということ、「健康な人」や「健常な人」と活動の場をともにしながらそれぞれの人生を築いていくようになったということでもある。しかし、先進の治療技術と言えども、心臓疾患にともなう問題の完全な解消をもたらすわけではない。運動の制限、疾患の観察と管理、定期的な通院が継続的に要求され、また時には、体調の悪化や体力の低下が生じて、検査や治療・手術のために入院をしなければならないこともある。こうして、長く疾患とつきあいながら〈社会〉の一員として生きていく時、その日常生活はどのように組織され、どのような配慮のもとに営まれていくのだろうか。

本章では、私たちが聞き取ってきた複数の人の語りや先行研究の成果を横断的に踏査しながら、先天性心疾患者

の〈社会生活〉の様相に見取り図を描くことを試みる。以下の記述は、すべての先天性心疾患者の生活の平均的な像を描きだすものではない。しかし、ここに見ることのできた「課題」と「対応」の形は、心臓疾患とともに生きる多くの人々が直面している問題のあり方を示しているはずである。

2.「境界」を生きる人としての先天性心疾患者

先天性の疾患とともに生活し、成人となっていく人の多くは、地域や学校や職場などで社会的な活動に参加している。その際、彼らは身体的な問題を抱えつつも、「病人」という地位・役割に囲いこまれているのではなく、それぞれの身体的な条件に応じて、「病気」と「健康」、「病人」「障害者」と「健常者」との境界を日々に横断しながら生きている。

タルコット・パーソンズが「病人役割（sick role）」（Parsons 1951）という言葉をもって論じたように、（近代社会では）「病人」と認知されれば、その人は「通常の社会的役割」の遂行を免除され、専門家のもとで「ケア」を受ける権利を獲得し、その代わりに「治療」に努める義務を負うことになる。しかし、多くの慢性疾患においては、「病気」や「障害」とつきあいながら社会生活を維持していくことが常態化するため、この権利・義務の配分が曖昧になり、疾患に対する配慮（例えば、日常的な義務の免除）をどこまで求めうるのかが状況依存的に流動化するようになる。ある場面では、「あなたは病気なのだから」という形で過剰な配慮が向けられ、その結果、社会的活動に参加したり、仕事を継続したりする権利が制限されてしまうこともある。別の場面では、「あなたもここにいる以上同じメンバーなのだから」といって、疾患にともなう条件への必要な配慮を受けにくくなり、身体的な無理を強いられることがある。

今尾真弓が慢性腎臓疾患をわずらう人々の経験に沿って論じたように、「健康」と「病気」の区分は「一見自明でありながら、曖昧化して」おり、慢性疾患を生きる人々は、「どちらつかずのマージナルな」境界領域におかれている（今尾 2009：22）。彼ら・彼女らは、「さまざまなライフイベント」や「病気の再燃や悪化」などの機会に、自分の病気の捉え直しを行い、「病気の位置づけや意味づけ、そして時には自己の問い直しというより深い心の作業」（同：25）にとりくんでいく。「慢性疾患という『境界』は、不確実さに満ちている。この『境界』を生きることは、不確実さの中を絶えず揺らいでいくことである。そして、その揺れに、時には抗いながら、『病気』を機軸に自分の位置を確かめながら、生きていく経験である」（同：32）。こうした、境界領域を生きる人々の「揺らぎ」と「模索」の感覚は、先天性心疾患とともにある人々にも、通底するものであるように思われる。

浮ヶ谷幸代は、糖尿病とともに生きる人々の日常知の分析を通じて、「病気だけれど病気ではない」という両義的な現実を生きる慢性病者の態度が、「近代的な二元論的思考を捉え直す視点を与えてくれる」（浮ケ谷 2004：186）のだと論じる。日常生活のなかに治療的行為を組み入れて、自らの実践知を構築していく「糖尿病者たちの生きる術」は、「病気である」と「病気でない」の二値的な分割システムにおさまらない、「どっちつかずの領域を再配置する可能性を示してくれている」（同：188）のである。

この境界領域を生きる人々は、Ａ・Ｗ・フランクが言う「寛解者の社会」のメンバーである。「病人」を一時的に「健康な人々の世界」から切り離して、そのあいだはもっぱら「回復」のための努力へと駆り立てていくような「近代」の体制は、医療技術の発展などの諸要因によって変質し、多くの人々が、治療や経過観察を継続しながら社会生活を営む時代へと移行してきた。そのような状況のなかで、「寛解状態」を維持しながら、日常の暮らしを営む人々の集合を、フランクは「寛解者の社会（remission society）」と呼んだ。「寛解者の社会のメンバー」は「健康の王国」と「病気の王国」の双方の市民権をもつ人々である。依然として近代的なシステムが優位な状況のもとでは、その二つの王国は「分離され」たものとしてある。したがって、「寛解者の社会は、両者の間の非武装地帯に残されているか、さもなければ、健康の領土のなかの秘密結社として存在している」（Frank 1995=2002：27）。しかし、「脱近代」的状況への移行にともなって、多くの病者は、「自分自身の苦しみがその個人的な個別性のなかに認識されることを望む」（同：29）ようになっている。「近代医学」の統一的な視点の内に回収されていた「病いの経験」に対する「再請求（reclaiming）」がなされているのである。

3．〈社会生活〉を営む上での課題とジレンマ

では、心臓疾患にともなう身体的な問題を抱えながら〈社会〉のなかで生きていく人々は、その過程でどのような問題に直面しているのだろうか。ここでは、以下の二点のそれぞれに関する、二つの相反する課題のあいだでの揺れ動き、という形で問題経験の構図を整理してみよう。

（1）同調と調整——二つの「普通」のあいだで

何らかの社会集団や社会組織（学校、企業、地域など）のメンバーとして生きる際には、その集団の一員として充足すべきさまざまな役割を期待され、そのメンバーのあいだで共有された行動様式にそって生活を営むことを求められる。毎日学校や職場に通うこと、一定の時間学業や職務を果たすこと、他のメンバーとの日常的な交流を行

い、その活動のペースに従うこと。つまり、その社会の「通常のメンバー」として期待される行動様式に同調することが要求される。好むと好まざるとにかかわらず求められてしまうこの課題を、「同調課題」と呼んでおこう。

他方で、疾患にともなう身体的な問題を経験している人は、自分自身の身体的コンディションに合わせて、日常生活の活動の量やペースを調整していかなければならない。この課題を「調整課題」と呼ぼう。この調整の対象は、日常生活のありとあらゆる領域に、可視的な事象から人目にはつきにくい小さな事象にまで及んで広がっている。週に何日学校や職場に通うことができるのか。体育や遠足などの行事に参加することはできるのか。友だちと一緒に鬼ごっこやサッカーをすることはできるのか。泊りがけの旅行に行くことはできるのか。人と同じペースで歩くことができるのか。この階段を上がりきることができるのか。一つひとつの行為において、他者との協調が要請される限り、そこには必ず「調整」の必要に関する判断がともなう。「できる／できない」「する／しない」をそのつど見極めていくことが日常化していくのである。

調整という課題は、患者自身による個人的な行動のセーブだけに終わらない。それはしばしば、社会生活において関わりをもつ他者に配慮を求め、他者の側からの同調を獲得するという作業でもある。「そんなに早く歩けないから、もう少しゆっくり歩いて」とお願いする。「ちょっと重いので、これを持ってもらえませんか」と頼む。「歩いて行くのは辛い」ので「特別に車を利用すること」を承諾してもらう。あるいは「通院のために仕事を早くあがる」ことを認めてもらう…。そのようにして、他者の注意を喚起し、時には必要な依頼を行う。自分の体調にあった生活を送るためには、社会の他のメンバーが調整の必要を感じずに進めてしまう事柄について、そのつど「無理があるかどうか」を確かめ、状況に応じて他者に配慮を求めることが必要になる。そのため、ことあるごとに説明責任を負わされ、不断の交渉過程を生きていかねばならない。当然のことながら、そこには心理的な負担も生じるし、社会関係の広がりに制約がかかることにもなる。
私たちの聞き取りのなかから一例を挙げて、その具体的な像を確認しておこう。Zさんは、人間関係のなかで「苦労している」ことがありますかという問いかけに対して、次のように答えている。

Z：それは特に、普通に、あ、でも歩くのが私すごく遅いので、やっぱりあの、高校の時の友だちとかは、そんなに心臓病っていうの言ってない、あまり言ってなくて、友だちもその自覚がそんなにないので、歩くのが速いんですよ。ちょっと待って、みたいな。でも、昔は、はたち、二〇代ぐらいの頃は、速くてもついていけたんですよ自分で、うん。三〇代になるとついていけないんですよ、その、ペースに。なので、健常の子と一緒に買い物に行ったりする時は、もう休憩をすごいいっぱいとってもらったりとか、「ちょっと休んでいい？」みたいな感じで言ったりとかして、うん、それは。あと、旅行とかはたぶん行けないと思うので、こう一緒に行こうとか言われても、いやちょっといい、みたいな感じで自分から行こうっていうのはないですね。一緒に見るペースが違うので、たぶん、迷惑かけちゃいけないなっていうのもあるし、自分がついていけないっていうのもあるので。
(Z2008)

歩く速さ、疲れやすさ、動き回るペースの違い。それは買い物や旅行のような、移動をともにするような活動の場で、同調と調整の課題を浮上させる。「ちょっと待って」「ちょっと休んでいい？」といった「依頼」が気兼ねなくできる相手とでなければ、買い物や旅行をともにするのはためらわれる。その意味で、健常な人々と「長い時間一緒に過ごすのが、ちょっと難しい」（Z2008）のである。

この同調と調整という二つの課題は、二つの「普通」、二つの「あたりまえ」のあいだの綱引きとして生じる。一方では、社会生活のなかで関わる他者たちとのあいだで共有される「普通」の基準がある。それは多くの場合に「健常」「健康」な人の生活様式を標準とする形で構成される。

他方には、自分自身の身体性にもとづいて構成される「普通」の感覚がある。先天性の疾患を有する者にとっては、生まれつきの自分自身の体が、自分にとっての「あたりまえ」の感覚の基盤である。

高橋清子（2002）は、先天性心疾患をもつ思春期の子どもたちへのインタビューを通じて、子どもたちの「病気である自分」に対する思いのなかに、二つの類型があることを明らかにしている。そのひとつは、この病気もまた「生まれつき」のものであるからごく「普通」に自分自身の一部であると受け止めるパターン。もうひとつは、生まれつきではあっても「どうして自分だけが」という思いを引きずり、「病気である自分」をそのまま受け止めることができないパターンである。高橋によれば、この二つのパターンを左右する最も大きな要因は、思春期において遭遇する他者との関係性にある。一般に、思春期になって親からの自立を図ろうとする段階になって、周囲の人々がその子を「特別な存在」として扱い続けると、「病気である自分」についての意識が高まり、「どうして自分だけが」という思いに結びつきやすいという。

青木雅子（2005, 2009）は、心疾患者の小児期における「ボディイメージの形成」という観点から、「もの心のついた時点」で獲得していた自分の身体についての「あたりまえさ」が、社会生活のなかで（友だちとのつきあいのなかで）相対化され、「差異」の認識が生じ、さまざまな形での「不都合さ」が経験されると、これを契機により柔軟な調整能力を備えた「自分なりのあたりまえさ」の再構築が行われていくことを指摘している。

また、仁尾と藤原（仁尾・藤原 2006, 仁尾 2007）は、先天性心疾患をもつ思春期の人々（高校生）を対象としてインタビュー調査を行い、「病気」とその「病気がもたらす結果」について、当事者がどのような認識をもっているのかを明らかにしている。その結果、「病気認識」に関しては、「限界」「可能性」「依存」「自立」という四つのキーワードが、意識形態を構造化する中核概念として抽出されている。すなわち、①「子ども時代」には、先天的に心疾患をもって生まれてきたことは「仕方がない」ことで、病気のある生活が自分にとっては「普通の生活」だという思いをもっていた人々も、思春期においては、社会的集団への帰属意識を求めるがゆえに、他者からの評価に敏感になり、主な生活の場所である学校を中心として、自分が「特別な人」と見られ「理解されていない」と感じるようになる。また、高校時代には進学や就職、結婚や出産といった将来について考えるようになり、病気をもつ自分の将来に「限界がある」ことを認識する一方、病気をもっていても自分の力で生きたい、前向きに生きたいという欲求をもち、その「可能性がある」と感じている。先天性心疾患をもつ高校生たちは、「限界」と「可能性」という二つの相対する認識のあいだで葛藤している。他方、②高校生たちは、自分の生活には家族の助けが必要であることを認識し、「周囲への感謝」の気持ちをもっているが、その上で、これからは親から「自立」し、病気のことについても自分の判断に任せてほしいという思いを抱いている。その一方で、自分の病気のことに関心をもてなかったり、自分の病気が管理できていないと思われる当事者もあり、周囲の人々への「依存」の傾向も見られる。彼らは、「自立したい」という思いと「依存していたい」という思いの葛藤のなかにある。

さらに落合他（2009）は、「成人先天性心疾患患者がキャリーオーバーを経て疾患に対する認識を変化させていくプロセス」を明らかにするために、一七名の「患者」にインタビュー調査を行い、分析の結果、①自分にとっては疾患があることが普通のことだと認識している〈疾患の常態化〉の段階、②病状の変化や就職、結婚などを契機として〈疾患との直面〉を経験する段階、③〈疾患をもつ生の意味づけを行う段階〉という三段階があることを明らかにした。特に、〈疾患との直面〉の段階は、「患者」が疾患に対する認識を転換させるターニングポイントとなっており、〈死の意識から生の志向への転換〉、〈社会における自己の限界の見極め〉、〈親からの自立の模索〉が経験されているとされる。

こうした一連の研究が共通に示しているのは、小児期に自分の身体感覚に即して獲得される、自分なりに「普通」で「あたりまえ」なあり方が、社会関係のなかで比較の視線にさらされ、「普通でない」ものとみなされる過程があるということ、そして、そのような「差異の認識」によって、周囲に対する同調の試みや社会関係のなかでの調整や交渉の作業が始まり、何らかの形で自己像の再編成が求められるということである。

さらに、「普通」であることをめぐる葛藤や自己像の模索の作業は、思春期において完了するものではなく、成人期に入ってからも、社会生活の環境の変化や体調の変化（さらには「老い」の体験）のなかで継続されていく。例えば、「先天性心室中隔欠損・大動脈弁欠損」を患う四〇代後半の男性へのインタビューを分析した平野他（2009）は、「先天性心疾患という障害」から生じる「苦しみ」が成人になってからも継続的に経験されていることを指摘し、その背景に「二つの揺らぎ」が存在すると論じている。第一に、心疾患が「障害者として認知されている」にもかかわらず、外見上は「普通」であり、周囲の人々も「普通の人」として見なすことから生じる揺らぎ。この男性は、「先天性心疾患という内部障害を持ちながら『普通の外見』を持つことに自身が囚われざるを得ない状況」にあり、「人々のまなざし」が男性を「『普通』と見なす」ために「健康な人々の日常から外されることはない」が、それだけに「『普通ではない』という状況」に直面せざるをえない。第二に、「運命と思い障害をありのままに受け入れること」と「ありのままの運命としては受け入れられないこと」のあいだの揺らぎ。この「揺らぎ」

をもたらしている理由としては、心疾患のもたらす「障害」の変動の幅が大きく、「人生線」の下降に対応して予期される範囲を超えた振れ幅を示してしまうことがあげられている。

ここで留意しておくべきは、自分自身の体とのつきあいのなかで獲得してきた「自分にとっての普通」と、〈社会生活〉のなかで共有される「みんなにとっての普通」とが、心疾患の当事者に強い緊張関係を強いるかどうかは、周囲の人々の関わり方によって大きく変わってくるというところにある。

一例として、私たちのインタビューから、Tさんの少年時代の友人関係についての語りを引こう。Tさんは小学校や中学校時代の友だちとの関係について問われて、自分は「友だちには結構恵まれてて」「ラッキーマン」でしたと答える。そして、「(Tさんが）障害者だっていうことを簡単に受けとめちゃう」ような友だちが多く、「今日はなんか調子悪いだろ」「もう帰れ帰れ」っていうような対応をしてくれた。特に「意識してる」わけではなく、片腕のない人が重い荷物をもっていれば当然ドアを開けてあげるのと同じように、「自然な感じで接してくれた」という（T2007)。

ここでは、Tさんにとっての「普通」を、周囲の友人もまたそれはそれで「あたりまえ」のことと受け止めて、特別な意味を付与することもなく、Tさん自身の身体的状態や判断を尊重している。このような関係においては、二つの「普通」は平気で共存しており、強い心理的な葛藤を生むことがない。

しかしもちろん、このように、心疾患者の身体的な状況を自然に受けとめてくれるような関係ばかりが築かれていくわけではない。自分自身の「普通」が、他者との関係のなかで「普通でない」ものと認知され、意味づけられ、対応されるときには特に、自己呈示の仕方に模索が求められるようになる。

それが、第二の問題につながってくる。

（２）開示と秘匿――依存と自立のあいだで

先天性心疾患者が社会生活を営む上で直面するもう一つの問題は、自分の病気や障害に関する情報を、他者に対してどのように伝えていくのかに関わる。選択肢の両極端には、すべての人にすべてを「開示する」という道と、すべての人にすべてを「秘匿する」という道が想定できるが、もちろん、実際の生活はその中間にあって、そのつどの選択の繰り返しの上に営まれている。その際、心臓疾患は多くの場合に（チアノーゼや手術後の傷痕などを除けば）外見に現れないため、その選択は主に「自分から言葉にして（あるいは何らかのしるしを用いて）伝えるか否か」という問題として生じる。

調整のために配慮を求めるという観点からは、周囲の人々にも自分の疾患については知っておいてもらったほうがいい。特に、身体的な状態が思わしくなく、周囲への同調が「きつい」状態にあれば、病気のことを開示して何らかの対処を求めることが必要になる。しかし、多くの心疾患者は、すべての社会関係の場で病気のことを伝えているわけではなく、誰に、どの機会に、どのような形で話すのかを、場面ごとに選択しながら生活している(2)。なぜ、自分の病気のことを人に「話す／話さない」が問題になるのだろうか。

その基層には、疾患や障害に対する誤解や偏見、それにもとづく揶揄や攻撃、あるいは差別的なまなざしや対応を回避するという課題がある。実際に、私たちが行った聞き取りのなかでも、数名の人が、子ども時代に「からかい」や「いじめ」に類する反応を経験したと答えている。また、それが差別的であるか否かは別として、疾患についての情報の開示によって、就職ができなかったり、望んでいる職種に就けなかったり、やりたいと思っている活動に参加できなくなるという場面が、しばしば存在する。そのようなときにも、「隠して参入する」という選択がとられる場合がある（それは、言うまでもなく、自分の体力を超えて「無理」をすることにつながりやすい）。

しかし、「病気のことを言う／言わない」の選択は、あからさまな偏見や差別への対応や、参加機会の確保という視点からだけでは十分に説明がつかない。先天性心疾患者は、自分自身を「社会のメンバー」としてどのように位置づけ、呈示していくのかについてのより繊細な判断に関わりながら、「言う／言わない」を見極めているように思われる。

そうした判断の前提条件のひとつには、自分自身のその時点での身体的状態を正確に伝えることが非常に難しく、時には過小な認識（辛さや苦しさを分かってもらえない、できないことをできないと認識してもらえない）が生じ、また時には過剰なまでの配慮（しばしば、大げさな同情や憐れみをともなう）が向けられてしまうということがある。「私は心臓病です」「自分は心臓が悪いんです」ということを伝えても、それが個別具体的にどのようなことであるのかを、理解してもらうまでにはなかなか至らない。

例えば、インタビュー協力者ＢＬさんは、高校時代にある授業で自分の病気のことをクラスメイトみんなの前で話す機会を得た。その話を聞いていた男子生徒の一人は、小学校から中学一年生まで七年間ずっと同じクラスにいた友だちであったのだが、そのスピーチへのコメントに、「小学校から中学校まで同じクラスだったけど、病気だったのも分かってたけど、そこまで大変だと思わなかった」と書かれていたという。近くにいて長い時間にわたって学校生活を共有する友だちの場合でも、本人の身体状態を理解することは簡単ではないことを、このエピソードは示しているだろう。

そうした「伝えることの難しさ」がもたらす「判断の難しさ」は、ＢＮさんの次のような語りのなかに明確に示されている。

BN：（…）周りって、結構伝え方が本当に難しくて、すごい大変だったでしょう、みたいな、本当に過保護的に見られるときもあるし、逆にそうじゃなくて、もっと軽い、全然そこまでじゃないと思ってたみたいに思ってるし、本当にありのままの状態をちゃんと伝えてそれを理解してもらえるっていうのは難しいし、同じような話をしても理解してくれる人と理解してくれない人もいるし、それは学校でも会社でも一緒なんだけども、ていうことで、だから話そうと思う人と、そうじゃなくて、まあある程度分かってくれればいいやって思う人とっていう風なことをだんだん自分のなかで見極めるというか、この人はここまで話しておこうねっていう風に思ったりとか。で、あんまり可哀想ね可哀想ねって思われても、こっちもそこまではない。つまり僕にとっては、例えば生まれて心臓が悪くて、何回か手術してっていうのがあたりまえの世界で、逆にそれ以外は知らないから、それが普通のことだと思ってて、それを極端に可哀想だと思われていても、あんまり自分の実感として合わないところもあるし、逆にでも自分なりの辛さっていうのはそれなりにあったわけで、でそれ以上に軽く見られて、「そうは言ってもできるんでしょう?」みたいなことを言われていても、あぁそれも分かってくれないなぁとか思ったりとか、その間合いは難しいなぁっていうのは、今でも新しい人と会うたびに思いますね。（BN2009）

「話す」ことは必ずしも「伝わる」ことを意味しない。同じような言い方をしても、それがあまりにも「重篤な状態」として受け取られる場合もあるし、逆になんでもないほどに「軽い状態」として了解されてしまうこともある。身体的状態についてのコミュニケーションは、そうした振れ幅のなかに置かれやすいがゆえに、非常に煩わしい作業となるのである。

さてしかし、ここでのBNさんの発言は、「病気のことを伝える」か「伝えない」かという判断が、「伝わりやすさ／伝わりにくさ」だけの問題でもないことを示している。それは、疾患についての認知が、しばしば「可哀想」という反応を呼び起こすことに関わっている。生まれついてずっとこうである状態について「可哀想、可哀想」と言われても「実感として合わない」とBNさんは語る。同様にZさんも、二十代の頃までは自分から進んで心臓の疾患のことを周囲に告げたりはしなかったと言い、その理由について、「なんかこう、可哀想って見られてしまうのも嫌なんですよ」と説明している。他者の態度が同情的・共感的であるとしても、そこには、「病む人」なりの「あたりまえ」を過度にマイナスの状態として受け取ろうとするまなざしが感じとられていると言えるだろう。

この点をさらに押し進めて、次のように言うことができる。「自分は病気です」と言って「配慮を求める」ということは、他者に対する「依存」の姿勢を示すことであり、その意味では、自分自身を「弱い者」として呈示することでもある。それはときには必要なことであり、正当なことでもあるのだが、それでもなお、〈状況によってはしばしば〉自分自身をその集団のなかの「特別な存在」として、〈社会生活〉の周辺に置くことを意味する。

一人のメンバーとして、〈社会生活〉への「自立」的な参加を求めるのであれば、そのような「弱さの開示」は最小限にとどめられなければならない。その意味で、開示か秘匿かという問題は、「自立」と「依存」のバランスをどのように取るのかという問いに結びついている。(3)

自分の疾患を人に告げることによって、一面では、体力に見合った調整を行ったり、それに必要な配慮を求めたりすることがしやすくなる。しかし、その半面で、他者に対して依存的な立場に自らを置くことにつながる。逆に、周囲の人々に疾患のことを告げずにおけば、その〈社会〉の「通常のメンバー」としての自立性は守られるが、その分、同調への要求を回避できず、体力的な無理を重ねることになる。

このようなジレンマ（「自立的」であろうとすると「同調的」であらざるをえない。逆に、「自律的」であろうとすると「依存的」であらざるをえない）が、先天性心疾患者の社会生活には遍在している。ただし、この構図はもちろん、周囲の人々の理解と対応の仕方によって変化するものである。例えば、自分の体調に合わせて調整しながら働く人を、それはそれとして当然のものと認め、その人なりの自立的または自律的なペースを尊重するような環境が成り立っていれば、疾患についての情報の開示がジレンマに直面することはなくなる。しかし、現実にはしばしば、社会システムがそれだけの弾力性をもって人々の活動を包摂していない。自分のペースで活動する人には、「怠けている」「さぼっている」という評価が、あるいは「わがまま」な人だという認識が向けられかねない。そうしたネガティヴな反応をできるだけ回避しながら、自分の体の状態に見合った生活を維持していくことが課題となる。そのための対処は、疾患とともに生きる人々の、しばしば周囲の目に見えない努力によって担われている。その様々な苦心については、またあとの章で具体的に示すことにしたい。

4. 見えない病い・障害とともに社会を生きる
――先天性心疾患の「外観＝現れ（アピアランス）」をめぐって

ここから、少し視点を変えて、疾患や障害の「見え方」について考えてみよう。

日々の社会生活が同調と調整の選択のなかにあり、自分の疾患やその時々の体調を人に伝えるか否かが、当人の判断に委ねられるのは、疾患にともなう身体的な条件の差異が周囲の人々の目には「見えにくい」ものであることから生じている。もちろん、すべての心疾患者がこのような状態で生活しているわけではない。重い心臓病で療養・治療を継続している人であれば、「健康」な人の生活に同調することは、きわめて難しい。また、チアノーゼをともなうような病態であれば、心疾患も見た目にはっきりと現れるものである。しかし、少なからぬ先天性心疾患者は、(そうしようと思えば)心臓病であることを秘匿しながら、周囲の人々の活動に同調して生活することができる。逆に、彼ら・彼女らの身体的な問題は、他の人々からは見えにくいので、必要な配慮を得るためには、言葉にして伝えなければならない(あるいは、障害者手帳を提示したり、ヘルプマーク(4)を装着したりして、明らかにしなければならない)。

このような意味で「見えない病い・障害」を生きているということが、社会生活をどのように編成することになるのだろうか。

心臓疾患が「見えない」ものであるということは、聞き取り調査のなかでもしばしば言及がなされる。例えば、混んでいる電車の車内で「優先席」に座っていると「何で若いのに座ってるの?」というような視線を感じるというエピソード。車を運転して出かけたときに、「障害者用」の駐車スペースに停めるのがはばかられるという話。これについて、Hさんは、次のように言う。

H:車には障害者マークつけてるんですけど、障害者のスペースに停めたらちょっとおかしいじゃないですか。出てきた人間は普通ですから。(H2012)

そのために、Hさんは、車に「マーク」をつけているにもかかわらず、基本的に障害者用の駐車スペースには停めないそうである。またGさんも、自分自身の経験として次のようなエピソードを語っている。

G：うーんと、もう車には当然、障害者マークを貼っているので、もう普通に駐車スペースが空いていれば、そこに入っていくんですけど、やっぱり、降りてきた人が普通に歩いている人、だから、停めた時点で、周りの人がじろじろ見ていたりとか、前にもあの、イベントで、車に乗って出かけた時も、障害者スペースに車を停めたら、警備員の人に、駄目だよそこは一般の方は、駄目ですよということで、止められてしまっちゃって、あの、ここに貼ってあるんですけど、これでも駄目ですかって言って、説明をして、ようやく分かってもらえたっていうことは何回かありますね。（G2012）

このような、「見た目」に現れないハンディキャップを抱えていることにともなう苦労話は、「内部障害」に対する社会的認知の低さを訴える形で、繰り返し語られる。しかし、それは単に、必要な配慮を得るためのコストが大きいということだけではなく、先天性心疾患者の「自己認知」や「自己イメージ」のあり方にも関わっているように思える。

インタビューのなかで、私たちはしばしば、自分自身を「障害者」と見なすこと、「障害者」であると名乗ることについてどう感じているか、という趣旨の質問を投げかけている。それは、「心臓疾患」を「障害」というカテゴリーにおいてとらえることが自然かつ自明であるわけではないということ、「心疾患者」にとって「障害者」として生きるということが必然かつ必要なことであるかどうかは個別に、また文脈依存的に問われうる、という認識に立ってのことである。この問いかけに対する答えは、先天性心疾患者のあいだでも本当にさまざまで、かつニュアンスに富んでいる（一方には、「自分は障害者であり、そう名乗ることに何の抵抗もない」という人があり、他方には「障害は障害だけれど、自分を障害者と見なすことにはある種の抵抗感や違和感がある」という人がいる。そして、しばしばそのあいだでの心の揺れ動きが感じられる）。その全体にわたっての詳細な分析はここでは行わないが、その語りのなかでも、「外見」の問題に触れられることが多い。

例えば、Pさんは、「障害者」と名乗ることや、人からそう見られることに「違和感」を感じますかという問いかけに対して、「たぶん人それぞれの考えだと思う」が、自分は「まあ、しょうがないかな」と思っていると答えて、次のように言葉を継いでいる。

P：うん、なんか、もう受け入れることしかできないし、それこそ活用できるものは活用しなきゃなって思って、そうですね、優先席とか座りづらいとか思うんですけど、見た目が見た目なんで、だけどまあ疲れている、疲れてるものはしょうがないなって、こっちは疲れてるから座りたいんで、座ってて。（P2018）

「自己認識」として「障害者」であることは「受け入れる」しかないことであるが、それが「見た目」に現れないので、「自己呈示」の仕方に難しさがあることが、ここでは語られている。自己像と他者からの認知にズレが生まれる。そういう場面が日常生活のそこかしこにある、ということでもある。

Kさんは、「障害者手帳」は「積極的には使いたくない」という話の流れのなかで、大学で社会福祉学を学んできたので「身体障害の方」や「知的障害とか精神障害の方」と接する機会が増えているのだが、自分が「その方たちと一緒か」と言えば「違うんじゃないか」と思うと語る。そこには「偏見」があるかもしれないと言葉を挟みつつ、Kさんは「本当に車いすを使っているわけでもない」ので、自分も「身体障害」だけど、自分から積極的にそう名乗ることには抵抗がある、という（K2017）。ここには、自分自身の「身体障害」を明確に認識しながらも、「障害者」というカテゴリーの用いられ方やその言葉に付随するイメージと自己イメージとのあいだに、微妙な差異を感じつつ生きている様子がうかがえる。

あるいはまた、Hさんは、自分が「障害者」であるということについては「違和感」を覚えないと言いつつも、「まあ、ぱっと障害者って、障害者のイメージをしてって言ったときに、たぶんみんながするのは、車椅子（のイメージ）か、目とか耳とか（が不自由な人のイメージ）かなと思う」ので、世間一般がもっているイメージと先天性心疾患者の自己イメージが違うという人がいることも「分かります」と語る（H2012）。

こうした微細な差異の感覚の発生には、「障害」あるいは「障害者」についてのステロタイプ化されたイメージが作用している。その定型像との対比において、「自分はそれとは違う」と感じている人が、少なからずいる（だから「自分は障害者ではない」というわけではない。それをひとつの事実として認識しながら、固定化されたイメージに自分自身をぴったりと重ねて見ることができない場合がある）ということである。

こうした差異の感覚を覚えつつ、自分自身の「障害」や「疾患」をどのように受け止め、また他者に対して呈示していくのか。これを外見（appearance）の問題、言い換えれば、周囲の人々の目からは「見えにくい」ということとのつながりにおいて考えてみよう。

相互作用論的な社会学の視点に立てば、人がなんらかのアイデンティティ（社会的身分）を獲得するのは、自己をある何者かとして示し、他者がそれを認識し、呈示された自己像にふさわしい反応を返す時においてである。人は時に、自分がそう思っている自分の像を他者に認めてもらえない時がある。そして、不本意なカテゴリーを押しつけられ、それを引き受けざるを得なくなることもある。

身体的な構造や機能のレベルで「障害」や「疾患」と呼ばれうる条件があったとしても、他者がそれを認め、その「カテゴリー」に応じたふるまいを取らなければ、その人は（相互作用水準の社会的リアリティにおいては）「障害者」や「病人」にはならない。このような意味で、人は他者との関係のなかで「障害者」や「病人」となるのであるが、多くの場合に、そのようなアイデンティティの構成に「外見」が大きく関わっている。

例えば、「私」は目の前の人が障害をもっているかどうかを、しばしば「見て」判断している。その見え方は、「その人が障害者である」という現実の重要な構成要素である。電車のホームや路上で白杖をつきながら歩いている人がいれば、この人には視覚の障害があるのだと分かる。また、たとえ白い杖をもっていなくても、顔貌や身体所作を通じて、視覚障害者であると判断できることが多い。この時「私」は、その人の身体的な外見を障害のしるしとして認知し、それに応じた対応を取ろうとする。疾患についても同様である。電車内で、目の前の人が咳き込んでいたり、ぐったりとして辛そうだったりすれば、「体の調子が悪い」のだと分かる。自分が座っていてその人が立っていれば、席を替わろうとするかもしれない。こうした場面では、当人が意図的に障害者や病人であることを伝えていてもいなくても、その事実はすでに目に見えているものであり、その現れに応じた相互作用秩序が形成されていく。その「外見」は、そこに配慮の焦点があることを示すサインである。

しかし、すべての障害や病いが、そのようにして「おのずから見える」わけではない。がんについても外見に現れないがゆえの苦労が語られることがあるが、心臓疾患もしばしば、見た目にはまったく分からない形で経験されている。では、身体的な表層や所作に現れないということは、何をもたらすのだろうか。

日常的な相互作用場面において、お互いにどのようにふるまうべきかを、私たちはその場での他者像の現れに応じて判断し、選択している。その判断は、時には非常に意識的で自覚的である。例えば、視覚に障害をもっている人が通行に困っているようであれば、声をかけ、介助を申し出ることができる。その判断は、瞬時のものであっても、反省的な意識のもとでなされているだろう。しかし、そのような選択のある部分は、自覚的な反省が介在する以前に作動する「実践知」によってなされている。その意味での実践知は、言語的な思考をめぐらせなくとも、文脈に応じて自発的に取ることができる（取ってしまう）ふるまい方、行動や思考の作法として身についている。これに支えられて、人と人との日常的な交わりは、かなりの部分において、身体的な相互作用のレベルで組織される。つまり、他者の身体の現れに対する、自己の身体の（無自覚な）呼応という形で現働化するのである。例えば、「障害」をもった人が目の前に現れた時、どんな風にふるまえばよいのかについても、私たちは慣習化した型として学んでいるし、それはある部分までは、その人の身体の現れに対する私の身体の呼応として具体化される。白杖をついて歩いて来る人とぶつからないようにさっと避けること。あるいは「儀礼的無関心」（ゴフマン）を働かせて、特別な注視を行わないようにすること。こうした一連の行為は、かなりの範囲で、身体的次元での「見え方」に対する、無自覚な応答として呼び起こされている。

逆に言えば、健康で健常な者同士のふるまい方もまた、私たちは身体化された知として保持しており、日常の多くの場面では、その作法に則ってお互いの関係を築いている。もし、目の前に現れる人の外見に、障害や疾患のしるしが現れていなければ、「私」は、特に意識することもなく「健常な人同士のふるまい方」にしたがってしまう。それが、習慣化された「自然な」ふるまいであるからだ。

身体的相互作用秩序の水準において、私たちが「自然」で「通常」の外見を構成していく時、それはまず何より、互いの身体の現れ方に準拠しており、特に強い反省をかけない限り、「見えない領域」に特別な配慮の焦点があるとは思わない。視点を変えれば、見えない障害や病いをもって生きる（相互作用場面に参加する）ということは、身体化された実践のレベルで、健常者相互のふるまい方が「自然に」選択されていく空間に身を置くということである。周囲の人々が、その人に「内部障害」があることを知らなければますますそうであるだろうし、たとえ知識としては周知のことであっても、人々が外見に応じて自発的に（あまり反省的でなく）ふるまう時には、やはり「健常者モード」の行動が現れてしまう。例えば、一緒に歩く時の速度や会話のペースを、私たちは相互調整しながら活動を共同化しているのであるが、その調整の基準がどうしても外見に準拠することになる。歩調や発話における「普通のスピード」や「当たり前のリズム」。それは、多くの心臓病者にとって、ついていくことがまったく無理な水準にあるわけではない。だから、彼ら・彼女らもまた強い違和感を覚えることなく、また感じさせることなく、その活動の場に参加することができる。それによって、そのつど身体的条件の差異は見えない領域に押し込められ、人々の目の前には顕在化しないままである。

もちろん、相互行為秩序への同調が求められる場面で、個々人の身体的な状況が隠し込まれていくということは、先天的な障害や慢性的な疾患を負っている人だけの問題ではない。風邪をひいて本当はつらいのに、仕事の場面ではなんでもなく元気なようにふるまわねばならないことは、よくある。しかし、身体感覚と自己呈示（他者からの認知）のズレが恒常化した世界に生きるということと、一時的な体調不良に由来する印象操作のあり方とは、どこまで同じものだろうか。私たちは、これを考えてみなければならない。

例えば、聞き取り調査という形で先天性心疾患の方と対面する時、私たち（調査者）は、目の前に現れた人が心臓病をもつ人であることをあらかじめ知っている。しかし、そのこと（疾患や障害に関わること）が対話の主題になっているこの場面でさえ、私たちはその人が「心臓病者」であることを、ある水準では忘れている。「ある水準では」というのは、会話や相互行為のモードにおいて、自分の側のふるまいを調整すべき相手としては応じていない、ということである。この時、その人の生きている障害や病いは、その人の語る言葉のなかだけにある。私たちの行為は、その現れに応じた配慮をまったくともなっていない。それが、お互いの関わり方において良いとか悪いとかという話ではない。そうではなく、しばしば、ごく自然にそうなってしまうのである。

時々ふり返って見て、あ、心臓病とともに生きている人は、いつもこういう「秩序」のなかに身を置いているのだな、と思う。身体的な外見において周囲の人と変わらないということは、その立ち居ふるまいにおいて「健康」な、あるいは「健常」な人として「現れ続ける」ことを意味しているのだ、と気づく。その日常がベースにあって、折に触れ、必要に応じて、自分には心臓疾患に由来するこのような困難があるのだということを、自己申告しなければならない。それは、「疾患」や「障害」がおのずから現れてしまう条件にある人の生活とは、ずいぶん様相を異にしている。どちらがより大変ということではなく、大変さの種類が違うだろうと思うのである。

先天性心疾患の「青年」のボディイメージについての研究を行った青木雅子（2005）は、その構成要素を「心臓に耳を澄ませている」感覚、「心臓病に縛られている」感覚、「心臓病から解放されている」感覚という三つの大きなカテゴリー（テーマ）に分類している。そのベースには、「心臓からのメッセージに気づき、そこで息づく心臓を感じ、心臓に耳を澄ませて生きている感覚」がある。しかし、そのメッセージは、「外観からはわからない」ものであり、「心臓の調子の案じ方や整え方は自分だけがわかって」おり、そのために、「仲間や社会のまなざし」とのギャップを覚え、時には「思い通りにならない窮屈さや不都合さ」を感じている。しかし同時に、外見において

「健常者との境界がない」ということは、自分が健康な人と区別される必要をもたないということ、だから、体調の調整がうまくいけば、心臓病に縛られずに生きていけるという「可能性」が開かれていることを示している（同：19－20）。ここに明らかにされた両義的な感覚（縛られている／解放されている）は、心臓疾患が「人の目には見えない」ことから生じている。常に、自分の心臓の状態に「耳を澄ませ」ている内的な感覚と、他者たちとの協働の場におけるその不可視性とのギャップ。ここに、特別だけど、区別される必要のない「私」の像（自己イメージ）が生まれてくる。

自分は確かに「内部障害」を負っている。しかし、「障害者」というくくりのなかに置かれると何か違うような気がする。先に見た「微細な差異の感覚」は、一概に、「軽度の障害」をもつ人の「重度の障害」に対する差別化の感覚というだけでは説明のつかない問題、つまり「現れ《アピアランス》」の問題として考えなければいけない一面をもっている。

私たちの聞き取り調査のなかから、この微細な感覚に対応する語りを引き出してくることは簡単ではない。しかし、ここに述べたようなことを考えさせられる場面やエピソードには、何度も遭遇する。

例えば、私たちが先天性心疾患の方に対して行った最初のインタビュー場面において、Qさんは、「やっぱり健康な人のなかにいると何をしてもやっぱり自分のままでいいとは思えない」、「例えば人づきあいにしてもやっぱり経験がないので（…）、なんか人と違う、テンポがずれるみたいなところがあって」「不安」を感じる、そして（インタビューの場面で）「今ここに居ても不安」なのだと語っていた（Q2005－1）。ああそうなのか、と思ったことを今でも覚えている。この日のインタビューは、大学内の小さな部屋（共同の研究室）を借りて、私と三人の学生がQさん一人にお話をうかがう形でなされていた。その配置自体が、ある種の緊張を強いているということに、私はその時点まで十分自覚的でなかったように思う。Qさんは比較的ゆっくりと話をされる方で、それはとても丁寧に言葉を選んでいるという印象を与えるものだった。しかし、本人にとってそれは、「テンポがずれるみたいな」こととして受け止められていたのかもしれず、そのことに無頓着な私たちの発話のリズムそのものが「不安」の源泉になっていたかもしれない。こうした、ほんの小さな（といえば、小さな）「ずれ」の日常化のなかに、彼女たちの生活はあるということ。それは、外見に現れているはずの「小さな」差異を、配慮の焦点としては受け止めない「健康な人間の鈍感さ」につきあい続けるということである（その「鈍感さ」が一概に悪いことかどうかは、簡単に判断できないとしても）。Qさんの場合、社会人として仕事をするようになってから、時間をかけてようやく、この種のずれを受け止めて、「自分はこれでいいんだと思えるように」なったことが、このインタビューでは語られていた。「不安があっても、まぁそれはそれなりに周りは認めてくれてるんだし、いいかなぁっていうところで」（Q2005－1）。顕在化しにくい差異を、しかし自分でははっきりと認識しながら、「健康な人」や「健常な人」とともに活動すること。そこに生じる「テンポ」や「ペース」の違いを、「まあ、これはこれでいい」と受け止められるようになるまでの密かな葛藤。〈社会〉のなかにあるということは、その微細な緊張の連続を生きるということのようである。

そうであるからこそ、〈社会生活〉のなかで強い意味での「問題」を経験していなくても、「健常」で「健康」な人の群れを離れ、比較的近い身体的条件を生きる人々のあいだに身を置くことが、特別な場面として体験されることも多いようである。例えば、Pさんは、公立の小中学校、地元の工業高校で学んだあと、内部障害の人だけが集まる寮を付設した学校に進学した。彼女は、その寮・学校で過ごした時間を「すごい濃い三年間」だったとふり返る。その「濃い」という言葉のなかには、二十代前半の若者たちが集まって「色々経験した」思い出がつまっているのだが、そこでのつきあいの楽しさの前提には、同じような疾患を抱えている者だからこその「同志」のような関係があったという。

Ｐ：（…）なんかつらい時はお互いつらいし、そう、休む時はお互い様だしっていう感じで、勉強とかも、最後の追い込みとか、公開試験の最後の追い込みとか、テストの最後の追い込みとか、こうやってるけど、なんか、まあその時に、みんな疲れないように、教え合って、早めに切り上げて、もう寝ようみたいな感じで、体力もたないよね、みたいな感じで、言って、そう、そうですね、そんな感じでしたね。すごい、会えてよかった。（P2018）

疲れるから、もう切り上げて寝よう、というだけの何げない場面である。しかし、この「無理のないペース」についてのごく自然な相互了解の成立は、「健康」な友だちとのあいだにはなかったものである。

Ｐ：（…）そこの寮だとまあ、お互い様な感じで、なんかまあ、今日はこんくらいにしよっか、って感じで、じゃ寝よっかみたいな。お互いがこう、しんどいっていうの分かるから、なんか、いい、（健康な子とつきあう時とは）ちょっと違うかなって感じですかね。（P2018）

Ｐさんの場合、（インタビューで語られたことから判断する限り）健康な子たちに取り巻かれていたそれ以前の学校生活で、特別に辛いことや嫌な思い出があったわけではない。学校側もＰさんの身体的なコンディションに合わせて、さまざまな配慮をしてきたようであるし、友人関係にもトラブルがあったとは語られなかった。しかし、そのような「スムース」な関係は、Pさんとその両親が調整と交渉を繰り返してきたことの結果であって、いつも「周囲の友だちのペース」に、その「運動量」についていけるかどうかを測りながら、必要な配慮を求め続けることによって得られたものであった。そのおかげで、Pさんの学校生活は充実したものであったのだが、それとはかなり質の違う関係性が、この「寮」では実現していたように見える。他者の目に見えにくい「体の問題」への相互的な配慮がごく自然に生まれる場所。そのなかで、Pさんは「すごい濃い三年間」を過ごしてきたのである。

5. 心疾患の現れ

ここまでの考察では、先天性心疾患が「見えない病い・障害」であることを強調してきた。しかしそれは、常に身体上の問題が可視化されない、ということを意味しない。私のように、インタビュー調査のような限られた機会でしか出会わない者であっても、いくつかの場面で、「心疾患」の「現れ」を直に感じることがある。例えば、最寄りの駅から（聞き取りの会場となる）大学まで一緒に歩いてくることがある。その時、自分がごく自然に取ってしまう歩調が、しばしば「速すぎる」ことに気づく。気をつけてゆっくり歩かないと、並んで進むことができない。そうか、このペースが「普通」なんだと思う。そこに、心臓病とともに生きている人の身体がある。

ある時、インタビューのために、ある男性（三〇代）に、法政大学の多摩キャンパスまでおいでいただいたことがあった。校門前のバス停から、ゼミ室がある社会学部棟まで、私たちがほぼ毎日かつかつと登って歩く坂道がある。私は、ゆっくり上がっていけばさほど問題のない傾斜であり、また距離であると思っていた。しかし、半分も行かないうちに、私の隣りを歩いていたその人は、大きく肩で息をつくようになり、「ちょっと待ってください」

と言って立ち止まってしまった。その時の、彼のこわばった表情と深く繰り返される呼吸の音を、今も忘れることができない。結局その日は、私が車を回して、学部棟まで上がっていただき、その後はごく普通にインタビューを行うことができた。部屋に入って席について、対面的な会話の場面になれば、彼はもう全く苦しそうな様子も見せず、穏やかに話は進んでいった。心臓病とともにある身体は、再び見えない場所に置かれ、その場の相互作用（対話行為）のなかでは特別な配慮の焦点でなくなっていく。しかし、隣で深い呼吸音を聞いていた時には、たしかに「病む身体」が現れていた。その現れの落差に、その日の私はうまく応えることができていただろうか。私には、他者の心臓の鼓動そのものを聞き取ることはできない。しかし、私の耳にはじかに聞こえなくとも、彼らがおそらくは常に耳を傾けている律動がある。それを少しだけ意識しながら、応答のリズムやペースを作り出すことができるようになれたらいいのに、と思いながら、この作業を続けている。

注

（1）社会生活という言葉を、就学や就職、あるいは結婚や出産・子育てをしている状態に限って使うことに、大きな視点の偏りがあることは言うまでもない。学校になど行かなくても、仕事などしていなくても、人は人との関係のなかにあって、社会を生きている。「疾患の管理技術が向上して社会参加が可能になった」などと言う場合の「社会」とは、規範的な形で設定される、限られた活動の範囲でしかない。それでも、そこに参加できるかどうかが、しばしば切実な問題となる。本稿では、「健康」で「健常」な人々が構成する（とされている）この限定的な関係の領域を指して、〈社会〉あるいは〈社会生活〉と表記する。

（2）「守る会」が行った二〇一八年の調査では、「一般雇用」で働く成人の心疾患者（九〇名）の内、職場に病気のことを「伝えていない」人が一二・二％あり、「障害者雇用」で就職した（したがって、雇用者には必ず疾患のことが伝えられている）

人（八五名）の内、「上司に伝えた」人は五四・一％、「同僚に伝えた」人は三五・五％にとどまっている（全国心臓病の子どもを守る会 2020：49）。

（3）「自立」と「依存」を対立項として置き、「障害者」はより多くの「依存」を必要とするのだと語ることには、大きな問題がともなっている。熊谷晋一郎（2012）は、一般的に「健常者は何にも頼らずに自立していて、障害者はいろいろなものに頼らないと生きていけない人だと勘違いされている」が、「真実は逆で、健常者はいろいろなものに依存できていて、障害者は限られたものにしか依存できていない」のだと論じている。いろいろなものが健常者向けにデザインされているので、健常者は自分が依存することに気づかない。そして、障害者にとっての自立とは、依存先をむしろ増やしていくことにあるのだと、彼は主張する。確かにそうだと思うのだが、ここで熊谷が語っていることは、社会生活の文脈で健常者がさまざまな利便性に支えられていることは「依存」とは意識されず、その「暗黙の依存」の外で「何か、誰かに頼ること」が「依存」として受け止められているということを示している。そして、後者の意味での「依存」を最小の範囲にとどめることが「自立」であると語られてしまうということである。本稿では、このように人々が語っていることに準拠して、「自立」と「依存」が相反する課題であるという見方を維持したい。ただし、「依存」と「自立」が対立項として見えてしまうという状況についてはさらに踏み込んだ批判的考察が必要である。これについては機会をあらためて論じたい。

（4）ヘルプマークは、義足や人工関節の使用者、内部障害者、妊娠初期の人、発達障害者や精神障害者など、外見からは分からない事情で援助や配慮を必要としている人々が、周囲にそれを知らせることで、援助を得やすくなるように作成されたマークである。赤い長方形のタグに白い十字とハートが描かれ、カバンなどに装着するタイプのマークが普及しつつある。

（ヘルプマーク　東京都福祉保健局（tokyo.lg.jp）参照）

第二章　生活史の継続
――標準化されたライフコースとの近接的な隔たりを生きる

1. スタートラインとしての心疾患

あらためて言うまでもないことかもしれないが、「病気になる」、「病気にかかる」、あるいは「障害を負う」という表現が、先天性心疾患者にはそぐわないところがある。彼ら・彼女らは、その心臓とともに生まれ、そこから人生を歩み始めるからである。したがって、ある時点でそれを「不都合」なこととして意識したり、「疾患」や「障害」として受け止め直したりするとしても、当人としては、その体の状態こそが「あたりまえ」であって、他者との比較がなされなければ、これを「特別な状態」と見なす必要は、必ずしもない(1)。

三尖弁閉鎖(2)の状態で生まれたQさんは、ある文章のなかで「私には生まれたときからこれが普通の身体なので、行動を無理強いされなければ周囲が思うほどは、つらさを感じませんでした」と記している。インタビューのなかで、その「普通の身体」の感覚とはどういうものなのかという質問を投げたのに対して、Qさんは次のように答えている。

Q：うーん…いやだから、なんていうのかな。大変とか楽とかっていうポイントが多分人と違うんじゃないかと思うんですよ。だから周りから見たら例えば、あのはぁはぁしてるとかあったら苦しいかなって思うんでしょうけど、なんかいつもそういう状況っていうのは慣れてるから、これが当たり前、みたいな、うん、面もあって。なんか逆に周りからそう言われることによって、あ、つらいと思っていいのかな、みたいな面が出てきちゃうんじゃないかって、そんな気がいつもしてるんですね。（Q2005）

周りから見れば、「はぁはぁ」と大きく息をついて「苦しい」ように見えるとしても、本人にとってそれはいつものことで、「これが当たり前」の感覚がある。それを「つらさ」として受け止めるのは他者の視線を参照してのことであり、「あ、つらいと思っていいのかな」と、事後的に発見されるような事態なのである。

確かに、どれほど健康な人であっても、百メートルを全力で走れば「はぁはぁ」と息をつくようになる。その人の身体状態と、百メートルを歩いて呼吸が深くなる人との差異は相対的なものである。周囲から見れば「ほんの少し」の運動でも苦しくなるように見えるが、生まれてからずっとそうであれば、それは「いつも通り」のことでしかない。「先天性」心疾患とともにあるということは、特別な疾患をもたない人と同じように、「この体」を基本的な与件として生きていくということである。

「この心臓」「この体」が所与のものであるという感覚は、先天性心疾患とともに生きる人の自己像やボディイメージに関する研究のなかでも、すでに言及されている。

思春期の先天性心疾患者の「自分に対する思い」を聞き取った高橋清子（2002）は、ある高校二年生の女性の例を挙げている。彼女は「階段を上る、走る、重たい荷物を持って歩くなど」の心負荷のかかる動作で「しんどさや息苦しさ」を感じているが、それは「生まれたときからあって、そんなにショックを受けることもなく」「不思議に思わなかった」と語る。このように、「生まれつき」のものであるがゆえに、「症状があることは自分にとっては普通のこと」だという受け止め方が、多くの場合に生じる。その一方で、きょうだいやほかの友だちとの比較のまなざしを意識する時には、「自分だけが」という思いを抱きやすく、「生まれつき」ではあっても、「病気である自分」を受け止めにくくなることがあるという。

先天性心疾患者の「ボディイメージの形成過程」を、成人患者の回想的な語りをもとに分析した青木雅子（2009）も、「もの心ついた時」（二歳から四歳）には、自分自身の「体感」や「外観」を、「ずっとそうだったから」「いつも傍らにある感じ」のもの、その意味で「あたりまえ」のものとして受け止めているのであるが、「家族から仲間社会」へと活動の場が広がっていくにしたがって、友だちとの「体力の差」や、自分だけにかかる「制限」を意識するようになり、「不都合さ」を実感するようになると指摘している。その「違いの認識」から「同化への試み」を重ね、さらには「調整力を発揮」しながら、「自分らしいあたりまえさを再構築」していくことが青年期の課題になるのである。

また、近年では、難度の高い手術が低年齢で適用可能になり、これは幼児期の救命率の向上に貢献しているのだが、患児本人からすればそれは、自分の心臓の状態や医療体験を意識する前に「大きな手術が終わっている」ということを意味している。その場合、心臓病が完治したわけではないとしても、しばしば、相対的に安定した状態で幼児期・少年期を送ることができるようになる。その身体状態が、自分の生活を支える「ベース」になり、自分が「心臓病者」であり、すでに手術を受けたことがあるという事実は、あとから発見されるのである。

両大血管右室起始[3]の状態に生まれ、「二歳、三歳ぐらいまで」に何度かの手術を受けたというPさんの場合がそうであった。インタビューのなかで彼女は、幼稚園時代の思い出として、母親と風呂に入っていた時のエピソードを語っている。母親は「たぶん」Pさんが「病気ってことを伝え」るために、胸に残る手術痕を指して、「この傷は「あなたが頑張った証しなんだから」、「命の勲章」なのであって、「別に隠すことなく堂々とやればいいのよ」と語りかけたという。しかし、それを聞いたPさんは、「手術をしたってことは理解できた」ものの、「心臓が悪いってことはまだ理解できていなくて」、「フーンぐらいしか覚えていなくて、そうなんだ」みたいな感じで、「結構他人事（笑）」的な受け止め方しかできなかったと話す（P2018）。娘の幼児期に繰り返された大きな手術は、母親にとって、非常に重い意味をもつ体験だったと想像される。しかし、患児本人は、まだそのことを記憶に留める年齢に達していない。物心のつく年頃になって、体に残る手術の痕を発見し、その結果として実現された体の状態が、自分の生活史のスタートラインになるのである。

2. 断絶としての病い／所与としての病い

心臓病であることの所与性。それは、他のさまざまな慢性疾患の経験と比べてみると、やはり、先天性心疾患者の生き方を性格づけるひとつの要素となっているように思われる。

社会学の領域では、慢性疾患とともに生きる人々の生活史の研究が、これまでに相応の厚みをもって積み重ねられているが、その多くは、「健康」な状態からの落差、つまり、それまでの生活が病気によって一変し、生活史の軌道に断絶や転換が生じる点を強調している。

例えば、リウマチ性の関節炎を患う人々の経験を調査したマイケル・バリーは、「慢性の病い」にともなう困難を、「生活史の混乱（biographical disruption）」という概念でとらえる。生活史の混乱とは、疾患によって、それまでの日常生活のなかであたりまえのものとして置かれていた前提が揺らいでしまうこと、そして、さまざまな説明体系の混乱が生じ、個人の「生活史（biography）」と「自己概念（self concept）」に再考がうながされる状態を指す。「病い、とりわけ慢性の病いとはまさに、日常生活の構造とそれを支えている知識の諸形態が撹乱されるような種類の経験」であり、「通常の互酬性や相互支援のルールを混乱させ、諸個人やその家族やより広い社会的ネットワークを、厳しい形の関係のなかで互いに直面させる」（Bury 1982:169）のである。

同様にキャシー・シャーマッズは、慢性疾患にともなう苦しみの基本的な形態を「自己の喪失（loss of self）」という言葉で表す。「慢性の病いを患った人は、しばしば、それ以前の自己イメージが崩れ去り、しかしながらすぐには同じだけの価値をもった新しいイメージを構築することができない」。「それ以前の肯定的な自己イメージを構築していた経験と意味」は、もはや病む人には「利用不可能な」ものとなり、「時間の経過とともに、新しいイメージを獲得することのないまま、それまで維持されてきた自己イメージの喪失が累積されていくと、自己概念の縮小がもたらされる」（Charmaz 1983）。慢性の重篤な病いを患うということは、「スムースに機能する身体をもっているということに関するそれまでの自明視された前提」を揺さぶり、「身体と自己の関係に関する以前の個人的な前提を混乱させ、身体と自己の全体性の感覚を崩壊させる」（Charmaz 1985）のだと言われる。

さらに、みずからのがん体験を起点として、病いの語りの研究を展開させたアーサー・フランクも、重篤な病いは、かつてその人の人生を導いていた「海図と目的地」を喪失させるのだと論じている。治癒を見通すことのできない病いを患った者は「それまでとは違った考え方をし、自分と世界との関係に新たな見方を打ち立てる必要」

（Frank 1995=2002:17）に迫られる。「病いは語りの難破を引き起こすひとつの特異な機会」（同：103）であり、病む人はその体験を物語るという営みを通じて、よそよそしいものになってしまった自らの身体に声を与え、これを再び「慣れ親しんだもの」（同：18）にしなければならないのである。

ここに浮かび上がってくる共通の筋立て、すなわち、はじめに「健康」な状態があり、これを前提として営まれていた生活とその持続のなかで編み上げられてきたライフストーリーが、「病い」によって停滞ないし断絶を強いられ、そこから「物語」の再構築に向けて努力が重ねられるという枠組みは、「先天性」の疾患とともに生きる人々の生活史には、そのままの形では適用しがたい。前節において述べたように、生活史の起点となる身体的な条件が異なっているからである。先天性心疾患者の多くが、就学・就業・結婚・出産といった〈社会生活〉を営んでいるとしても、その生活のリズムに同調し、「健康」な人々との協働を実現していくためには、多くの場面で「身体的な所与」の落差を意識し、その差異によって生まれる調整や交渉といった課題を充足し続けなければならない。しかし、その落差は、人生のある時点で生じたものではなく、自分の生活のなかにもともと備わっていたものである。その点で、中途疾患者の生活史と先天性疾患者のそれとでは、その筋立ての形式も、語り全体を支える「基調（トーン）」も異なる。この点を踏まえておかないと、継続的に自己の身体状態を生きている彼ら・彼女らの基本的な姿勢を、うまくつかみ損ねるように思われる。例えば、疾患や障害の「受容」というような言葉を用いると、「所与としての心臓病」を生きている人の、時に淡々として見えるような姿勢が不思議に思えることがある。しかし、それはおそらく、私たちが不用意にもちこんでしまう概念枠組の効果なのである。

3．生活圏の共有と近接的な隔たり

その一方で、健康であった人が重い病いを患った経験と、生まれつき心臓に疾患を負っている人の生活史上の経験が、比較にならないほどかけ離れているかと言えば、決してそうではない。生活史の混乱と再組織化、物語の解体と再構築という図式も、ある一面においては、先天性心疾患の人々の経験を考える上で有効な枠組みとなる。それはおそらく、次のような条件が、先天性の心臓病とともに生きる多くの人々の生活において共有されているからである。

（1）生活圏の共有

まず、先にも述べたように、先天性心疾患に対する治療技術や疾患管理技術の向上が、多くの患者に〈社会生活〉への参加を可能にしている。それは、疾患や障害が、健康・健常な人々とのあいだに生活圏の分離を生んでいないということである。

障害学の領域で指摘されてきたように、「障害」とは、単に身体的機能の状態にもとづいて区分されるカテゴリーであるだけではなく、その人が「健常」な人々の活動領域に参加することが妨げられ、主に「障害者たち」が集まる生活空間に分離されて生活を送ることを強いられる、という事実を指している。しかし、身体的な条件によって何らかの困難――「障害」と呼びうるような――を抱えながらも、健康・健常な状態にあることを前提に組織されていく、その意味で「通常の」生活領域を生きている人々が、多数存在する。

田垣正晋（2006）や秋風千惠（2008, 2013）は、「障害」と「健常」のはざまにおいて「どっちつかずのジレンマ」（田垣 2006）を生きる人々に「軽度障害者」というカテゴリーを与え、そこに、「重度」の障害とは別様のつらさがあることを顕在化させようと試みてきた。何をもって「軽度」と呼ぶのかという議論の詳細にはここでは立ち入らないが、「障害」と「健常」の境界が問い直される上でひとつの論点となるのが、生活圏の分節化のあり方である。要田洋江（2011）は、「軽度」を自認する障害者からの問題提起が日本社会における「障害者」の位置づけを考える鍵となりうるとした上で、「健常者／障害者」という二分的なカテゴリーが、「生活世界」の分離とこれをベースにした「排除」の構造をともなっていたことを指摘する。そして、一九七〇年代以降の「障害者運動」を担ってきたような「重度」の障害者たちの多くは、「すでに一般社会、つまり『常人の生きる世界』＝『健常者社会』から排除された人々、すなわち『障害者世界に生きる「障害」のある人』」であったという。一方、「軽度」を自認する人々は、「障害」をもちながらも、「障害者世界」ではなく、「「一般社会＝健常者世界」に生きている。「障害者運動」の担い手たちが、「健常／障害」という区分それ自体の問い直しを求め、その間の価値の序列を覆して「障害の文化」の豊かさを伝えようとするのに対し、「軽度」の障害をもつ人々は、「健常者・障害者二分法」を基準として置いた上で、「健常者世界から排除されまいと、意識的、無意識的に、日々、戦っている」（同：30）。両者は、互いに異質なリアリティを起点として行動しており、それぞれの主張は相容れがたい方向性をもって現れる。しかし、双方の困難の前提には、「健常者世界」と「障害者世界」の分離にもとづく「排除の差別」がある。この構造を支える「健常者のまなざし」を根本から問い直すことなしには、「重度／軽度」というカテゴリー区分が提起する問題の本質をとらえきれない、と要田は論じている。

先天性心疾患を、一括りに「軽度」障害と呼ぶことは適切ではないし、要田の議論を敷衍すれば、そもそもこれを「重度」か「軽度」かという形で主題化させてしまう「まなざし」こそが問われなければならないだろう。しかし、その上で「軽度障害」をめぐる議論を参照しているのは、先天性心疾患者の多くが、「障害」と呼びうる（呼ばれている）身体上の問題を抱えつつ、「健常者中心」の生活世界に参加し、その「外部」に排除されないように「日々、戦っている」と見えるからである。「健常と障害」あるいは「健康と病気」という二分的カテゴリーが、同じ生活圏に生きる他者たち（例えば、同じ学校の生徒や職場の同僚）との日常的な相互作用のなかで微妙な意味をもってしまう場面を、彼ら・彼女らは繰り返し経験している。その意味で、田垣や秋風が「軽度障害者」に特徴的なものとしてとらえた「つらさ」を、多くの先天性心疾患者も共有しているように思われるのである。

（2）近接的な隔たりを生きる

生活圏を共有するということは、単に空間的に近い距離で活動が行われているということだけでなく、そこで何を目指して生きるのか、どんな目的に優先順位を置いて生きるのかを左右する「価値と規範」が、何らかの程度において共同化されていくということでもある[4]。そしてそれは、同じ目標の追求を可能にする条件が、やはりある程度まで成立しているということも意味している。まったく同じではないけれど、かなり近接的な生活の形を実現することができる。ここに、先天性心疾患者と、〈社会生活〉の領域において出会う他者との「近接的な隔たり」が生まれる。

前章において見た「同調」と「調整」、「秘匿」と「開示」といった課題の日常化も、この「近くにあって、隔てられている」という条件のもとで生じている。そして、「生活史の実現」という観点から見ても、この微妙な距離に規定される磁場が生まれ、先天性心疾患とともに生きる人々の人生の筋道を方向づけていると言えるだろう。

もとより、疾患や障害の有無にかかわらず、個々人が自分の人生の軌道として描きだしていくストーリーは、異なる資質をもった人間が、それぞれに異なる環境のなかで実現していく個性的な物語であってよいはずである。しかし、それぞれの社会には、年齢とともに多くの人々がたどるであろう（と想定される）ライフコースイメージがあり、それは強制力をもった制度（例えば、学校）に支えられ、人々が歩みうる人生の軌道の幅を狭めている。もちろんそれは、自由な選択を妨げ画一的な生き方を強いているという一面だけで語られるべきことではない。ほとんどの個人は、まったく道標のない空間に投げ込まれても、どこに向かって歩いていけばよいのかを自力で判断できないだろう。その道順に従うにせよ、そこから逸れてみるにせよ、共有されたライフコースが示されていない社会で、継続的に努力を傾けていく方向性を見いだすことは、誰にとっても困難である。だから、社会のメンバーの多くは、標準化されたライフコースに沿って、自分の人生の基本線を思い描き、ライフステージごとの課題をクリアしようと努力している。その時、「健康」であることが、課題の達成に不可欠な条件として規範化される。その意味において、ライフコースの標準化は、「健康な人」の「人生の規格化」という性格をもっている。

言い換えれば、「疾患」や「障害」とは、このライフコースへの同調を相対的に困難にする条件を指すものである。その時、身体上の問題がより「重い」ものであれば、生活史の実現目標は、どうしても「標準化された軌道」から離れたものになる。逆に、身体的問題が「軽い」ものであれば、人々はその困難を克服して、「健康な人」と同じライフコースを実現しようとする傾向が強まる。先天性心疾患とともに生きる人々の多くは、先に述べたような「近接的な隔たり」のもとで、強く後者の傾向を示すようである。とりわけ、高度な医療技術を若年の患者に適応することが可能になるにつれて、幼児期や小児期、あるいは青年期の生活条件（ＱＯＬ）が相対的に良い状態で保たれるようになっており、かなり重い心臓病をもって生まれた場合でも、通常の学校に通うことができるケースが少なくない。彼ら・彼女らは、一定の年齢になれば、学校に通い、卒業し、就職を目指す。また、多くの人が恋愛をし、パートナーを探し、結婚することを望む。こうした標準的ライフコースの実現は、しばしば「健康」な人以上に切実な課題となり、その理想が先天性心疾患者の生活史に方向性を与え、これを駆動していく。

しかし、近接的な「隔たり」のもとにあるということは、まったく同じ条件で、生活史の実現が図られうるということを意味しない。前章で述べたように、先天性心疾患とともにある人々は、〈社会生活〉への同調において、相応の努力を恒常的に必要とされる。また、小児期に大きな手術を受けて血液循環の「修復」がなされている場合でも、時間の経過のなかで心不全が生じたり、体力の低下を経験したりすることは、稀ではない。長い時間にわたって持続し、反復される身体的な問題にそのつど対処しながら、しかし、一般的なライフコースイメージに沿って、自己の生活史を実現していこうとする。その道筋は、標準化された軌道のキャッチアップと、そこからの一時的撤退と再参入、あるいは距離の再設定という形を取ることが多い。

4. 持続的同調の困難

では、標準化されたライフコースへの接近と隔たりは、どのような要因によって条件づけられているのだろうか。そこには、社会が個人に要求する課題の量的・質的な変化と、それに応えようとする個人の側の身体的状態の変化の双方が関わっている。

（1）社会からの要求の高まり

一面において、年齢段階やライフステージの進展にしたがって、〈社会生活〉への同調のためには、次第に「重い」――身体的負荷の高い――課題を充たしていかなければならなくなる。例えば、小学生の段階ではさほどの無理もなく学校生活についていくことができたとしても、中学、高校と進んでいくなかで、だんだんそれがきつくなっていくことがある。当人の体調に大きな変化がなくても、クラスメートたちの「成長」に合わせて、学校・集団生活が要求する体力水準が押し上げられていくからである。

例えば、「ファロー四徴[5]」と診断されたRさんは、小学校に入学する前「修復手術」を受け、入学後は普通学級で生活を送った。そのなかで、低学年の時には「みんなとおんなじ」にできていたのが、「（小学校の）高学年から中学三年ぐらいまで」になると、「ちょうど体が成長していって」「それでみんなと差がつきだして」、「中学時代はさすがにきつかった」、「体力的にみんなと同じことするのきついなあっていうのが自分でもありました」（R2006）と語る。一方には、自分自身の体調の変化という要因もあったようだが、それだけではなく、周囲の子どもたちの「体が成長」していくのについていけない、ということが起こるのである。

もちろん、ライフステージの変化にともなう負荷の高まりは、単純な運動量の増加だけに起因するわけではない。〈社会生活〉の秩序化の様式が変わり、同調規範がより強い形で働くようになれば、「調整」課題の実現は質的にも難しくなる。例えば、Gさんは、小学校五年生（一一歳）の時に大きな手術を受け、その後少しずつ体調の改善が見られ、軽微な運動などもできるようになったのだが、むしろ中学校に進学してから、「いじめ」と呼びうるような出来事に遭遇している。それは、Gさん自身のふり返りによれば、「心臓病」だからというよりも、「華奢」な子がターゲットになったということであったらしい。そうであるとしても、体の弱さ、線の細さ、繊細な傷つきやすさ、そうした要素が有徴的な差異として受け取られてしまうような人間関係のなかでは、自分の体調に応じた「自律的」な生活の実現は容易ではない。

また例えば、生徒・学生の時代には、自分の体調に合わせて生活のペースをコントロールできていたとしても、「学校」を卒業して「職場」に入っていこうとする段階で、より厳しい状況に置かれることもある。

例えば、BNさんは、「両大血管右室起始」の状態に生まれたが、中学二年生の時にフォンタン手術（APC法）を受け、その後は比較的安定した生活状態を維持していた。大学でも、三年生の時までは、往復二時間ぐらいの時間をかけて通学し、学園祭の実行委員会に入って「放課後」の活動にも参加することができていた。しかし、大学四年生になって「頻拍」が起こるようになり、その後、卒業し、企業に就職をするものの、入社してすぐの時期に体調を崩し、休職せざるをえなかった。大学時代は「体力的に一番（…）充実した時期」であったが、「入社した時が一番、ひどかった時期」だとふり返っている（BN2009）。

BN：えっと、大学四年生の時に、その頻拍が起こりましたが、卒業してからも同じような状態が続いて、で、それって入社前後だったんで、ちょうどその時に三月には大学の卒業式、卒業旅行、一人暮らしのための引っ越しがあり、年度が替わり入社と新人研修があって、まあいろんな、環境が変わったりだとか、重なったっていう風なところがあって、その会社の研修の時にすごい苦しくなって、で、やっぱり新入社員なんでかなり無理したところはあって、会社の研修が一段落落ち着いた時に、病院行った時に、すぐ、「入院しなきゃダメだよ」と言われ、ただもう、絶対会社行くからって言って、それも、本来一週間ぐらい入院するところを一泊しか入院しなくて、次の日会社行ったら余計ひどくなって、今度はもう救急車で会社から病院まで運ばれるっていうことも

あって（…）入社早々二か月ぐらい…二、三か月休んだ、会社を休職したっていうのがあったんです。（BN2009）

ここでは、卒業から入社後までのハードスケジュールが体に無理を生じさせたこと、また、同じような体調の変化であっても、新入社員がそんなに長く休めないと判断して、普段なら一週間入院するところを一泊だけで無理に出社し、かえって体調の悪化を招いてしまったことが語られている。「同調」のためにかかる身体的な負荷が、生活史的状況の変化に応じて、一挙に高まっていった様子がうかがえる。

あるいはまた、「両大血管右室起始」「単心房単心室」で生まれたTさんは、〇歳と一〇歳の時に外科手術を受け、二度目の手術の際にペースメーカーを埋め込みながら、学校生活を送り、大学まで進学することができた。しかし、二〇歳の頃、精神的に「結構厳しくなって」（T2007）きたと語る。その理由は決して単純ではないように思われるが、ひとつのきっかけとして、「国民年金」の支払い通知が届いたことがあった、とふり返っている。聴き手が、なぜ大学に入ってすぐではなく、二〇歳になって「不安になった」のでしょうかと尋ねたのに対して、Tさんは、大学に入る時の不安よりも「二〇歳になって年金払いなさいって来た時の、社会に出なきゃいけないって感じた時の不安感の方が大きかった」のだと答える。

T：うん、大学生、大学生はやっぱり学生なんでっていうのはあって、うーん、社会に出ますよっていうような準備がこう、警告、警告がきたような感じですね。ああ、年金払うってことは。ハイ、今後どうするんですか、っていうような感じの、来たから。当然年金払うってことは、働く、払っていかなきゃいけないってことで、これから社会に出て、働いて、社会の一員になってという、一員になるっていうのはみんな一員なんですけど、ほんとに経済を構成するような一員になってくれみたいなことを言われたようで。そしたら俺、体調とか悪いのにできるのかなっていう、すごく不安でした。（T2007）

「年金」の拠出金の支払いを求める通知。それを受け取ったTさんは、自分が社会の「一員」、「ほんとに経済を構成する」メンバーになる日が近づいていることを実感したのであろう。そして、いわば先取り的に、その「社会」が要求する活動の水準に自分の体が追いついていけるかどうか、「すごく不安」になったのである。

このように、〈社会生活〉への同調のためにどのような身体的条件が求められるのかは、ライフステージ毎の生活史的状況に応じて変わっていく。体の状態が変わらなくても、社会的役割によって求められる活動の量や関係の質が変化していけば、〈社会〉の一員であり続けるためのハードルは上がることがある。ここにライフコースモデルへの同調を厳しくする、ひとつの要因がある。

（2）身体的状態の変化

他方ではもちろん、心疾患とともに生きる人々の「体調」の変化が、生活史の継続的な実現を困難にすることがある。

序章でも触れたように、先天性心疾患に関する医療技術の進展は、比較的低年齢での治療的介入の余地を広げ、長期にわたる安定的な生活の条件をもたらすケースが増えている。しかし、その場合でも、心臓疾患に由来する諸問題が解消するわけではないし、〈社会生活〉を支えるだけの身体的な状態が、恒常的に維持されるとは限らない。また、装着した弁が劣化したり、人工物を用いて増設された血管が周辺器官に癒着したりすることによって、副次的な影響が生じる場合もある。フォンタン手術のように、正常な血液循環の回復・構築をはかるような「大きな手術」から長い年月が経つと、さまざまな理由から、遠隔期における合併症が生じやすくなることも分かっている（稲井 2017）。このように、あいだに時期を置いて繰り返し体調の変化を経験していくことも、先天性心疾患者の生活史においては珍しくない。そのたびに、検査・治療のための入院や休養が必要になる。それによって、標準的な〈ライフコース〉に沿って実現しようとしていた生活史からの、一時的な離脱や撤退を余儀なくされるのである。

体調の推移が、年齢とともに、どのような形で現れてくるのか。私たちの調査協力者について見ると、比較的若い年齢（遅くとも一〇代前半まで）で大きな治療（例えば、機能的修復手術）を受け、小学校から中学・高校ぐらいまでの時期は比較的安定した状態で過ごしていたが、二〇歳前後頃から「体調の変化」を経験し始めるケースが多い。また、二〇代までは体調が安定していたが、三〇代になって、突然に変化が生じるケースもある。つまり、成人になって、「社会人」になって働き始める時期、働き始めてからの時期に、身体的条件の悪化が経験されることが稀ではないのである（重篤な体調の変化を経験していない人、またはインタビューでそれを語らなかった人は、相対的に軽度の心臓疾患の方とインタビュー時点での年齢が若い方に限られている）。

（機能的修復手術のような）効果的な治療から一定の時間をおいて現れてくる身体状況の変化は、医学的には（術後）遠隔期のリスクとしてとらえられ、予防や管理の対象とされていく。しかし、それとともに、こうした体調の変化が、人生のどのような局面で、どのような形で経験されるのかが、一人ひとりの生活史に沿って理解されなければならないだろう。体調の悪化や体力の低下は、その人が生きている生活史的状況に応じて、異なる意味をもって受け止められるはずであり、それに応じて必要な支援やケアの形も変わってくると思われるからである。その個別的な様相についてはまたのちに見ることにするが、その過程を理解するための枠組みとしては、前述のバリーやシャーマッズやフランクらの議論が参考になる。先天性疾患とともに生きる人々は、人生の途上で「病気になる」のではないとしても、ある時点まで一定の方向性をもって進んできた生活を維持していくことが、身体的な条件の変化によって困難となる場面を経験するからである。体調の管理や経過の観察を続けながら保ってきた日常のルーティンが崩れて、生活史の軌道を持続的にたどっていくための条件を失ってしまう場面。そこには「生活史の混乱」「自己の喪失」「海図と目的地の喪失」と呼びうるような危機的な状態を見ることができる。そして、その「混乱」や「喪失」はしばしば、努力を重ねて継続してきたライフコースの実現の軌道から離脱することで、日々の生活を方向づけていくベクトル（海図と目的地）が見えなくなるという形で表れている。

先天性心疾患者の生活史は、ライフステージ毎の社会の側からの要求の変化と、疾患と治療の結果の経年的な変化に応じて、持続的にライフコースの実現を探求していける時期と、それが困難になる時期の反復によって特徴づけられる。就学、就職、結婚、出産といったライフステージ毎の課題を、「健康な人」と同じように実現しようとする継続的な努力が立ちいかなくなり、治療や休養のための期間を過ごすことを余儀なくされる。この「離脱」や「撤退」の時期は、社会のなかでの自分自身の位置を再考し、自己アイデンティティの組み直しを求められる時でもある。先天性心疾患とともに生きる人々は、社会的な「標準」との関係において、接近・同一化と離脱・差別化を繰り返しながら、自分自身の生き方を模索していく。その持続と曲折のなかで、それぞれの時点における状況の変化は「生活史上の出来事」として経験されていく。私たちの研究の課題は、疾患の履歴（身体的・医学的状況の推移）が、一人ひとりの生活の歴史との交錯のなかで、どのような意味を帯びて立ち現れてくるのか、そして、その危機的な状況を経るなかで、彼ら・彼女らがどんな人生を歩み続けているのかを、その個別性に沿って理解していくことにある。

5. 生活史の継続、混乱、回復、移行、滞留

その具体的作業に入る前に、この持続と変節の様相をとらえるための手がかりとして、「生活史の継続（biographical continuation）」「混乱（disruption）」「回復（recovery）」「移行（transition）」および「滞留（stagnation）」という五つの概念を導入しておこう。

生活史とは、個人が過去から現在にまでたどってきた生活の軌跡、最終的には、その生涯にわたって持続する人生の軌道を指す。しかしそれは、諸事実の単なる時系列的な羅列として成立するのではなく、物語的な連関性、つまりさまざまな出来事が時間的つながりのなかで意味を帯び、理解可能な筋を構成している。ただしそれは、実際の発話行為（語り）によって形象化されることを必ずしも必要としない。黙々と日々に継続されていく生活が、（強く自覚されることがなくとも）ある方向に向かって進んでいく時、そこには「生活史」が継続的に実現されるだろう。生活史の構成要件は、日々の出来事や活動に意味を与えることのできる、生活全体の方向性と、その持続である。だが時には、その「持続」そのものが危機に直面することもある。

これを踏まえて、「生活史」はまず、「継続」、「混乱」、「回復」または「移行」という四つのフェイズの推移とその反復のなかで達成されていくと見ることができる。

「生活史の継続」は、日々の生活が一定の筋立てに沿って、相対的に安定した形で進行していく、いわばその「常態」を指す概念である。私たちは、しばしば起こる（起こりうる）偶発的な出来事に翻弄されながら、その経験を取り込んで、有意味なつながりを保ち続けようと努めている。特に意識していなくても、毎日学校に通う、仕事を

するという「営み」を通じて、つながりのなかで歴史性・時間性を備えた「物語」を描き出そうとしている。この意味での「継続」こそが、生活史の最も基本的な課題である。日々の出来事の時系列なつながりを保つことによって、「生活史」は方向性を生み出し、「前に向かって」進んでいく（物語性を有する）。

しかし、時には、この「生活史の継続」を脅かすような危機的な出来事が生じる。これを、バリーの言葉を借りて「生活史の混乱」と呼ぼう。生活史の混乱は、さまざまな理由から生じる。大規模な災害や戦争などによる生活基盤の崩壊。社会生活の環境の流動化による状況の変化（例えば、失業）。自分の生活を支えてくれていた他者との関係の変化（例えば、失恋や離婚、友人の裏切り）。これらとともに「混乱」を呼び起こすひとつの要因が、重篤で慢性的な病いである。

この危機の状態を乗り越えて、その人の生活史が元の軌道を取り戻し、これまでにたどってきた道筋を再び歩み始めることを、「生活史の回復」と呼ぶことができる。それは、必ずしも身体的な状態がすっかり元の状態に復するということではない。しかしその場合でも、ずっと継続していた仕事の場に復帰し、かつての目標に向かって再び生活を立て直すことができるとすれば、異なる身体的条件の上に「生活史の軌道」が回復されたということができる。

しかし、身体的な条件の大きな変化は、時に、従来の生活への復帰を許さない場合があるし、外形上は元の暮らし方を取り戻したとしても、人生を導く価値観や目標、方向性の感覚が大きく変わっていくことがある。このように、「混乱」の時期を経て、人々の生活史が新たな「軌道」を描き始め、新たな「つながり」を獲得していく過程を「生活史の移行」と呼ぶことができる。自然災害によってそれまでの生活基盤を奪われた人々が、「復興」という新たな物語を生き始めるのは、「移行」の一例である。病いや体調の変化によって、それまで追求してきたライフストーリーの実現が叶わなくなった時、「病者」「患者」としての新たな生き方を探求していくようになるのも、また別の「移行」の形を示している。

この時、「回復」と「移行」の境はしばしば微妙である。外から見る限りでは、元の生活を取り戻したように思える場合でも、その「物語」を導く「意味＝方向感覚」において、新しい筋立てが生まれていることもある。危機的な経験を経て「価値観が変わった」という場合でも、かつて思い描いてきた未来像がそうそう簡単に失われてしまうわけではない。危機的な状況を生き延びるということは、元の軌道に戻るということと、新しい生き方を模索するということの両面をあわせもち、人々はその間の揺れ動きを経験していくのであろう。

さてしかし、「生活史の回復」あるいは「移行」がうまくできず、「混乱」のなかに長くとどまり続けることもある。この状態を「生活史の滞留」と呼ぶ。「生活史の滞留」は、「将来に向けた人生のベクトルをもちえずに、人生の物語の進行が滞っていると感じられるような状況」（鈴木 2010：72）を指す。突然の事故で子どもを失った親が、その後の生きがいを失って、無気力な状態からなかなか抜け出せないことがある。その人は、日々の活動を差し向けていく「方向性」を見失って、自分が生きている「物語的時間」の進行を感じ取れなくなっている。重篤な病いや障害もまた、人生の「海図と目的地」を見失わせ、どこかに向かって生活を動かしていく推力を、長い時間にわたって消失させることがある。

もちろん、一定期間の「滞留」（沈黙）をくぐり抜けて、ようやく「移行」（新たな筋立て）が可能になることも少なくない。その時、新しいストーリーの構成はしばしば、従来のライフコースへの回帰ではなく、自分にもたらされた条件に応じた新しい生き方の模索となっていく。生活史の移行は、古い物語への遡行ではなく、今までとは違う道筋を発見していく探究の過程となる。そして、「混乱」をもたらした「危機的な出来事」は、事後的に、生活史の節目となった「転機」としてふり返られることになる。

五つの概念のつながりは、図２－１のように示すことができる。

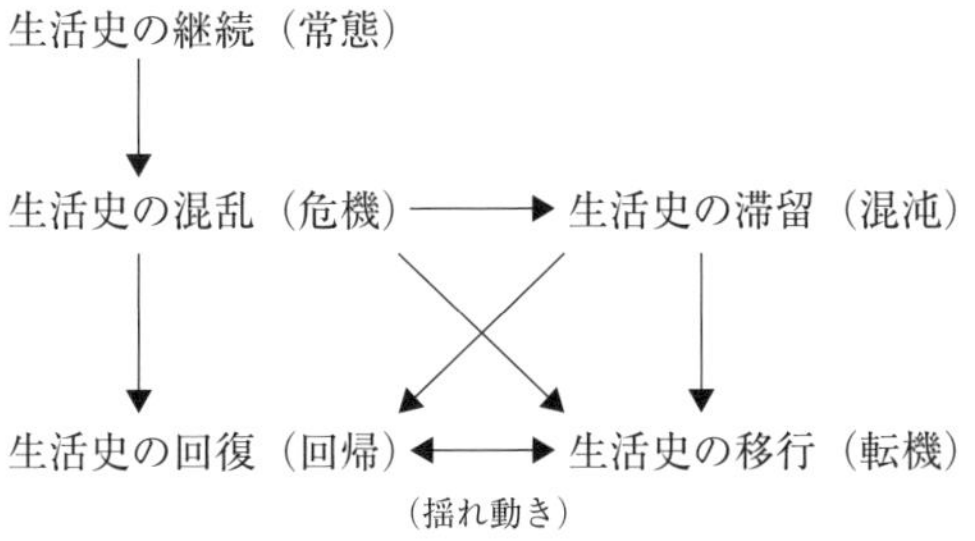

図２－１：生活史の継続、混乱、回復、移行、滞留

先天性心疾患とともに生きる人々の語りのなかにも、私たちはしばしば、生活史の混乱と滞留の危機、そして、そこからの回復や移行の物語を聴くことができる。前述のように、彼ら・彼女らは、「心臓疾患」を所与のものとして受け止めながら、しかし多くの場合には、「健康な人々」と同様のライフコースを実現するために日々の努力を続けている。しかし、時として、状況の変化や体調の悪化によって、その「継続」そのものが困難になる。その「混乱」と「滞留」のフェイズを超えて、その後のストーリーが繰り返し立ちあがっていく。その再生のエネルギーこそ、彼ら・彼女らの物語の核にあるものだと思える。

こうした見取り図を踏まえて、あとの各章では、いくつかの個別の生活史をたどっていくことにしよう。

注

（１）疾患のために日常生活の維持ができない、著しい苦痛がある、あるいは生命にかかわるような状況であれば、もちろん話は別である。
（2）「三尖弁閉鎖症」は、右房右室間が閉鎖する疾患で、静脈から戻ってきた血液はすべて心房間の通路を通る。機能的には単心室である。治療としては、最終的にフォンタン型手術によるチアノーゼの除去を目指す（中澤編 2005：236）。
（3）大動脈、肺動脈の双方が右心室から起始するような先天性心疾患を「両大血管右室起始」と呼ぶ。心室中隔欠損の部位と大血管相互の位置関係によって、一六以上の亜型に分類され、その病型によって適用される治療・手術方式が異なる（中澤編 2005：260－262）。
（4）多様な条件をもつ人々の共存・共生という観点から見れば、生活空間の近接性がもたらす「価値と規範」の共同化が必ずしも好ましいことだとは言えない。しかし、ある種の力関係の働きの下で、その共同化は進んでいく。ひとまずは、その「事実」を確認して考察を進めよう。
（5）成人後の検診で「心房中隔欠損」の残存が見つかり、実は「五徴」であったことが分かる。

第三章　同調の場における身体
——学校を生きる

第三章と第四章では、それぞれ「学校」と「職場」という〈社会生活〉の場に照準を置いて、先天性心疾患とともに生きる人々にとってそれぞれの環境がどのように現れてくるのかを、事例横断的に記述していく。

本章のテーマは「学校」である。

1．「差異」を自覚する場所としての学校

第二章において見たように、心臓病とともに生まれた子どもたちは、自分自身の体の状態を「所与」のものとして受け止めることが多く、運動に制限があったり、走るとすぐに苦しくなったりするということも、自分にとっては「当たり前」のこととして経験されていく。この身体的条件が「特別なもの」と認識されるようになるのは、生活の場が家族的関係の範囲を超え、「仲間社会」へと広がり、比較の視点が芽生えていくことによってである（高橋 2002, 青木 2009）。

その契機となるのは、しばしば、幼稚園への入園や小学校への入学の時である。

家のなかで自分のペースで過ごしていた時には「当たり前」すぎて特別に意識することのなかった体の状態が、学校あるいは幼稚園という集団生活の場に参入すると、「周りの子」とは異質であることに気づかされる。もちろん、この自覚の時期には個人差があり、幼稚園の時は特に意識しなかったが、小学校に入って体力差を思い知らされたという人もいる。そのタイミングは、周囲の子どもたちの受け止め方によっても、手術などの影響で体調がいつどのように変化するのかによっても変わってくる。しかし、その時期がどうあれ、当たり前のものであった自分の体を「何か違う」ものとして発見させるのは、周囲の子どもたちと同じことを、同じペースで行うことを要求する、学校的空間への参加機会である。

本章では、先天性心疾患者がどのように「学校」(ここでは幼稚園を含む)という場を経験し、先生や友人たちとの関係を築き、そこで与えられた課題をいかに乗り越えていくのかを、検討していくことにしよう。

2. 学校的集団性

心臓疾患をもって生まれてきた子どもたちも、その多くがなんらかの形で学校生活を体験している。「守る会」が会員を対象にして行った二〇一八年の調査によれば、六歳以下の子ども(回答者一四九名)の内、保育園に三八人(二五・五%)、幼稚園に四〇人(二六・八%)、認定こども園[1]に一一人(七・四%)が通っている。小学生(一七六人)の内、通常学級に一一八人(六七%)、特別支援学級に四四人(二五%)、通級[2]が四人(二・三%)、特別支援学校には六人(三・四%)が通っている。中学生(五五人)では、三八人(六九・一%)が通常学級、八人(一四・五%)が特別支援学級、五人(九・一%)が特別支援学校に所属している。さらに高校では、一九人の内、通常学級一三人（六八・四％）、特別支援学級一人（五・三％）、特別支援学校二人（一〇・五％）という比率になっている（全国心臓病の子どもを守る会 2020）。

保育園や幼稚園に入園できるかどうか、「通常」の学級に通えるかどうかは、患児の身体的な状態や、園・学校側の受け入れ姿勢に左右されると考えられるが、この調査結果からは、先天性心疾患者の七割近くが、未就学年齢で何かしらの施設に「通園」し、就学以降は「通常学級」で生活を送っていると見ることができる(3)。

この比率と比べてみると、私たちの調査協力者は、相対的に「元気」な層に偏っているということが言える。心臓病を理由に幼稚園に入園を断られた人、認定こども園に通っていた人、一時的に特別支援学級に通っていた人はいるものの、その他はみな、小中高の時代を「通常学級」で過ごしている。それは言い換えれば、彼ら・彼女らが、過半数の「健康」な子どもたちとともに諸活動をこなしていかなければならなかったことを意味している。

言うまでもなく、学校は、個人が自発的な意志で、思い思いの時間に通って好きなことを学ぶ場所ではない。そこでは、カリキュラムにしたがって「学ぶべき」ことが決められ、各生徒が学年に配属され、一斉に学習が進められていく。登校と下校の時間が決められ、時間割に沿って科目が定められ、教員の指導の下で、学級単位の活動が反復される。この共同的な活動を通じて、子どもたちは集団生活のノウハウを学び、他者とともに社会の一員としてふるまえるようになることを期待されている。まずはその意味で、学校は「同調の場」であると言えるだろう。

ただし、学校に通う子どもたちが協調的になしとげていくのは、制度的規則にしたがって運営され教員が管理しているようなフォーマルな活動だけではない。これと重複しつつ、相対的な自律性をもって構成される、生徒同士のインフォーマルな関係にも参加しなければならない。休み時間、放課後、登下校の時間、そして授業中でさえも、子どもたちは仲間内の交流を生みだし、大人たちの目には完全には可視化されない自分たちの社会を作り上げる。

フォーマルな秩序とインフォーマルな秩序。その重なりとズレのなかで、「学校的集団性」とでも呼ぶべき、特徴的な相互作用の様式が形作られる。学校は、皆が協調的に同じことをするという意味で均質性を目指す空間であるが、同時に、評価的なまなざしがフォーマルにもインフォーマルにも働き、互いの差異が強い意味をもって現れやすい場でもある。

では、心臓病の子どもたちは、周囲の園児や生徒との関係のなかで、どのような学校生活を送ってきたのだろうか。以下では、独自の集団性を有する学校という世界が、心疾患児の前にはどのような場として現れるのかを、いくつかの特徴的な場面に沿って見ていくことにしよう。

(1) 集団登校

集団登校は、生徒の登下校時における交通事故のリスクを下げることを当初の目的として、昭和三〇年代頃から行われるようになったと言われる。これに加えて、現在では、犯罪に遭遇する危険から子どもたちを守ることもその目的のひとつとして示されている。

文部科学省の調査(学校健康教育行政の推進に関する取組状況調査)によれば、平成二五年度(二〇一三年)の実績で、全国の幼稚園、小中学校等の内、「集団登下校を実施した学校の割合」は三五・六%、「幼稚園等及び小学校等」に限ると四四%となっている。近年は減少傾向にあるが、幼稚園や小学校では半数近くで実施されていることが分かる。

集団での登校に期待されているのは、安全性の向上だけではない。

毎朝同じ時間に同一地域の子どもたちが集まり、そこに姿を見せない子がいれば誰かが家まで迎えに行き、しばしば班長が先頭、副班長が最後尾に立って、みんなで列を作って学校に行く。こうした日々のふるまいによって、生活に規律を与え、学年を超えた人間関係を育み、集団生活に馴染んでいけるような子どもに育てること。それもまた、集団登校の教育的な効果として意識されている。

しかし、体力的なハンデを負っている子どもにとっては、このようにみんなで登校するということがすでに「一苦労」である。先天性心疾患者のインタビューでも、しばしば、集団登校が大変だったというエピソードが語られている。

例えば、Pさんは「（自分の体と周囲の子どもたちとの差異について）幼稚園の時は特になんも、気にせず、過ごせたかなっていう感じ」（P2018）であったが、小学校に入ると体力差を意識せざるをえなかったという。その大きなきっかけは「集団登校」であった。

P：そうですね。小学校が、集団登校だったんで、で、それこそ一年生の時なんて、もう、ランドセルが歩いてるっていう感じで言われたぐらい。

＊：ランドセルが？

P：ランドセルの方が大きくて、ぜんぜんなんか、体が小っちゃかったので、なんか、大変だったんですけど、で、朝集団登校して、一、二年の時は、まあまあそれなりについていった感じですけどね。で、それこそ冬の寒い時期とか、ちょっと、風で具合悪い時とかは、親に送ってもらったりはしたんですけど、でも、毎日とかずうっとではなくて、歩いて通ったほうがほとんど、でしたね。で、帰りは、まあバラバラの下校だったので、なんか普通に歩けば一五分ぐらいでおうちに着くところを、私はちんたら歩いてて、三〇分ぐらいかけて、まったりのんびり、まあ友だち、結構友だち、家の近い友だちと、よく帰ってたので、まあその友だちと、が、まあペース合わせてくれて、歩いて、帰って、なんか道草くって、なんか、のんびり、人の倍くらいかかって、いつも帰ってましたね。（P2018）

BLさんも、「通学班」の風景を以下のように回想している。

BL：（…）通学は、姉とは三つ離れてるんですけど、私が小学校一年の時に姉が四年生で、その間、姉が卒業するまでの三年間は、朝は地域の通学班で全学年で通っていくんですけど、その時は姉がランドセル持ってくれたり、その、列にはついていけないので、後ろから、ふたりで通ったりしてましたね。（BL2009）

このように、集団登校は、他の子どもたちと一緒に同じペースで登校できない子どもを特別な存在として可視化することがある。例えばBNさんは、幼稚園から小学校にかけて、親に送り迎えをしてもらって通っていたが、幼稚園ではほかにも送迎される子どもがいたので目立つことがなかった。しかし、「小学校は集団登校になるから完全に分かる」。「そこは明確に違うなって思った」（BN2009）とふり返っている。そのほかにも、小学校への入学当初は親の送り迎えで通学していたが、「仲間外れ」にならないように、なるべくみんなと一緒に行くようにしていたという人もいる。

ここで、一般論として「集団登校」の是非を語ることはできないし、心疾患の子どもにとっても、それは学校生活に参加していくための大事な一行程になっているのかもしれない。しかし、なんにせよそれは、「学校的集団性」

を際立たせ、「みんな」との差異を自覚させられる場面である。

（2）体育の授業、運動会

体育という科目への参加をどのように調整するか。これは、疾患や障害を負っている生徒にとって、大きな課題である。もちろん、具体的に何ができるのか、何をしてはいけないのかは、それぞれの身体的状況によって大きく変わってくる。

「守る会」の調査では、小学生（一七六人）の内、体育に「いつも参加」が一〇二人（五八％）、「部分的に参加」が六五人（三六・九％）、「常に不参加」が四人（二・三％）。中学生（五五人）では、「いつも参加」が二〇人（三六・四％）、「部分的に参加」が二五人（四五・五％）、「常に不参加」が八人（一四・五％）となっており、学年が進むと体育の授業内での運動量が上がるせいか、参加の比率が下がっていることが分かる。

私たちの調査協力者も、「すべて見学」から「ほぼすべてに参加」までの広い幅のなかで体育の時間を過ごしていた。ほとんどの場合に、医師が記した「生活管理指導表」[4]が学校に提出されており、そこでの指示を基本としながら、生徒が自分で「できる、できない」「やる、やらない」を判断して決めていくことが多いようである。

しかし、医師からの指示や本人の選択が、必ずしもそのまま受け入れられるとは限らない。医者は「ＯＫ」を出してくれたが、学校の方針で、中学ではプールに入れてもらえなかった。ゆっくり走れば走れる場面でも「先生のほうが心配しちゃって」止められることが多かったというエピソードは繰り返し語られる。

Ｔさんの場合、体育への参加は、小学校の時から「やれる範囲で」、「自己判断」で決めていたそうであるが、先生は「あんまりやらせたがらなかった」。「ついやりすぎてしまうことがあるだろう」と心配してのことであったという。それについて、筆者とのやりとりのなかで次のようにふり返っている。

＊：うん、それは、自分ではもっとやれるのにって感じがしてた？

T：あーそれはありますよね。

＊：もっとやらせてほしいなって感じは？

T：ありますね。…ほかの子はみんなできるわけで、自分は体調良くなってきてるのに、なぜできないんだろうっていう（T2007）

教員としては、管理上の責任を考えて多少なりとも抑制的に判断する場面もあるのだろう。しかし、本人にとってそれは、「自己判断」を信頼してもらえないという経験でもあり、しばしば「自分自身の感覚とのギャップ」を感じ、「もっとやれるのに」、「なぜできないんだろう」という思いが残る。

その一方で、教師は時に、「体調を理由にやらない」という判断に対して「甘えている」という評価を下すことがある。例えばKさんは、教員の抑制的な態度によって参加したくてもできない状況を経験する一方で、「体調が安定しない時期」に「疲れやすくなって」だるそうにしていたところ、「甘えじゃないかみたいな感じで言われた」（K2017）ことがあるという。

そのほか、他の生徒が走っている時、これに参加できずにいたら、「陸上できないなら、グラウンドを歩きなさい」と言われた。あるいは、もう一人の病弱の子と話しながら歩いていたら「散歩じゃない！」と叱られたというような経験も語られる。こうしたエピソードからは、体調を理由に通常の体育実技が免除されるのであれば、せめてできることを「一生懸命」やって見せるという「態度」が求められていることがうかがえる。教育的にはこれも、学級の一員として集団生活に参加していく「姿勢」を育んでいくということなのかもしれない。

いずれにしても、多くの場合に、すべての種目を大多数の健康な子どもたちと一緒に行うことは難しい。しかし、何もできないわけではない。その時に、自分のやれる範囲で「参加」することの意味は大きい。Hさんは、心疾患者のあいだで「よく聞く話」として、次のように語る。

Ｈ：まあよく聞く話ですが、分かってない先生っていうか、そういう人だと、その「心臓の悪い子はできないんだから、ちょっと隅にいなさい」みたいに言われて、例えばみんなでドッジボールをするという時に、ボールを出してくるとかって役を、任せることもしない。

＊：ああ、君はいいからって？

Ｈ：そう、そうなっちゃうパターン多いらしいんですよ。そうじゃなくて、その子にちゃんとできることを考えて、ま、ちょっと無理してもいいから、みんなのなかにいれてあげる環境を作ってあげないと、ぽつーんってなっちゃう可能性が十分あってですね。（H2012）

ひるがえって、周囲の工夫もあって自分が何らかの役割を果たすことができた場面は、大切な思い出としてふり返られることが多い。

体育の延長線上にあって、「参加」することの意味がさらに大きく問われるのが、運動会や体育祭の場面である。Sさんは、中学校の「体育祭」でポートボールのゴール役をつとめた時のことを、次のようにふり返っている。

S：で、中学二年の、体育祭っていうかそういうイベントの時に、じゃあお前動けないから、ポートボールの台やれやっていうことで、ポートボールの台やって、球を受ける役をやって、まあ背も高い、ある程度、人並み以上あったんで、それをちゃんとやれたんで、その時は、ああ、僕でも、体育祭ちゃんと参加できたんだなっていう喜びは、感じました。（S2007）

「やはり参加している感じは大事ですか？」という問いかけに、Sさんはこう答える。

S：だと思いますよ。やっぱりあの、例えば、小学校でも中学校でも運動会でも、ただこう席で見てるのと、競技に参加するっていうのはすごく、違うと思いますね。それを僕は、そのポートボールですごく感じましたね。要するに、身体の負担はかからないけど、ちゃんと参加、メンバーじゃないですか。ボールをとれば点数になるわけですから。あれは、すごく嬉しいというか、充実感はありましたよね。（S2007）

Pさんも、小学校の「運動会」に参加した時の思い出を以下のように語っている。

P：（…）行事もそれなりに参加できて。（…）運動会とかも、全員リレーとかもあるじゃないですか。で、私、なんかすごいのろいんで、のろいし走れないんで、こう、私を、あいだとあいだに、速い男の子を入れてくれて、みんな百メートルとか、百メートルぐらい走るけど、私は二五メートルぐらい、ほんとにちょこちょこって走って、すぐ速い子にバトン渡すみたいな感じで、ていうのが、たぶん六年生の最後の全員リレーとかで、そんな感じで配慮してくれたんで、まあわりと協力的な友だちと学校だったのかなって。（P2018）

走らなくてもよい「ゴール役」を担当する。足の速い子を前後に配置して、自分は少し短い距離を走る。こうしたちょっとした工夫が集団的な競技への参加を可能にする。その経験はポジティヴな意味づけをもって記憶にとどめられている。

（3）遠足、修学旅行、登山

参加の可否が問われるもうひとつの大切な学校行事が、「遠足」や「修学旅行」である。

これも、当然のことながら、身体的なコンディションによって参加できる範囲は大きく変わってくる。体育の授業はほとんどすべて参加していても、「山登り」にはストップがかかることもある。「親の付き添い」を条件にして認められる場合も少なくない。親が事前の下見をしたり、近在のホテルに泊まって待機したりといった、舞台裏での努力もかなりなされているようである。

例えば、Pさんの場合、小学校五年生の時、「森林公園」で「アスレチック」と「ハイキング」をするという行事があり、その時は「親と一緒に」「下見」に行って大丈夫かどうかを確認したという。

Ｐ：で、当日も、結局お母さんがついてきてくれて、なんか一緒にウォーキングとか、をしてくれて、まあ、その一緒の班になった子は、それなりに気を遣ってくれながら行動してたけど、まあ最後のほうになってゴールが近くなると、やっぱまだ小学生だから、早めに行きたいみたいな感じだったので、じゃあ最後のんびり、最後は私とお母さんと一緒に、のんびりゴール行くから、先に行っててていいよ、みたいな感じで、それはついていきましたね。(P2018)

中学に入り、Pさんは二年生の時に体調の悪化を経験したが、三年次の修学旅行にはどうしても参加したかったという。結局、親がついてきて、近くの別のホテルに宿泊し、「なんかあったら駆けつける」ということにして、行くことができたそうである。

P：そうですね、なんかあったら駆けつける、そうですね、な感じで。でまあ結局その、京都の町めぐりの時も、こうまあ歩くのちょっと、長い距離歩くの大変なので、なんか一応、もともと体調不良者のために、一台はタクシーは手配、学校で手配してたので、結局まあ、途中までみんなと参加して、途中からタクシーに乗って、先生と一緒にホテルに帰るっていうような感じで回って、て感じですかね。はい、修学旅行はそんな感じで無事に行けて、はい。(P2018)

ここでも、参加経験は良い思い出として語られている。しかし、遠足や修学旅行時には、日常の学校生活の場面以上に「特別な配慮」が向けられ、時には「別行動」が選択される。それは、参加を可能にするためにも必要な配慮なのであるが、ともすれば心疾患者を「特別な存在」として可視化させる。

例えば、LNさんは、小学校の遠足（登山）で、ほかの生徒が「結構急なところを登っていく」あいだ、途中の場所で待っていたところ、疲れて下りてきた同級生たちから「ずるいなあ」と言われたことを記憶している（L2016）。母親であるLさんは、このエピソードを、先生がその子たちをその場で叱ってくれて、「心配りのあるなかで過ごせていたこと」を表すものとして語っているのであるが、適切な注意がなければ「別行動」が特別扱いとして、ともすれば「ずるい」ものとして受け取られてしまうことを示してもいる。

あるいはまた、高校の修学旅行で、生徒だけでグループを作り自由行動をする時間に、同じ組のクラスメートの歩調についていけず、全員が予定のコースを回り切れなくなり、喧嘩になってしまったというエピソードも語られる。

日常の学校生活の場の外で同調的な集団行動を求められればこそ、いつも以上に、身体的な条件が「例外的」なものとして浮かび上がり、過剰な配慮を受けたり、非難の的になったりする。そこで自分に向けられるまなざしをどう受け止めていくのか。時にこれが、体力的な負担以上に重い課題となるのかもしれない。

3．有徴の差異と無徴の差異

（周囲から見れば）配慮しつつ、特別扱いはしない。（当人から見れば）体調や体力に合わせて調整を行いつつ、いたずらに「目立つ」存在にはならないようにする。これは、学校を基盤とした集団生活の場面では、必ずしも容易なことではない。身体的な差異が、医学的あるいは教育的な合理性だけでは処理できない（したがって時に理不尽な）意味をもって、人々の前に現れてしまうことがあるからだ。

これを、差異の「有徴化」という言葉でとらえることができるだろう。

私たちは、自分を取り巻いている環境を分節化し、記号的に区分することによって、有意味な世界として把握している。この時、私たちの前に表れる様々な「差異」は、すべてが並列的に意味づけられ、単純に「互いに違う」だけのものとして経験されるわけではない。識別された諸項の内、あるものは「あたりまえ」で「自然」なもの、あるいは「定型的」なものと見なされ、特別な関心を引かないのに対し、別の項は「特異」で「不自然」なもの、あるいは「非定型的」なものとして見いだされ、人々のまなざしを引きつけることになる。その前者を「無徴項」、後者を「有徴項」と呼ぶ。

「白」と「黒」は、単純な色の違いでしかないが、真っ白な紙の上に黒いインクの染みが落ちていれば、「紙は汚れている」と見なされ、その「黒」に強い意味が発生する。「男」と「女」も、単純な性別の違いを指すだけだが、伝統的に男性が支配的であった世界、例えば「医師」の世界に「女性」が参入すると、「女医」という特別な名称でとらえられる。無印の世界に「徴」を負ったものが現れる。それは、その「対象」がもともともっていた内在的な性質によるものではなく、差異を識別する社会的なまなざしが付与する「徴」である。

本章において「学校的」という言葉でとらえようとしている集合的同調性の様式は、ある種の身体的差異を有徴化する傾向を有するのではないか。これが、ひとつの基本的な仮説命題である。それを、単純に「無理解」の産物と見なしうるわけではないし、ただちに「差別的」であると言えるわけでもない（そのような場合も、多々あるかもしれないが）。時には、適切な理解を試みて必要な配慮を向けようとする姿勢が、その対象に有徴性を呼び起こしてしまうことがある。そのような「まなざし」のなかを子どもたちは生きているということを、なるべくフラットに認識しておく必要があるだろう。そのことが、配慮しつつ「特別扱い」しない関係性を築くために必要な準備になるのではないかと思うのである。そこで、以下では、疾患に由来する差異が特別な意味をもって現れてしまう場面をたどってみよう。

(1) 手術痕

医療技術の高度化が低年齢での開胸手術を可能にしてきたこともあり、先天性心疾患者のなかには、就学(入園)以前の段階に、時にはまだ物心がつく以前に手術を受けた人が少なくない。その手術の「痕」は周囲の子どもたちの視線を引きつける。

LNさんは、幼稚園での「プールの時」に友だちから「胸の傷」について、「なにそれ?みたいな」ことを言われたという。

＊:なにそれみたいな。なんて言ったの?
LN:え、手術した傷だよみたいな。
＊:そしたら?
LN:え、へーみたいな。(L2016)

「傷」に向けられるこうしたまなざしは、小学校の高学年から中学校へと進む年齢になると、とりわけ女性たちのなかに「見られたくない」という意識を呼び起こすことが少なくないようだ。中学時代の生活をふり返るなかで、Gさんは次のように話している。

Ｇ：やっぱり自分自身もここの傷、体についた新たな傷を受け入れられないって言うか（＊：あぁ）誰にも見せたくないっていうようなこと、思いがあって。こう友達と遊びに行くのでも、おしゃれができない。みんなみたいにこう、はっきりした服が着れないから、嫌だっていうのもありました（…）。（G2012）

こうした手術痕の有徴性は、年齢とともに解消していったり、親しい友達とのあいだでは「冗談」の種にできるようになったりすることもある。Ｄさんの場合、「体育の授業」の時、プールの授業だとスクール水着からこう胸の傷痕が見えたりして、ちょっとまあ恥ずかしい」という思いがあったが、「周りの友だち」は「みんな知ってる」ので「冗談でＤさんは心臓に毛が生えてるもんね」（D2010）などと言い合えるような関係だったという。

しかし、時には、「傷痕」が「からかい」や「中傷」の対象となり、「いじめ」へと発展することもある。

ＢＬさんは、小学校生活は「正直言うと（…）全然楽しくなかった」という話のなかで、次のようにふり返る。

ＢＬ：ていうのは、小学校に入るまでに、既に二回の手術で両脇を切っているので、幼稚園とか小学校の低学年って着換える時に男女分けないじゃないですか。それで体育着に着替える時にがばっと脱いだら、すぐそばにいた男の子に、四歳の時の左側の手術痕が赤くケロイドになって残っていたんですけど、それ見られて、「傷がうつる」って言われたんですね。で、大騒ぎになって（…）（BL2009）

「感染」のメタファーを呼び込むことで、この「男の子」は「傷痕」に過重な意味を充填している。子どもたちはしばしば、いや大人たちも時に、こうした暴力的な象徴化によって無神経に人の心を傷つけてしまうことがある。

（2）医療機器

見た目において「例外的」なもの、「定型的な外観」とは異なるものが人々の視線を引きつけ、そこに行き過ぎた意味が付与されてしまう場面は、ほかにもある。

例えば、Kさんは小学校四年生の時にフォンタン手術を受け、その後は体力もついて体育の授業にも参加できるようになっていったのだが、手術後一年ほどのあいだは、「在宅酸素療法」が適用され、「ボンベ」を背負って学校に通っていた。その時の様子を、こう語る。

K：ああ。あの、すごい、体育も、まあ自分のできる範囲だったら可、良しになって、可？　可になって、もう普通の子と同じように、ま、体育も、学校も戻ることができて、でも最初のうちは酸素、在宅酸素だったので、そうなんか、今はもっと小さくなってるかもしれないんですけど、結構、あのリュックじゃないけど、このぐらいの小型のボンベで、学校行ったんですけど、あんまりちょっと周りの目がよろしくなかったのは、すごい覚えていて、はいなんか…（K2017）

「周りの目がよろしくなかった」とはどういうことかという問いかけに、彼女は次のように答える。

K：そうですね、あまり…うーんなんか、たぶんすごい、今、今だから思うのは、結構たぶん、なんか不思議な人だったと思うんですよね、学校来たり来なかったり、先生も何も言わないし。たぶんそのなかでなんか、こいつ変だなぁというのを思っていたんだろうなっと思ったんですけど、うーん、結構、うん、たぶんうち、私の母親も学校にどこまでを言って、私を学校に通わせてくれてたのかが分からないので、何とも言えないんですけど。まああまり、うんなんか、小学校中学校はあまり、思い出したくないなっていう、気持ちは多いですね。（K2017）

酸素ボンベだけでなく、「ホルター心電図」[5]をつけたまま登校するような場合にも、「身体的な状態の差異」が「見た目の差異」となって現れる。酸素ボンベも心電図も、必要に基づいて装着される医療機器なのであるが、学校という場ではそれがしばしば「異形」のものとして受け取られてしまう。

Gさんも、先にあげた「胸の傷」についての語りからの流れで、「当時、中学校が（…）荒れてた時」で自分も「いじめにあった」という話をしている。ただしそれは、病気や傷痕のことが直接の原因というわけではないという。

G：その当時、中学校が一番荒れてた時で（＊：うん）で、いじめがあったんですよね。たぶん特に病気だからとかそういうんじゃなくて見た目的に、華奢な人をターゲットに、されていたっていう感じで。

＊：そっか、その弱い子に見えるって言うか。

G：そうですね、身長はそんなにまだ高いほうでもなかったし、で、あの薬もまだ飲んでいたので、やっぱりこう授業中にトイレ行ったりとか、保健室に行ったりとか。一人で勝手に行動してるって風に見られることがあったかもしれないですね。（G2012）

「見た目」に「華奢な人」。授業中に「トイレに行ったり、保健室に行ったり」している人。単純にそれだけのことが、彼女を「ターゲット」にしてしまう。その差異を「特別なもの」として感受させてしまうのは、いったいどのような場の力なのだろうか。

あえて単純化をすれば、学校とは「目立つ」ことを避けるようにふるまうことを日常化する場所である。目につくことそれ自体が、居心地の悪さを生んでしまうのだ。だから、と言ってよいだろうか、Eさんは高校三年の時に学校で突然不整脈を経験し、救急車で病院に搬送されたことがあるのだが、その時「救急車恥ずかしいから呼ばないで」と思っていたという。体調の異変のさなかでも、自分がみんなからどう見えるのかが問題なのだ。

（3）配慮の過剰？

多くの人が、とりわけ学校体験の回想のなかで、「特別扱い」されるのが嫌だった、と語る。だが、「特別扱い」とはいったい何を指すのだろうか。それは、「配慮を受ける」こととどこまで同じで、どこからが違うのだろうか。

これを考える上でも、「有徴性」の有無（あるいはその程度）が、ひとつの鍵となるように思われる。先に見た「いじめ」や「からかい」のような攻撃的反応は、身体的な差異に対してあからさまに否定的な意味を付与してしまうのであるが、これとは別の形で、周囲の人々の配慮が、時として「差異の可視化」につながってしまうことがある。

例えば、Sさんは、中学校での修学旅行の際、親の付き添いは求められずに参加することができたのだが、就寝の時間になるとほかの生徒とは別の部屋に連れていかれたという。

Ｓ：（…）ただあの、中学の修学旅行、最後のあれだけは、親付きじゃないんですけど、条件つきまして。よく言う、寝る時が楽しみじゃないですか、みんなでこう…。僕と、もう一人隣のクラスに癲癇もってるお子さんがいて、この二人は別室。寝る時は、要するに興奮して寝れないといけないから、君たちは別室って言って、別室に連れて行かれるんですね。だから僕とその、彼だけが、寝る時は別室で、はい静かにお休みなさいっていうか、そういう対応は中学の修学旅行ではとられました。（S2007）

学校としては、他の多くの生徒と相部屋で「眠れない」ようでは困るので、病気のある子は別室で寝かせるという判断をしたのであろう。おそらくそれは「体調」と「安全」を考えてのことである。しかし、Ｓさんにとってこれは、どこか納得のいかない出来事であったようだ。その口ぶりからは、必要以上に抑制がかけられて、やれることまで制限されてしまったという思いがうかがわれた。

この学校側のはからいが「過剰な配慮」であったのかどうか私たちには判断できないが、少なくとも、「部屋を分ける」ことが「線引き」の効果をもっていたと言えるだろう。配慮の対象とすることが、その生徒を「別室」へと切り分けることにつながっているのである。

Ｋさんの場合。手術を受けて、退院して学校に戻ったあと、ＰＴＡの場で、「私が怪我したら（…）命に関わる」という伝え方がなされ、だから「遊ぶのを控えたほうがいい」という話が出たらしく、その後、ほかの子どもたちが近づかなくなったという。「なんかあの子と遊ばないほうがいい」「あの子がなんか病気みたい」という「フレーズ」だけが流通してしまって、「無視されたり」、「遊んでくれなくなったり」した。この出来事は、その後Ｋさんが、自分からは心臓病のことを周囲に打ち明けたくないと思うようになったひとつの原因となっている。

このケースでは、不正確な情報の伝達がなされ、それをきっかけに（過剰な）忌避的反応が生まれてしまったと思われる。過度の配慮が病児の孤立を生んでしまったのである。

（4）差異を当たり前のものとするまなざし

ここまでに取り上げてきた事例においては、からかいや中傷の対象となるにせよ、配慮の対象となるにせよ、心臓疾患に由来する差異が過度の意味を帯びて人々のまなざしの前に現れているように見える。では、こうした「有徴化」を回避しつつ、差異を尊重しあうような関係性は容易には生まれないのであろうか。

インタビューの記録のなかには、身体的な差異に配慮しつつ、それを「当たり前」のものとして受け止めてしまうような関係性についての語りを、少なからず見いだすことができる。

そのひとつの場面は、遊び仲間としての子ども同士の自発的なつながりのなかに生まれる。「体が弱い子」のことは「弱い子」として認め、しかしそれによって排除するのではなく、できることを見つけて参加の場所をつくり、かと言ってそれをさほど「特別」なこととは見なさない。そんなつきあい方を、子どもたちは自然に習得し、時に難なく実現していくことができる。

例えばHさんは、子ども時代に友だち関係で苦労したことはありましたか、という問いに次のように答えている。

H：ああ、それはあんま感じなかったですね。あの、えーと、僕小学校四年生まではA町に住んでたんですよ。（…）そこにいた時は、クラスメートのなかにちょっとガキ大将っぽいやつがいてですね、すごく面倒見のいいやつなんです。で、僕は運動できないけど、みんなでキックベースしてるとこに入りたいと言った時に、僕に蹴らしてくれるんですよ。ガキ大将のリードで。で、蹴ったらお前走れよっていうのを、そう指示してくれるんですね。そういうすごくいいやつがいたので、みんなと、あぶれてちょっとぽつんとしてることはなかった。運動に関しては。（＊：うん）ま遠足の時は車椅子押してくれたりして、かわりばんこに押してくれたりとか。（H2012）

また、第一章で見たようにTさんも、友人とのつきあいはどうでしたかという問いに、自分はその点では「ラッキーマン」でしたと語っている。

T：結構僕はね、ラッキーマンでしたね。友だちには結構恵まれてて、うまいんですよね、そういうところのこう、体力的なことはやらせない、し、ただ、ほかにはいろんなとこでは関わる。というか、世話好きの友人とかが、必ず小学校も中学校も高校もいるタイプなんで。まぁなかにはやっぱり、女の子とかはね、どう関わっていいか分からなくて、結構敬遠してる子とか多かったかもしれないけど、男の子はそういうところって結構、まぁあいつはああいうのあるからあれでいいじゃないっていうような、ね、男性の性格っていうのあるじゃないですか。その辺の男の子特有のいいかげんさというか、なあなあさというか、それが、なんで、そういう友だちが多かったんで、うん、ついてましたね、だから。（T2007）

こうした事例に共通しているのは、子どもたちが「心臓病」のことを正確に理解していなくても、「走れない」「疲れやすい」子がいることを認識し、その子を混ぜながら一緒に遊ぶ術を知っているということである。しかも、そこに参加していた患児本人が、否定的な意味で「特別扱いされた」ように感じていない。身体的な差異をもつ子が、自分たちの仲間の一人として当たり前のようにそこにいるという状態が、子ども同士の関係性のなかで実現されている。

これを、差異の無徴化と呼ぶことができるだろう。

ここに生まれる「居心地の良さ」は、もう少し年齢を重ねた時にも生じうる。例えばRさんは、高校や短大時代の友だちとのつきあいをふり返って、例えばみんながテニスやボーリングに行くという時でも声をかけてくれて、Rさん自身がプレーに参加しなくても、当たり前のように一緒に遊んでいたという。Rさんの言葉を借りれば、「普通に接している、普通に遊ぶ友だち」（R2006）との関係が成立していたのである（第八章参照）。

では、遊び仲間とのあいだにしばしば生まれるこうした関係性は、学校という場では成り立ちにくいのだろうか。それは、必ずしもそうではない。

例えば、Kさんの場合、中学時代までは学校生活への適応に非常に苦労していたのであるが、卒業後、「地元は嫌だな」という思いから少し離れた町の高校に進学した。その学校は、「ほんとに、いい意味で個性的な方が多くて（…）すごい楽しく生活できた」とふり返る。病気のことは周囲の友だちには伝えていなかったが、言わなくても「あの子ちょっと体力ないよみたいな」（K2017）感じで受け止められたという。

＊：（高校では）なんかあの子違うよね的なことは語られなかった？

K：そういうの、まあ言わないというか…他人に興味がないわけじゃないと思うんですけど、それよりは、うん、なんか、別にみたいな、なんかそんなに、何も、目立つこともなかったみたいな。

＊：じゃあわりと、居心地が良かった？

K：居心地が良かったです。楽しかったですね。（K2017）

Gさんもまた、「いじめ」を経験した中学を卒業した後、定時制の高校を選択して進むのであるが、その学校には、「いじめられて学校に行けなかった子」や、「一度普通の高校に行った」が「家の事情で中退し」て、「でもやっぱり、大学に行きたいから、勉強したくて来た」という人や、「もう社会人で働いてる」のだが「中学校で働き始めちゃって勉強してないから、高校に行きたかったっていう、二五、六歳の」人までがいたという。そうした生徒たちが職員室に溜まって先生と話をしていたりする学校。いろいろな人がいて、それを受け入れてくれる環境であったとGさんは思い起こす（G2012）。

生徒間の差異が「特別な意味」を帯びずに了解されていくような場は、学校のなかにもある。それを実現している条件が何であるのかについて、一般的な議論ができる段階にはないのだが、この二つの事例からは、生徒集団のなかに多様性があり、かつそこに必要以上の同調規範が働かないことが、差異の無徴化を可能にしていることがうかがわれる。

4．体のことを伝える

学校という場がこのように、子どもたち相互の身体的差異に時として過重な意味を付与してしまうことを考えると、疾患を抱えた生徒が他の生徒に自分の体のことをどのように呈示し、説明するのかは、ひときわデリケートな問題になってくることが分かる。

もちろん、自分の体に過度の負担をかけず、周囲の人びとから必要な配慮を受け、いざという時には適切に対処してもらうためには、自分の疾患を隠さずに話し、十分に正確な情報を伝えておくことが大切である。自分の心臓の状態を把握し、これを適切に説明できるようにしておくことは、「自立」的な生活のための前提条件である。しかし、第一章でも見たように、「話す」ことは必ずしも容易なことではない。とりわけ子どもたちの生活世界に内在して見ると、「開示」と「秘匿」の境を見極めるのは、しばしば難しい課題になっていることが分かる。例えば、友だちとの関係のなかで、自分をどういう存在として位置づけたいのか、どんな人として他人に見られたいのかということは、必ずしも体調の管理という視点から見た合理性だけではかれない部分があるからだろう。

私たちの調査協力者のなかにも、何のためらいもなく話していたという人から、できる限り自分からは言わないようにしていたという人まで、さまざまな対処の仕方を見ることができた。この時、「誰にでもオープンにして、きちんと話せるのがよい」という規範的な言説には、「話さない」あるいは「話せない」ことを「問題」として、または「弱さ」としてラベリングしてしまう一面があることも認識されてよいだろう。「開示」と「秘匿」のバランスは、すべての社会生活文脈で問われることであるが、ここでは、学校で話をする場面に着目して、その行為の文脈性について考えてみよう。

心臓の疾患が軽症の場合には事情が異なるかもしれないが、就学にあたって、疾患に関する情報がまったく学校（教員）に伝えられないことは稀である。「生活管理指導表」の提示だけでなく、親から担任への説明が、ほぼ毎年、なんらかの形でなされていることが多い。しかし、その情報が教員の口から他の生徒にどのように伝えられるのかについては、かなり多様なパターンが確認できる。例えばPさんの小学校時代には「一応たぶん、毎年毎年、クラスが変わるので、変わるたんびに、たぶん先生のほうからみんなに、一応、知ってる人もいると思うけど、まあ私が心臓病で、こう、あんまりちゃんと、みんなとは一緒に動けないっていうのも、んだよっていう感じで、さらっと、一応毎年（担任の先生が）言ってくれてた」（P2018）という。同様に、Dさんも、小学校の時には「担任の先生とか学年主任の先生」から、「周りの同級生には、Dさんがこういう心臓病だからまぁみんなのほうでも気をつけてね、というお話があった」。それで「周りの友だちもみんな知っていて、で、何かあったら助けなさいっていうようなこと」（D2010）が言われたのを覚えている。これに対して、Eさんは、小学校時代に「特に先生からみんなに説明、みたいなことはなかった」と語る。Kさんのように、中学に入って教科ごとに担当が変わるようになっても、担任に話したことが体育の教員に伝わっていないと思えた経験もある。

生徒一人ひとりの健康状態に関する情報を、どこまで、どのように共有するのかは、教師にとっても繊細な問題であり、安全の管理と個人情報の保護という観点からそれぞれの判断がなされているのであろう。近年であれば、迂闊な情報開示は一種の「アウティング」として非難される可能性もある。こうした多様な、そして曖昧な情報共有状態のなかで、疾患の当事者は、自分の口から誰に、何を、どのように伝えるのかを判断していかなければならない。その時、躊躇なく「心臓病」であることをオープンにしていく人と、極力自分からは言わないようにする人まで、態度は様々である。

例えばOさんは、病気のことを「みんなに話していた」という。

O：抵抗なく話しましたね。結局やっぱり、言わないと、一緒に遊んだりするのでも、ちょっと変なことになってしまうので。なんでOは遊ばないんだよ、みたいなことになってしまうので。やっぱりそれは良くないと思いましたね。自分からそれはこうなんだよってことは言いましたね。

＊：そうですか。周りの子との反応というのは？

O：ああそうなんだと言う子もいれば、やはりそれで、変なこと言ってくる人もいましたけれども。中学生の時は剣道部入っていましたから、体のことでいじられたら片っ端からボコっていました（笑）。（O2018）

しかし、皆が自発的に自分の心臓のことを周囲の友人に話すわけではない。「特別扱い」されるのが嫌で、「普通の人に思われたくて」なるべく人には言わないようにしていたという話は随所に聞くことができる。特に、手術などによって体調が改善し、それまでは抑制されていた活動に参加できるようになると、友だちとの関係のなかに自然に溶け込んでいたいという思いが高まり、「心臓病者」であることを告げる（カミングアウトする）ことをためらう気持ちが強くなるようである。

いずれにせよ、「どんどん話す」派と「なるべく話さない」派の両極がある一方で、多くの当事者は、場面ごとに迷いながら、誰にどれだけのことを伝えるのかを考え続けている。

例えばEさんは、中学時代には、「仲の良い一人、二人」には話したけど、それ以上には「あんまり大っぴらには」話さなかった。そこは「いまだ迷うところなんですけど」と前置きをして、「改まって話す、話し方がよく分からないんですよね」とEさんは言う。

E：（…）普通にしてればもう普通だし、普通の授業とかだったら普通にやっているし、体育だけちょっと休んだりして、で、そこでなんで？　とか聞かれたら、心臓が悪いんだよとかってたぶん言えると思うんですけど、結構意外とあんまりなんでとか聞かれなかったりするし、そうすると、わざわざ自分から実は心臓が悪くてねっていうのも…実はっていう切り出すタイミングってなんかあんまりなくて、まぁ、なんか、ちょっとどっか悪いんだなぁって思っててもらえばいいのかなみたいな…そういう感じ…ですかね。か、もしかしたら先生が言ってくれるかなぁみたいな…。（E2010）

説明責任があるようなないような、話すことを求められているようないないような、この微妙な状況のなかで、迷い続ける。仲が良くなった友だちには機会を見て伝えておきたいし、言っておいたほうが「気持ちが楽になる」面もある。しかし、だからと言って、自分から「わざわざ話すのもなぁ…」と思ってしまう。こうした逡巡は多くの人が体験している。

「話す／話さない」は、タイミングの問題でもあり、聞き手との関係性も含めた文脈に依存する繊細な判断でもある。ある時期には自分では話をしなかった人が、語る場を与えられたことで、思い切って話したことで、局面が変わっていくこともある。

例えばＢＬさんの場合、小学校や中学校では、ほとんど自分から話したことがなかった。この時期までは、学校生活があまり楽しくなかったので、「本当に親しくしてくれる人にはちゃんと言わなきゃ」とは思っていたものの、それ以外には「そこまで話すことない」と考えていたそうである。しかし、高校に入って、ある授業の場で話をするチャンスがあったという。

ＢＬ：あと高校入った時に国語の現国の先生が、「私はみなさんのことを知らないので、毎時間一人三分間ずつ名簿順でスピーチをしてもらいますから、次の人は次の時間までに文章を考えてきて」と最初の授業で仰ったんです。それで順番が回ってきた時に、体のことを隠すのはやめようと思って、その時教壇に立って、恥ずかしかったんですけど、生まれつき心臓病で二回手術をしてます、これからも手術確実にするんだけど、日常生活では体育はできないけど、ほかはできます、と言いました。それでその三分間スピーチ聞いてクラスの皆が感想文を書くように毎回先生が紙を配って、それを先生が回収してまとめて、スピーチした人にあとでくれました。それを読んでいたら、小学校一年から中学一年まで七年間同じクラスで、偶然高校でも同じクラスになった男の子がいたんですけど、その男の子のコメントを見て、小学校から中学校まで同じクラスだったし、病気だったのも分かってたけど、そこまで大変だとは思わなかったっていうコメントがあって、これは言っといたほうが良かったのかなと思いました。そのカミングアウトのきっかけをその国語の先生が作ってくださったのはとても良かったなあって。それから、そのあとになって、まあ入院して手術したりした時はみんな分かってくれたし、そんなにわざわざ、大変だったでしょ？　とか言ってくるような人はいませんでした。入学早々にクラスメイトに心臓のことを話す機会がもてて良かったと思ってます。（BL2009）

小学校から中学校まで同級生だった「男の子」は、「病気だった」ことは知っていたけれど、それがどのくらい大変なことなのかには理解が及んでいなかった。高校生になって、授業の場での「スピーチ」という形が与えられた時、その言葉は同級生にとっても理解して受けとめる機会になっていたように思える。ただ情報が共有されればよいということではなく、誰に向けて、どんな形で伝えることができるのかが、「関係」を築いていくという点で大切であることを教えてくれる。

同様に、Gさんの場合にも、定時制高校に入学した直後に「生活体験発表会」のような授業があり、その場で「カミングアウト」したそうである。「いじめ」を受けて、中学に通えない時期もあったGさんにとって、「心臓病」であることの開示は簡単な作業ではなかったと思われるが、前述のように、この高校には様々な経歴の人たちが集まっており、その多様性、異質性を互いに受け止め合うような場が準備されていた。自己開示は、このタイミングで、この場所であったからこそ可能になったことであるし、それゆえにまた、彼女が自分の居場所を獲得していく上で意味があったように思えるのである。

5．「差異」へのまなざしのなかで

学校という同調性の場において、心臓疾患に由来する差異が、どのようなまなざしの対象となり、それにたいして、先天性心疾患者たちがどのように対処していくのかを見てきた。

身体的な非定型性に対して、周囲の人々のふるまいは時に「過剰」なものとなり、さらには「いじめ」や「差別」という言葉で呼びうるような暴力性をともなうこともある。また、そこまではいかなくとも、例えば傷痕に視線を感じて恥ずかしい、学校行事への参加は周囲に負担をかけるので気後れがするといった、さまざまなレベルの気づかいやためらいや気づまりを経験する。学校を生きるということは、身体をめぐる様々な意味の織り目をたどりながら、時には差異の顕在化を避け、時にはそれを自ら呈示していくという、繊細な判断を継続していくということである。

そのなかで、お互いの違いをフラットに受け止め、当たり前に配慮しあえるような関係をいかに実現していけるのか。集団生活のなかでそれを可能にする条件とは何か。これを一つひとつの場面に即して考えていくことが大切なのだと、あらためて思うのである。

注

（1）「認定こども園」は、「教育・保育を一体的に行う施設」で、認定基準は内閣府、文部科学大臣、厚生労働大臣が定める基準に従って、各都道府県等が条例で定める。二〇〇六年一〇月に創設された（「認定こども園概要：子ども・子育て本部」-内閣府（cao.go.jp））。

（2）「通級指導」とは、通常の学級に所属し、大部分の授業を通常の学級で受けながら、障害に応じた特別な指導を特別な場（通級指導教室）で受ける指導形態を言う（「障害に応じた通級による指導の手引 解説とQ＆A（改訂第三版）」（文部科学省編著）より抜粋：文部科学省（mext.go.jp））。

（3）ただし、「守る会」の調査回答者が全国の先天性心疾患者の平均を体現しているわけではない。落合亮太によれば、この調査の対象者のなかには重い症状を示す診断名が多く、「重症者に偏っていることは明らか」（全国心臓病の子どもを守る会 2020：61）である。

（4）「生活管理指導表」は、公益財団法人・日本学校保健会によって管理されるもので、医師が記入し学校に提出される。運動の強度を「軽い運動（平均的児童にとってはほとんど息がはずまない程度の運動）」「中程度の運動（少し息がはずむが息苦しくはない運動）」「強い運動（息がはずみ息苦しさを感じる運動）」に分け、各児童の状態区分として「A：入院または在宅医療が必要で、登校はできない」、「B：登校はできるが運動は不可」、「C：軽い運動のみ可」、「D：中程度の運動まで可」、「E：強い運動にも参加可」、「管理不要」の六段階を設けている（日本学校保健会『心疾患児　学校生活管理指導のしおり平成二四年度版』）。

（5）「携帯用の小型心電計を用いて、長時間（二四時間）にわたり心電図を記録」する検査方法が、「ホルター心電図検査」

である。「この心電図の解析を通して日常生活における心臓の動き（拍動）を調べ、異常がないかを検査」するために行われる（ホルター心電図検査―センター・診療科・部門―済生会熊本病院〈sk-kumamoto.jp〉）。

第四章　働き続けるということ
——職場を生きる

1. 働いて生きる

働いている（職に就いている）ということが、他の何にもまして大切だというわけではない。ひるがえって、働いていない（職をもたない）からといってただちに何かを欠いていることにもならない。労働の世界の外にも社会生活があり、仕事をしない時間にも充実した意味は生まれる。労働の生産性にばかり目を向けて生命や生活の価値を測ってしまうのは、大切な何かを見落とすことになるだろう。

しかしながら、今日の社会において、就業は人とのつながりを生み出すひとつの大きな契機であり、社会のなかに自分の位置を得るための強力な手段でもあるということもまた、容易には否定できない。多くの場合に、労働はまず生計を維持するための重要な基盤であるが、それだけではなく、人はしばしば働くことを通じて自己を構築し、その価値を確認していく。

だから、働けるか働けないかは、時に切実な問題として意識される。とりわけ、労働の場への参入において不利な条件を負っている人々のもとで、その切実性がひときわ高まる。例えば、慢性疾患とともに生活する人々は、折に触れて、働いて生きることへの切望を語る。私たちが行ってきた先天性心疾患者への聞き取り調査においても、就労は生活史の継続に関わる中心的なテーマとして頻繁に取り上げられている。

そして実際、彼ら・彼女らの多くが就労の経験をもっている。二四人の（成人の）インタビュー協力者のうち、インタビュー時点で「仕事」をしていた人は一八人（七五％）。残りの六人のうち専業主婦が四名、学生が一名（就職活動中）、退職後休養中の人が一名であった。しかし、それまでに一度も働いたことがない人は一名もいなかった。このことは、私たちのインタビュー協力者のなかに「重度」の心疾患者が含まれていないということを意味しているので、数値上の代表性があるわけではない。それでも、成人となった多くの先天性心疾患者が「働いて生きている」ことは間違いない。この事実を起点において、彼ら・彼女らの生活史のなかで「働く」ことがどのような意味をもっているのか、仕事に就く際に、またそれ以上に就労を継続する際に、どのような問題にぶつかり、それをどう乗り越えようとしているのか、本章ではこれを考察課題としよう。

2. 先天性心疾患者の就労状況

先天性心疾患者の多くが成人に達するようになるということは、それに比例して、就業経験者の数が増えていくということである。就労の可能性はもちろん、疾患の重さや治療の状態に応じて変わってくるが、既述のように、「疾病が重症」であるためにまったく就業できない人は成人先天性心疾患者全体の一割以下にとどまると推測されている（丹羽他 2002）。多くの人が働ける条件にあり、働きたいという意欲をもち、実際に就労経験を重ねながら生活している。とはいえ、就業の機会において一定の不利な条件が働いていることもまた確かである。多くの統計的調査が示しているように、一般人口の値と比較すると、男女を問わず未就労者の比率が高く、男性については就労者のなかでも「非常勤」の比率が高いことが分かる。自分は働けるという自己評価をもちながら、未就労の状態にある人も多数存在する（榎本他 2019）。私たちのインタビューにおいても、「就職において心臓疾患に理解を得られなかった」、「（就職活動の過程で）心臓病であると言うと、面接官の顔色が曇った」という体験が繰り返し語られている。

では、実際にどのくらいの人が、どのような形で働いているのだろうか。まずは、これまでに報告された統計的調査の結果を概観してみよう。

・就労の実態

成人となった先天性心疾患者の就労状況については、「社会生活」全般の状況を明らかにする目的でなされたいくつかの統計的調査の内に、データを見ることができる。

手島他（1997）は「心友会」の会員を対象とした調査データの内二〇歳以上の二三五人（主婦三二人、学生一八人を含む）を検討し、一三三人（五七％）がフルタイムまたはパートタイムの職業に従事していることを明らかにしている。

丹羽他（2002）は、千葉県の四医療施設に外来受診している一八歳以上の患者一一五例（平均年齢二九・五歳、男性五二人、女性六三人。未修復チアノーゼ性先天性心疾患者〈ＣＣＨＤ〉一三例〈男四、女九〉、その他の先天性心疾患者〈ＣＨＤ〉一〇二例〈男四八、女五四〉）を対象にアンケート調査を行い、ＣＣＨＤ群では四〇％（四例）が、ＣＨＤ群では八七％（六八例）が「正規雇用」に就いているという結果を示している。

落合他（2012）が調査対象とした、身体障害者手帳を有する成人先天性心疾患者一四三名（男性六六名、女性七一名、不明六名。うち、身体障害者手帳一級を有する者九五名〈四一％〉）については、就業者四一・三％（五九名）、未修業者二五・九％（三七名）、学生三一・五％（四五名）、不明一・四％（七名）であった。この調査の結果では、雇用率が他の調査に比べて低い。「本研究の対象者は身体障害者手帳取得者に限定されており、九割がチアノーゼ性心疾患を有し、重症度が比較的高い集団であったことが低い就労率につながったと考えられる」（落合他 2012：260）。

「守る会」が二〇一八年に行った調査の報告書（全国心臓病の子どもを守る会 2020）では、一八歳以上の心臓病者のうち、就労者が七二・二％、非就労者が二一％で、比較的高い就職率が見られている。ただし、就労者の年収の内訳を見ると、「二百万円未満」の人が四三・六％、八〇万円未満の人も一五・四％に上っており、とりわけ非正規雇用で働く層に低所得者が多いことが確認されている。経済的に自立できるだけの収入を得ることが難しい状況がうかがわれる。

榎本他（2019）は、循環器専門病院に通院する先天性心疾患者（二〇歳から六〇歳未満、学生を除く一九三名を考察対象、男性八九名、女性一〇四名）について、表４‐１のような結果を報告している。

この調査では、常勤・非常勤を合わせると七八・八％の就業率が見られたが、「国民標準値と比較した場合、男女とも標準値より未就業率が高く、加えて男性については常勤就業率が低いことが示された」（榎本他 2019：21）。他方、「未就業の患者の大多数が、自らを働けると評価していた」。つまり「未就業の患者の多くは就業に向けて動き出せる、もしくは就業形態によっては就業可能であるといえる」。また「男性においては、非常勤勤務に従事し

表４－１　先天性心疾患者の就業状況

	男性	女性	全体
常勤職（Full-time worker）	66（74.2%）	44（42.3%）	110（57.0%）
非常勤職（Part-time worker）	10（11.2%）	32（30.8%）	42（21.8%）
専業主婦（Homemaker）	0（0）	15（14.4%）	15（ 7.8%）
未就業（Unemployed）	13（14.6%）	13（12.5%）	26（13.5%）

〔榎本他（2019）p.22, Table2より抜粋〕

ている患者で『非常勤の仕事のみできる』と回答した者はいなかったことから、非常勤勤務に従事している男性患者全員が、常勤勤務が可能であると判断していることがわかる」（同：23）。さらに、「未就業者のＱＯＬや生活満足度は低く、未就業でいることは患者の生活を不安定にさせている可能性がある。ＱＯＬや生活満足度の結果は分散が大きかったことから個人差が生じていると考えられるが、患者が自らを働けると評価していることを考えても、未就業の患者は家で過ごす生活に満足しているわけではないと考えられる」（同：23－24）としている。

調査によって、就業実態を示す数値にはばらつきがあるが、その差は主に調査対象者の「身体的状態」（疾患の重篤性）に応じて生じているように思われる。全体として見れば、就労の意欲は高く、その実現を可能にする身体的条件は整っている。にもかかわらず、国内全体の標準値に比較して就労率は低い。それは、働ける、かつ働きたい人の力を、社会の側がまだ十分に活用できていないということでもある。今後、就労支援の一層の充実を図るとともに、企業をはじめとする雇用主が慢性疾患、内部障害に対する理解を深め、雇用率の上昇をはかることが求められる。

3．働き続けるということ

しかし、単純に就職の機会が広がり、就業率が高まればそれでよい、というわけではない。

生活史の観点から見れば、働くということは、ある時点で労働に従事し、対価として賃金を得るというだけにとどまらず、それぞれの人の生活を持続的な時間のなかに位置づけ、これに目標や課題を与え、将来に向けて導いていく仕組みに参入するということでもある。一般に、就労の継続はキャリアの形成につながり、この職業上の履歴をひとつの核として、個人の生活史の実現がはかられていく。就労の継続は生活に歴史性を与え、物語的な意味を生みだすひとつの手段である。

しかし、慢性の疾患や障害を負う人々は、この意味での就労の継続を果たすことができているのだろうか。大学の理系学部・大学院修士課程を修了し、企業でシステム開発の業務に携わっているIさんは、心疾患の友人たちとの会話のなかで、「就職してからどういう仕事だと楽だよ」という話はするものの、「キャリアパス」とか将来に向けての「ビジョン」というような話題は出てこないと言う。

I：たぶんそこまで、うん、どうなんだろう、私の周りにしっかりとしたキャリアパスを踏んで、まあ出世していった人はあまりいないような気がしますね。(I2014)

Iさんの印象では、就職しても「体調崩して」は辞め、「また復帰して、他の会社に勤めてっていうのを繰り返す」人が多い。そして「企業」の側も「仕方なく採っているところ」があり、「働けなくなると、じゃあ代わりにほかの障害者を取ろう」という感じになっている。つまり、法定の雇用率があり、就業者全体に対する「割合」は決まっているものの、「継続して勤務させましょうっていう枠組みは全くない」(I2014) のが現状だというのである。

働くということが自己実現の一手段であるとすれば、その継続の上にどのような生活史を築きうるかが問われなければならないし、雇用者の側もただ数を埋めるということだけでなく、職場でのキャリアを築いていく道筋を準備する責任がある。こうした問題意識からここでは、「働き続ける」上で直面する現実に焦点を置いてみたい。

先天性心疾患者について、就労の時系列的な経過を追っていく研究はまだ数多く報告されていない。そのなかで、野澤・住吉（2019）は、二〇代から四〇代の先天性心疾患者九名（男性五名、女性四名）を対象としたインタビュー調査を行い、M－GTA法による分析を行っている。その結果からは、次のような変遷のパターンがあることが分かる。

先天性心疾患者は、幼少期には心臓病を特別視しないことが多いが、思春期以降、周囲の視線を感じるようになり、とりわけ就職の時期を迎えて、自分の疾患に向き合わざるをえなくなる。この〈シビアな現実との対峙〉を経て、疾患に対する知識や情報、理解を求めるようになり、〈自分の心臓への関心〉が高まるとともに、〈自分の体を大事にする〉視点が獲得されていく。こうして、就職だけでなく「就労継続」を目指すようになる。心疾患とつきあっていく覚悟が芽生え、〈長く生き続ける努力〉につながっていく。その一方で、〈心機能の悪化〉がいつかは来ることを予感する。その不安のなかで「限界との対峙を繰り返しつつも心身のメンテナンスを続けて就労継続を目指して歩んでいくプロセス」（野澤・住吉 2019：176）が見られる。ここに「人生の長距離ランナーを目指す生き方」が形作られていくのである。

私たちが出会った先天性心疾患者のライフストーリーにおいても、ここに示された概念図が、時間的経緯の見取り図としては当てはまるところが多い。しかし、では、彼ら・彼女らはどのような形で「就労」し、その継続にあたってどのような問題に遭遇し、そしてそれを乗り越えようとしているのか。これを具体的に示すために、以下では、二人のインタビュー協力者の語りをたどり直してみよう。

4．無理はしない、でも「何かをして働きたい」——Zさんの場合

Zさんは一九七二年生まれの女性。生後「心音」が「普通の人と違う」ので「大きな病院で診て」もらったほうがよいと、小児科の医師に勧められて受診。「ファロー四徴症」と診断される。二歳の時に手術を受け、その後は「変わりなく、幼稚園に行ったり、小学校に行ったり」することができるようになった（Z2008）。学校では「運動会」とか「マラソンとか水泳とか」は見学していたが、それ以上の活動の制限はなく「友だちと遊んだりとかは普通にできた」。自分が「心臓を手術してる」ということは分かっていたが、心臓病であることを強く意識することなく学校生活を送ってきた。

（1）最初の就職——「すごい楽しかった」

高校を卒業後、一般採用で企業に就職。エアコンなどを扱う商社で、営業事務の仕事に就く。短大を受験したものの合格できなかったので、「もういいや就職しちゃえ」「とりあえず、就職しちゃえみたいな感じ」で仕事を始めたそうである。しかし、その仕事は「すごい楽しかった」とふり返る。

Z：すごい楽しかったですね、すごいなんか。あの、勉強がそんなに好きじゃないので、で、なんかこう、その

頃ってすごいバブルの頃だったので、すごい会社も景気が良かったし、待遇も良かったんですね。なので、仕事量も多くて大変なんですけど、まあ、たまたまだったのかもしれないけれど、そこの、配属された部署が、すごいいいい人ばかりだったので、すごい楽しく仕事ができました。（Z2008）

一九九〇年前後。バブル経済がはじける直前の状況のなかで、「会社自体がイケイケの感じ」（Z2008）であった。人間関係にも恵まれて「楽しかった」、「一生懸命やりました」と、Zさんは最初の職場経験を語る。ところが、入社後六年が経った頃、残業続きで無理が重なった時などに、心臓に「痛み」を感じるようになる。

Z：苦しいんじゃなくて、なんかこう、針で、針で刺されたまで、そんなに痛いって感じじゃないんですけど、ちくちくって感じで、結構痛くなるんですね。それが（…）運動してる時とかじゃなく、普通にコピー取ってる時とか、普通にデスクで何か書いてる時とかに、こう痛くなったりするんで、あ、これはもう絶対におかしいんだろうなぁって。（Z2008）

この体調変化のために仕事を頻繁に休むようになってしまい、結局、退職することを決める。会社からは引きとめられはしたが、休職して戻るという話は出なかったし、自分でもその選択肢は考えていなかったという。

（2）生活ぶりの変化――「なるべく自分を大切に大切に」

その当時は、両親と姉とZさんの四人暮らしであった（まもなく姉は嫁出して、三人暮らしになる）。医療機関との関係が途絶えていたので、「病院を探して」、自宅に近い総合病院に通うようになる。退職後は、「とりあえず体を治さなくちゃいけない」ので「半年ぐらいは、家でだらだら生活」していた。その後、アルバイトを経て、パートタイムで別の会社に再就職。二〇〇八年までのあいだに、何度か職場を変えながら働き続けている（その経過については、またのちに触れる）。

二〇代半ばで経験した体調の変化（心臓の痛み）、そして退職と再就職は、Zさんの生活ぶりに変化をもたらすひとつの契機となった。一言で言えば、それまで以上に「慎重に」生きるようになったのである。ただしそれは、転職に至るこの時期の出来事だけに起因するのではなく、その後の体調の変化（体力の低下や不整脈の頻度の上昇）に応じてのことでもある。三〇代になってから「体力は確実に落ちている」と感じるようになった。不整脈が増えていることが、病院での検査（二四時間心電図等）の数値にも表れているし、体感的にも自覚されるようになってきた。検査で把握される「不整脈」について「自覚（的な症状）はあるのですか」という問いかけに対して、Zさんは次のように語る。

Z：はい、あの分かります。うん、飛ぶので。それは、なんかやっぱり調子が悪い時は、ああ飛んでるなとかいうのは、分かりますけどね。こう、あんまりひどいと、なんてなっちゃうと、こう失神したりとか、気持ち悪くなったりするって言うんですけど、そこまでは行ってないので、自分で、ああ飛んでいるなあみたいな、そういう感じはするようになりました。昔はそんなのほんとに全然、気にもならない、ですけど。（Z2008）

調子が悪い時には、脈が「飛んでる」のが分かる。「失神したり」「気持ち悪くなったり」ということにはならないが、「自分で、ああ飛んでいるなあ」と感じられる。こうして、「昔は」（二〇代の頃までは）気にもならなかった変化が気になるようになってきたのである。「不整脈」は「無理をすると」起こりやすいとは思うが、どんなタイミングで生じるかは「自分でもよく、分かっていない」（Z2008）。その、予期の難しさ、不確かさが「慎重な」生き方につながっている。

Z：はい、こう、いつ不整脈が出るのか、いつどのくらい自分が、どのくらい無理をすればどのくらい悪くなるのかっていうのが、自分で分かっていないので。ただ、無理をすれば、弁も、弁あるじゃないですか、中の弁も悪くなるので、それを人工弁にしなきゃいけないんだろうなって、そういう感覚的には分かるんですけども、でもどこまで、それを無理すればいつ壊れるんだろうみたいなのはちょっとよく分からないので、なるべく自分を大切に大切に。（Z2008）

「いつ不整脈が出るのか」、「どのくらい無理をすればどのくらい悪くなるのか」が「自分で分かっていない」。そういう状況のなかでZさんは、親や友人から「慎重にしすぎてる」と言われるくらい、自分のペースを守るような生活を送っている。もともとのんびりした性格なので、「自分ではそんなに規制しているつもりはない」のだけれど、「人から見ると、そういう風に見える」らしい、と笑って話す。

体調の変化についての予期の不確かさがどのような生活ぶりにつながるのかについては、もちろん個人差が大きく、一概にこうと言えるわけではない。しかし、「仕事の継続」というテーマに照らしてみれば、業務の負荷が体調に及ぼす影響について多少なりとも慎重な自己管理が求められるようになることは確かである。そしてそれは、仕事の量やそのペースについて、職場内でのより繊細な「調整」が必要になるということでもある。

Zさんの場合、三〇代になってから、心臓病のことを周囲の人に話すようになったという。「二〇代の頃」までは「やっぱり言うのが、なんか嫌だった」のだが、最近は会社の同僚にも「自分からそういう話を」するようになった。それは、知っておいてもらったほうが「自分が楽」だと思うようになったからである。

Z：あの、仕事関係はやっぱり重い物とかもてないので、で、けっこう気を遣ってくれたりとかしたほうが、自分的には楽かなと思うし、最近思って、うん。それが多分言えるようになったのが、三〇代過ぎたぐらいだと思います。（Z2008）

自分から進んで言うようになったのは、体調の変化を感じたからだ、とは語られていない。しかし、二つの変化に並行関係があることは確認されてよいだろう。「話す」ということは「自分を大切に」しながら仕事を続けていくための作法でもある。

（3）転職を繰り返す――「ちょっと行っちゃあ辞めて」

ところで、二度目の就職以降、Zさんは比較的短い期間で（一一年ほどのあいだに四回）職場を変えながら仕事を続けている。「ちょっと行っちゃあ辞めて」という感じであったと、Zさん自身は表現している。この度重なる転職の理由は、体調面の問題というよりも、仕事にやりがいや楽しさを感じられなかったことにあるらしい。

＊：その「ちょっと行っちゃあ辞めて」は、体がきつくなって、ということではなく？

Z：何かつまんなくて辞め。

＊：つまんなくて？

Z：ええ、はい（笑）。はいそういうので辞めたりとかしてますね。（Z2008）

この「つまんなくて」の内実については、もちろん個々の職場での仕事内容が関わっていることだろう。しかし、Zさんの言葉からは、パートタイムでの仕事が長期的な継続への動機づけを奪っていることがうかがわれる。

Z：うん、でも（週に）三日だと、やっぱり給料上がっていかないと、やっぱり張り合いないんですよ。うーん。なので、お給料が、上げませんて言われると、あれ初めの契約だったら上がるはずだったのに、なんかここ二年働いても時給上がんないんですけどとかいって、なんか仕事量だけどんどん増えてきちゃうと、なんかこれ働いてても損じゃんみたいになると、やっぱ次行こうみたいな（笑）。（Z2008）

この「張り合い」のなさは、単純に給与だけの問題ではない。「働いてても自分のキャリアになっていかないのは、すごくもったいないなあって思うんです」（Z2008）とも言う。同世代の人たちが、会社のなかでキャリアを積んでいくのを見ていると「いいな」、「うらやましいな」と感じる。とりわけ、最初に就職した会社での仕事が「楽しかった」経験としてあるZさんは、かつての同僚の話などを聞くと、「（ひとつの職場に）長くいるのも大変だ」と思いながらも、羨望の念が湧くようである。

Ｚ：うんなんか心臓病じゃなかったら、バリバリ働きたかったんで、うん、なのでああいいなぁとかって、うん、思いますけど。（Z2008）

フルタイムで「バリバリ」働いていると、どうしても体への負荷が過剰になってしまう。身体的条件に合わせて働き方を調整すると、仮に就業の機会が得られたとしても、その仕事を継続することの意味が見いだしにくくなってしまう。この種のジレンマは、心臓疾患に限らず、慢性の疾患や障害とともに働いて生きている人がしばしば遭遇するものであろう。実際、私たちの聞き取りのなかでも、Ｚさんだけでなく何人かの方が、職に就くことはできても「キャリア」を築くこと、長いスパンで自分の職業的な軌跡をイメージすることが難しいという話をされていた。「経験を積む」「実績を上げる」「力をつける」「会社に貢献する」…。職業的な達成に関わるこうした言葉の裏側には、継続のなかで、過去が現在に、現在が将来につながっていくというイメージがともなう。同一企業での終身雇用を前提としないとしても、「働く」ということが時間的なつながりにおいて意味を帯びていくかどうかは、「働きがい」や「生きがい」に関わる重要な要素である。

この点は、例えば「障害者雇用」に関わる企業（雇用主）の責任が被雇用者に占める障害者の比率（パーセンテージ）としてしか理解されていないこと、いいかえれば、雇ったあとの持続や継続に関する規則をもたないことにも関わっている。

（4）継続と定着――「いいかなーと思ってます」

さて、三〇代の半ばまでは転職を繰り返していたZさんであるが、二〇〇八年に自動車の輸入販売の会社に契約社員として就職。それ以降は、一〇年以上にわたってこの職場での仕事を続けている。では、この「継続」はどのような形で可能になってきたのだろうか。

二〇〇八年、この企業に就職して三か月後のインタビューでは、この職場での業務が人事部の給与管理に関わるもので、それまでやったことがなかったために、「覚えることがいっぱい」で大変だと話している。しかし、同僚からも、一度覚えてしまえばほかの会社に行っても応用できるので「しっかり覚えた方が良い」と言われ、当面はこの仕事を続けていこうかと思っていると語られた。週に三日、七時間の労働。体調とのバランスで言えば、（この時点では）さほど無理のないペース。体力的には「きつくはない」、むしろ「ちょっと体力が余ってる感じ」とのことであった（Z2008）。

二〇一一年、それから三年後の時点では、「この仕事入った時に（…）とりあえず三年頑張ろうと思った」のだが「もう三年経っちゃったので、どうしようかなと考えてるところです」と話す。

Z：はい、もうちょっと負担の少ない仕事にするのか、もうちょっと続けられるなら頑張ってみようかなっていうのが、半々くらいですね今。うーん。（Z2011）

こうした言葉からは、Zさんは当初、どうしてもこの職場で働き続けようと思っていたわけではないことがうかがえる。二〇〇八年から一一年までの三年間のあいだにも体調の変化も経験し、心不全で一週間くらい欠勤するようなこともあったので、「体」とのバランスのなかで、辞めるか続けるか「半々くらい」の感じで考えていたので ある。

では、それでも長く続いてきたのは、どのような事情からだったのだろうか。その要因は複合的なものであって、はっきりこれと特定できるわけではない。まずは、無理なく働く上で恵まれた条件が揃っていること。Zさん自身の言葉では、「駅からも近いし、エレベーターだし、残業もないし、上司は恐くないし…」（Z2011）。また給与についても、それ以前の職場に比べれば待遇は良くなっていたらしい。

しかし、他方において、契約社員といえども実質的な条件は「パートさんと同じ」である。時給制で、基本的には昇進も昇級もなし。厚生年金も健康保険もつかない。その比較的脆弱な条件のなかで仕事を続けていく上では、業務内容が大切な要素になる。三年間同じ職場で働き続けていることについて、「居心地がいい」からですかという質問に、Zさんはこう答える。

Z：居心地は…うーん、どうなんですかね。でも、なんかこう、仕事は事務っていうより、補佐的っていうよりは、ちゃんとした仕事をポンって渡されるので、まぁそれなりに、やりがいっていうまではいかないけれど、まぁ責任ある仕事を任されてるので、それはそれで、やらなきゃっていう。そんなに、ちょっと忙しい時期とかも、あるんですけど、そんなに体に負担なく、そこそこ稼げるので、いいかなーと思ってます。（Z2011）

他の社員の指示に従って決められた業務だけをこなす「補佐的」な仕事ではなく、「責任ある仕事を任されてる」ということが、体力面の適合性や給与面での条件とともに、「いいかなー」という判断につながっている。「やりがいっていうまではいかない」とZさん自身は言うものの、貢献しているという実感が得られているということなのであろう。

そして、ある領域の業務を任されて長く働くということは、会社にとっても欠かすことのできない人材になっていくことにつながる。それは、二〇一九年のインタビュー時点でのZさんの語りからもうかがうことができる。その四年ぐらい前（二〇一五年頃）、週に三日の勤務が体力的にきつくなって、月に何日という形で出勤日を減らしてもらった。さらにはそれもきつくなって「もう辞めてもいいかな」とも考えた時に、「上司」が「在宅勤務」を提案し、その後は週四日、一日の労働時間を減らし、自宅で仕事をするようになったそうである。在宅勤務は、（通勤の負担が減ることもあり）体力的には楽だが、顔の見えないところで社員とのやりとりをしたり、ずっとコンピューターの画面に向かって同じ仕事をしたりといった面で精神的にはつらいところもあるという。しかし、勤務形態の切り替えが上司の側から提案されたということは、通勤が難しくなってもその仕事はZさんに継続してもらいたいという判断があったということであろう（その前段には、Zさんが「正社員」になっていたことがある。「何を機に正社員にしてくれたのか（…）覚えていない」が、自分から変更を希望したのではなく、社の判断で正社員採用に切り替えられたそうである）。

会社（あるいは上司）から見て、Zさんが、簡単に辞めてもらいたくない人材となっていたことは、二〇一七年の「手術」にともなう長期の休職に対する対応にも表れている。この年、「息切れ」や「疲れやすさ」が「あまりにもひどく出て」しまったので、通院していた病院に相談したところ、すぐに検査入院ということになり、結果的にはそのまま「弁置換」の手術にいたる。七月から一〇月までの入院。その後の体力回復に約二か月。あわせて五か月ほどの休職が必要であった。実は、Zさん自身は「手術が決まった時にもう仕事辞めてもいいかな」と思ったそうである。

Z：なんか、もう無理、手術した後に自分が元気になる姿を想像できなかったので、もう仕事は無理かもって思って、もう辞めますって言おうかと思って。（Z2019）

ところが、直属の上司である「部長さん」が頻繁に病室まで見舞いに来てくれて、「治るまで待ってるからね」という言葉もかけられた。Zさんがいないと業務上分からないこともある、という事情もあったようなのだが、いずれにせよ会社は「いなくなられては困る」存在と見なしていたことがうかがえる。もちろん、「正社員」であったために、会社から見れば簡単には解雇できないという事情もあっただろうし、Zさんから見れば、それゆえに病気休暇と有給を使ってこの期間を乗り切ることができた、ということでもある。継続のなかで獲得した信頼がこの間の対応を生み出した、と言えるだろう。

（5）この先の不確かさと働くことへの思い――「働いてるのがよくないですか」

このような経過で、三〇代の半ばから一〇年以上にわたって同じ職場で働き続けているZさんであるが、その一方で「でも多分ずっとなんて働けない」（Z2019）とも思っている。

Z：しんどくなりますもん。うーん。みんな（心疾患の人々）フルで働いてるじゃないですか。よく働いてるなって思います。四〇代、今四〇代の人が、男の人とかフルで、でも四〇代とかだと役職とか就くじゃないです

か。きついと思いますよ、うん。(Z2019)

継続的に働くということは、とりわけ正社員であれば、年齢とともに責任のあるポストに就かされるということである。キャリアを築くことができるということは、それだけ体力的に「きつい」状況に置かれるということでもある。その「きつさ」が、同じような年齢になったZさんには身をもって感じられるということなのであろう。「働けなくなったら(…)どうしようと」思ってますかという質問に対してZさんは、「親にも」「あなた働けなくなったらどうするのって」言われますと言いながら、「それなるようにしかならないんじゃないか」と笑う。しかしその上で、「でも何かをして働きたい」と、少し強い口調で語る。

Z:週に一回でも二回でもいいです。働いて。働いてちょっとお給料もらって。それで生活はできないので、ちょっと苦しいですけど。でも何もしないっていうのはないかもしれない。(Z2019)

「それは生活のためというより」「働くこと自体」が大事だということですか、と問うと、「働いてるのがよくないですか」というシンプルな問い返しの言葉が返ってきた。

「多分ずっとなんて働けないと思います」という言葉と「でも何かをして働きたい」という言葉。この二つの言葉のあいだに、Zさんの現在がある。「なるようにしかならない」というおおらかな態度の内には、この先の不確かさに対する不安と、同時に、働いて生きていくことへの決意のような思いが込められているように感じられた。

5．先のことは分からない、だから「最大限頑張ろうと思います」——BNさんの場合

BNさんは一九七六年生まれの男性。生後すぐにチアノーゼが認められ、専門病院に搬送され「両大血管右室起始」と診断される。一歳半で暫定手術。一三歳（中学二年生）の時にフォンタン手術（APC型）を受ける。これによってチアノーゼは解消し、手術前に比較すれば運動もできるようになる。公立の中学・高校から理系の私立大学に進み、卒業後は教育系の企業に就職（障害者枠、正社員、フルタイム勤務）。同時に、実家を離れて一人暮らしを始める（二〇〇一年、BLさんと結婚。以後は二人暮らし）。

大学三年生ぐらいまでは体調も安定し、「体力的」にも「充実した」時期をすごしていたが、二一歳頃に頻拍が起こるようになる。卒業後もその状態が続き、入社してすぐの時期、研修中に「すごい苦しく」なり、それでも「新入社員」なので無理を重ねた結果「余計ひどくなって」、「病院に運ばれる」経験をする。「入社早々二、三か月の休職」。七月に復職するものの、その後も「会議中に苦しくなって保健室で横になる」こともあったという（BN2009）。頻拍は薬によってコントロールしてきたが、脈を抑える効果が強く出過ぎて徐脈になってしまい、二七歳の時にペースメーカーを装着している。

しかし、BNさんの勤務する企業は、障害や疾患をもつ社員への対応も丁寧で、入社の時点で産業医との面談が設定され、「何ができて何ができない」という話を踏まえて採用が決められていた。その後の体調の変化や治療の必要に対しても、合理的な配慮を示しているように思える。こうした企業側の理解とサポートもあって、BNさんは同じ会社（系列企業を含む）に勤め続けることになる。

とはいえ、就労の継続に苦労がなかったわけではない。

（1）入社早々の休職――「焦りは、結構ありましたね」

まずは、二〇〇九年（三三歳）のインタビューをもとに、入社後の状況と、それから約一〇年間の経過をたどってみよう。

先述のように、入社早々体調を崩して休職を余儀なくされたBNさんであったが、その状態から回復した後も「時々体調が悪く」なると「頻拍」が出て、「息苦しく」なって横になっていなければならないことが「時々」あったという。薬でコントロールし、過重な運動をしないように心掛けながら、「日常生活」を維持してきた（BN2009）。そうした体調の変化の頻度は「季節によって」も違っていて、「季節の変わり目」「気圧の上下動」が激しい時期に多くなり、「一か月に二、三回くらいは調子のよくない」状態になる。そのために「会社を休むことはあまりない」けれど、「会議中に（頻拍に）なったら、頓服薬を飲んで止める」こともある（BN2009）。こうした、必ずしも予期することのできない体の状態の変化と、それに対する対応の反復のなかで、就労は維持されているのである。

枠組みにおいてこそ「障害者」として採用されているものの、BNさんはフルタイム勤務の正社員であり、その業務の内容や量において一般の社員と異なる待遇がなされているわけではない。そのなかで仕事を覚え、業績を上げ、会社に貢献していくことが求められる。体調に応じた「調整」を行いながら、他の社員たちに伍して働かなければならない。

入社直後の休職には「ショック」もあったのではないですか、という問いかけにBNさんは次のように答えている。

ＢＮ：焦りですね。やっぱり同期（入社の社員）が、同じような仕事で、どこまでできるって、まあ一〇年も経つと結果的にそんなに差はなかったり、それ以降に差がついてきたりっていうのはあるんですが、やっぱり一年目、二年目の頃って、すごいたちまち、これができるできないって、すごく大きく感じてしまって、っていう風なところの焦りがすごくあったりとか。で、その、会社には戻ってからも、残業はまだしないように、とか、午前中だけで退社するように、と産業医から言われていて、で、一方で同期は本当にかなりの残業をこなして仕事をモノにしていくということもあって、初めから差がついているっていう風なところと、それ以降も、差は開くにせよ、縮まることはない、みたいな形で、焦りは結構ありましたね。（BN2009）

このように、体調の不良が原因で「同期」に遅れを取ってしまうことへの焦燥感が、まだ入社して間もない頃のＢＮさんには強くあったようである。これに対して、「仕事のやり方を変える」とか「効率化を進める」、仕事時間の「スケジューリング」をきちんと管理して「締め切りを守れる」ようにするといった努力を重ねてきた（BN2009）。その一方で、実家に帰った時などには、親に愚痴をこぼしたり、「やっぱ、会社辞めたい」と弱音を吐いたりもしていた、とふり返る。「自分の病気と闘って」きて「精神的に滅入ったり」「自暴自棄になってしまった」ことがありますかという質問に対して、ＢＮさんはやはりこの時期のことに触れている。

ＢＮ：僕が一番しんどかったのは入社して、入社早々、二か月、三か月休んだっていう風な時だったんですね。

で、そっから会社行っても残業できないとか、まあ初めのうちは午前中で帰れみたいなところは、まあ自暴自棄まではいかなかったけど、かなりつらかったというところはあって。まあ一個は環境変わって、やっぱり就職して社会人になってという環境の変化はあると思うんだけれども、健康が、つまり頻拍になって先が見えないっていう風なところを抱えていたっていう時期が一番でしたね。（BN2009）

このように、「一年目」は、身体的にも精神的にも「一番大変」な時期だったのである。それでも、家族との対話、父親からの助言にも支えられ、「社会人」として生きていく構えがこの時期に培われてきた。また、次第に「薬が合って」きて、「ペースメーカーを入れた」ことの効果もあって、脈動の「コントロール」ができるようになり、「残業」もこなせる状態まで体調は戻ってきた。そして、継続的に経理関係の業務に携わるなかで次第に仕事も身につき、「積み上げてきたものが次また使える」ようになった（BN2009）。こうして、時間をかけながら、ＢＮさんは社員としての力を蓄えてきたのである。

（2）上司に伝える――「急にこう全部を話せるわけでもないんで」

仕事を続けていく上での苦労は、仕事量と体調のバランスを保つことだけにあるのではない。職場の人間関係や業務の進行に適応しつつ、体に無理をかけないようにするには、自分の体の状態を上司や同僚に適切な形で伝えていかなければならない。しかし、伝えるということは単純に情報を提示するということだけにはとどまらない。心臓に疾患を抱えているということに対して、過度に重く反応されても、また過小に評価されても困る（「話す」ことは必ずしも「伝わる」ことを意味しないというＢＮさんの認識は、第一章においても見たとおりである）。

この難しさゆえに、誰に、いつ、どれだけのことを、どのように話すのかについての見極めがしばしば問題となる。それは職場において、所属が変わったり、新しい上司が来たりするたびに、微妙な判断の的となる。例えば、二〇一二年のインタビューでは、その少し前に上司が交代となったことに触れ、あらためて体調を伝えることの難しさについてＢＮさんは次のように語っていた。

ＢＮ：今年の四月から上司が代わったっていうところがあって、で初めのこう、顔合わせというか、面談の時にやっぱり自分の体調のことを伝えるっていう風なところは必要だなと思って、その前の上司というのはかなり長い期間もう、もう六年ずっと自分のことを知っていただいていたので、体の調子のこともかなり話せた感じではあるんですが、また新しい上司になるとそこは、あの、まあ急にこう全部を話せるわけでもないんで、ちょっとずつ話していくのかなっていうところが、この四月の話ですね。（BN2012）

既述のように、ＢＮさんは障害者雇用枠で入社しており、またこの企業は非常に丁寧な雇用管理・健康管理を行っているように思われるのであるが、部署ごとの長（上司）のもとに、社員一人ひとりの体調に関する情報が自動的に伝わっていくわけではない。自分の体のことを知ってもらうためには、人が代わるたびにその都度説明をやり直し、それを理解してもらえるだけの関係を組み上げていかなければならない。ＢＮさんの場合、以前の上司とは「仲が良かった」ので、「手術」の可能性や「自分の気持ち」に関わるような事柄まで話してきたのであるが、新しい上司にそこまで話すかどうかは未知数であると語っていた。「通院のための休みが欲しい」とか「体調が悪い時がある」というようなことは必ず伝えなければならないが、それ以上のことは「（人と人との）相性みたいな

ことも ある」ので、話すかどうか「どっちになるかは分からない」(BN2012)というのが、その時点での認識であった。

(3) 不確かな将来に向かって――「まあ、最大限頑張ろうとは思いますね」

このように、体調の管理に加えて、自分の疾患に関する情報の管理・伝達、それを通じた人間関係の形成をはかりながら、会社のなかで自分なりの働き方を見いだしていく。それが、長い期間にわたって勤め続け、キャリアを形成していくために必要な作業になる。既述のように、BNさんは、一般採用枠の社員と同様の労働条件で勤務し、それに応じた評価と待遇(給与)を得ている。「普通の人と、健康な人と同じぐらいは働いて、それだけの仕事ができている」し「成果も出せているというところがあるので」同等の扱いを受けている、とBNさんは自己評価している。しかし、それだけに、身体的な状況が変われば、自分自身の社内での位置づけは変わるかもしれない、とも言う。

BN:それは分かんないですね。休むことが問題じゃないんでしょうけど、休むことによって、業務で必要なことが出来なかったりとか、必要な仕事が、分量を減らさざるをえないといったときに、やっぱり、評価というのは変わってくるんだろうなとは思いますし、まあその時に自分が、他の同期と違うなあと感じるかもしれないですけど。(BN2012)

ここでも「同期」という言葉で比較の対象が示され、自分の体に応じた働き方では他の社員とのあいだで「評価が変わってくる」かもしれない、という危惧が表されている。「ノーワーク・ノーペイ」（BN2009）が当然だというBNさんの職業観は、業績に応じた評価というシステムのなかで自分のキャリアを築いていく企業人のそれである。

こうしたやりとりにおいて、聞き手が、この先三〇代後半から四〇代になっていくなかで、仕事をうまく継続していけるかどうか、その見通しはどうかと尋ねると、「再手術」（フォンタン変換の手術）の可能性を一方に見通しながら、「最大限頑張ろうとは思います」という答えが返ってきた。

BN：まあひとつは健康が、どこまで、先一〇年後にまた同じ手術の可能性はありますねっていうことで、どこまで健康状態がいけるかっていうところと、それがあったところで能力的問題で、全員が全員（…）課長や部長に昇進するわけではないので、そのなかで自分の能力でどこまで行けるかっていうのはありますけど、まあ、最大限頑張ろうとは思いますね。その時の兼ね合い、あの、相当体がきつくなって、自分がその仕事が無理だとしたら、まあ周りの人とか人事部とか相談して、続けていけないことを伝えて、あとをお願いする。ま、もちろん給料も下がるかもしれないけど、できる仕事を、こっちっていう風にするかもしれないですね。でも状況になって見ないと分からないからまだ、判断がつかないところが正直です。（BN2012）

企業で働く人にとって、将来の不確実性は誰にでもついてまわる条件である。BNさんも、「会社自体の業績がどうなるか」も分からないし、会社全体で「リストラ」が行われる可能性もあるということに触れつつ、それに加えて、「ましてこう心臓が悪ければ、自分の体との条件でいろんなパターンが考えられる」と話す。健康状態が保たれて、会社のなかで「ある程度の評価」を得られる場合もあるだろうし、「体調悪ければ仕事のことは二の次になる」ことも考えられる。

ＢＮ：一〇年後どうですかっていうのは、もう分からないからあまり考えないし、考えても結論が出ないかなあとは思ってるんで、その時点での成り行きとか状況によって考えて行こうかなあって思ってます。（BN2012）

先のことは分からない。だからやれるところまで頑張るだけ。これは、将来の見通しを尋ねた際に、かなり多くのインタビュー協力者から返ってくる答えの形である。先進の医療技術に支えられて、自分よりも前の世代であれば生きられなかった条件を乗り越えて生きていく時、そこに「何が起こるのかはまったく未知数」のまま「不確かな未来」に向かって、今できることを精一杯重ねていくだけの生活が形作られる。(1) 企業において働き続ける際に、一方では、目標となるキャリアイメージが与えられ、これに向かって進んでいこうとするベクトルが生まれる。しかし他方では、将来は全く未知数だから「考えてもしかたがない」という現実感が基調をなす。ＢＮさんの語りも、この二つの時間感覚のあいだに生まれているように思える。

（４）再手術と長期休職――「やっぱり三か月は長かったですけど」

ともあれ、働き続けるという課題を達成していく上で最も大変なことは、体調の変化や治療行為にともなって、仕事の量をセーブしたり、一定の期間休んだりしなければならないという点にある。そこには、小さな変調に合わせて日々になされていく調整作業もあるが、加えて、大きな手術や長期間の入院といった治療上の必要への対応も含まれる。

ＢＮさんの場合も、二〇一六年（四〇歳を迎える年）に「フォンタン変換」の手術を受けることになり、これにともなって長期の休職をすることになった。「フォンタン手術」とは、使用できる心室が一つしかない心臓病に対して行われる手術で、静脈から心臓に戻ってくる血液を肺動脈に送り出す回路を造り、静脈血と動脈血が混ざってしまうことのないような循環経路を構築する「機能的修復術」である。一九七〇年代から一九八〇年代後半までは、右心房から肺動脈につなぐＡＰＣ法と呼ばれる術式が取られていたが、現在は大静脈から直接肺動脈につなぐＴＣＰＣ法が主流となっている。フォンタン手術は、術後に静脈圧が高くなることから、とりわけ遠隔期に様々な合併症が生じることが知られるようになってきた。そして、心房の肥大や血管の癒着などに対応するため、再手術が推奨されることが多くなっている。その際に、ＡＰＣ法によるフォンタン術からＴＣＰＣ法への転換が行われる。これが「フォンタン変換」である。

第六章で紹介するように、ＢＮさんのパートナーで、やはり先天性心疾患者であるＢＬさんが二〇一一年にフォンタン変換の手術を受けている。そのあとのインタビュー（二〇一二年）の時点では、ＢＮさんもいずれ同じ手術を受けることになるだろう、とは語られていたが、それはまだ具体的なスケジュールを見通してのことではなかった。

しかし、二〇一三年頃に頻拍が出るようになり、二〇一四年にはカテーテル・アブレーション[2]による治療を行った。この頃から、主治医が「手術」を考えたほうがよいのではないかと「匂わせる」ようになったという。ＢＮさんも、いつかは再手術が必要になるという認識をもって、その時期を考え始めたようである。その判断においては、様々な要件が考慮の対象となっていた。手術による体力の低下から回復するためには「自分も体力あるうちに」

医療ノンフィクション

死の中の笑み
徳永進
講談社ノンフィクション賞に輝いた名作　希望と絶望の間を揺れ動く医療現場を描いて
1500円

それぞれの誇り ●婦長は病棟の演出家
加納佳代子　看護の力で人々が癒え、回復し、立ち上がっていく姿を生き生きと描く感動の書
1600円

人あかり ●死のそばで
徳永進　「死の中の笑み」から20年、待望の書き下ろし最新刊！
1600円

死のリハーサル ◎重版出来！
徳永進　臨床医として出会った、忘れられない光景としてある「ひとの死」とその想い
1500円

神経内科病棟
小長谷正明　神経内科病棟での医師の目から見た闘病記
1400円

ソーシャルワークの専門性とは何か
マルコム・ペイン　竹内和利訳　288頁　3000円
専門職として身に着けておきたいソーシャルワークに関する様々な言説の分析が、豊富な実践事例を交えて提示される。

動く知フロネーシス
経験にひらかれた実践知
塚本明子
A5判・400頁　3200円
真の専門家とは、刻々と変化する未知の事態に「今、ここで何が重要か」を判断し、その場で即興的に応答できる人である。科学主義的に誤ったエビデンス思考やマニュアルに依存するパターン思考に陥ることなく、不確実性が支配する臨床に臨機応変に対処できるエキスパートとその実践知に迫った待望の書!

もし五歳になったら
小さな者の大きな力
J・エプスタイン／塚本明子訳　1600円

小児がんを生きる
親が子どもの病いを生きる経験の軌跡
鷹田佳典　2400円

学校におけるケアの挑戦
もう一つの教育を求めて
ネル・ノディングズ　佐藤学監訳　2800円

やったほうがよいだろうということ。自分の両親がまだ元気であるうちに済ませておくほうがよいということ。パートナーであるＢＬさんの体調が安定していること。同じ病院の同じ医療チームで先に変換手術を受けたＢＬさんの執刀医（信頼のおける外科医）も「ベテラン」で、この先長くメスを握るわけではないということ。だんだん暖かくなってくる季節に手術をしたほうが少しでも回復が早いのではないかということ。年度を挟んで休みを取るほうが「有給休暇」が長く使えるということ。こうした様々な条件を考えて、ＢＮさんは、二〇一六年の三月に「再手術」を行うことを選択するのである。

しかし、手術のタイミングは、体調と治療の都合だけで決められるわけではない。入院期間と回復期間を合わせた長期の休みを取るためには、職場への影響も考慮しなければならない。会社は、休職は「しかたがない」ものとして理解を示してくれるが、仕事の引継ぎや人の手当などのためには、かなり早くからの調整が求められる。実際にＢＮさんは、手術を受ける前年の夏にはもう「上司」に伝え、「後任」や「代理の人」を手配してもらうように依頼している。しかし、年度の途中ではそれぞれが自分の業務を抱えている状態なので、「誰がどういう仕事を」引き継いでくれるかについての「最後」の調整にはかなり時間がかかったという（BN2017）。「三月」というタイミングには、「会社の業務都合」への配慮、つまり、「年度」の節目で仕事の引継ぎが比較的円滑にできる時期を選ぶ、という意味もあった。

ＢＮさんはこの年に、一か月の入院と退院後二か月の自宅療養を合わせ、三か月の休みを取ることになる。手術は大きな問題もなく無事に終わり、その後の体力回復の過程も「医学的にまずいことが起きたっていうようなことはなく」、「全体的には順調」に進んでいった。二五年前の手術時に比べると、「リカバリー」を積極的に、「かなり速いスピードで」進めているように感じたという。それでも、退院までには一か月を要する。それだけ、開胸による心臓外科手術そのものが、体への負担が重いものだということであろう。

BN：まあそれだけの手術ですね。肥大した心房の一部を切除して縮めて、血管をつなぎ換える手術なので。まあ、あのBLの時に見てたんである程度こう回復のペースとかは分かってたんですけども、やっぱり体感してみると、つらいとか痛いとかっていうことは多かったですね。(BN2017)

そして退院後も、入院生活で「体力」が低下しており、「ちょっとしたことで息が切れ」、「疲れやすい」状態が続き、二か月間の自宅療養が必要であった。はじめの頃は、自宅のすぐ近くのコンビニに行って帰ってくるのも大変であったという。

BN：そこに行って帰ってくるだけでも、結構怖いというか、フラフラになるという感じなんですね。で、例えば歩道を歩いて自転車が来るとなると、普通だったらちょっとよければすぐ済むようなことが、たぶんよけきれるような体力の自信がないから、すごく怖く思えるんですよ。(BN2017)

こうした状態から、一か月目には「散歩で足慣らし」、二か月目には「じゃあ電車に乗ってみようか」と二人で出かけてみる、というステップを踏んで、職場へ復帰するだけの体力を整えていった。入院期間と合わせて「三か月」の休職。それはこの先も「働き続ける」ために必要な休止期間だとBNさんは受け止めているようである。

BN：でもまあ、しょうがないというか、ある程度年数勤めても、ここで手術をしなきゃいけないっていう時に、まずは自分の健康がないと、あとで働き続けることもできないしということではありますね。やっぱり三か月は長かったですけども、まあそんなに何回もあるわけではないですし。（BN2017）

ただし、復職後も、体調の回復は緩慢であった。手術から一年四か月経った二〇一七年のインタビュー時点でも、「手術前」と比べて「良くなった」という感覚がない、という。

BN：んー、これがよくなった感があまりないんですよね。いや、良くなった感がないというのは、手術前は結構動けてて、一時期都心のオフィスにもいて（…）、満員電車のなかで往復したりということもあったんですが（…）。で、手術をした後のほうが、一旦こう体力が落ちてそこからリカバリーしてるんですが、前と同じくらい戻ったかというと、今、一年四か月くらい経ってますけど、まだ戻り切っていないというか、前のほうが動けたんじゃないかなって思うところはいくつか場面場面でありますね。（BN2017）

こうした体調面での不安から、勤務地を都心から比較的自宅に近いオフィスに変えてもらうことになった。しかしそれは、都心勤務に移る以前にやっていた業務に戻り、担当の領域が狭くなるということであり、「やりがい」という点では「モチベーションを感じづらくなる」（BN2017）ということでもある。体力に合わせた勤務形態の選択は、少しずつ積み上げてきたキャリアを（少なくともこの時点では）逆行させる結果につながっているのである。

フォンタン変換の手術は、心臓の働きの経年的な悪化を遅らせるための手立てである。それは、本章の文脈で言えば、少しでも長く働けるように、体の状態をもたせることを目的としてなされていると言えるだろう。しかし、手術自体が相応の身体的な負担であり、その時点での体力の低下、体調の変化からの回復にはかなり長い時間がかかることもある。二〇一九年のインタビューでは、この回復期間の「長さ」について、BNさんは次のようにふり返っている。

BN：で、そこから今になって、ほぼほぼ手術前の状態に体力が戻った所があり、まあ、でもやっぱり戻るまで二年か三年ぐらいかかったなという感じがします。なので、前の時はですね、えっとその中学二年生の時に受けた手術の時よりは、回復が遅い感じがするというところはお話ししたかと思うんですけれども、やっぱりその、そのぐらい時間かかるんだな、二年とか三年かかるんだな、というのは今回実感したところです。(BN2019)

「二年か三年ぐらいかかった」という回復期間。それは、とりわけ職業的キャリアの形成という観点から見た時、決して短くない時間である。体のケアをしながら、そして時には大きな治療的介入を試みながら働き続けるということは、企業（雇用者）がどれほど理解を示してくれたとしても、やはり容易なことではない。

(5) その後の体調の変化、新しい挑戦——「あのでも、腹をくくって」

それでも、BNさんの体力は徐々に回復し、職場への復帰を果たす。しかし、フォンタン変換の手術から約二年後の二〇一八年に、新たな体調の変化に見舞われることになる。肝臓に腫瘍が見つかったのである。フォンタン手術を受けると肝臓に血がたまりやすくなることが知られており、BNさんは定期的に消化器科での検査を受けていたのだが、その際に画像診断で「白い影」が見え、それが次第に大きくなってきた。出血を伴う検査が禁忌で、できる検査が限られていたため、その腫瘍が悪性のものであるかどうかは診断がつかなかったが、「措置をしたほうがいい」という判断で「治療」を受けることになった。一般に、腫瘍の治療には、①外科的に手術をして摘出してしまう、②薬で抑える、③放射線で叩くという三つの選択肢があるが、ＢＮさんの場合、心臓への負担と出血にともなう問題[3]が心配されたため、外科手術で取り除くという方法が選択できなかった。また、薬には副作用の心配もある。そこで、医師と相談の結果、「陽子線」をピンポイントで照射して、腫瘍を縮小させるという治療法を試すことになった。

　陽子線を取り出すためには大規模な装置が必要で、日本でも何か所かの施設でしかその治療を受けることはできない。二週間連続で一四回。二〇一八年の春、ＢＮさんはその医療機関近くのホテルに投宿して、陽子線治療を受けることになる。健康保険も適用外の新しい技術で経済面での心配もあったのだが、幸いにも加入していた「がん保険」が適用になり、その面での負担は大きなものにはならなかったそうである。

　治療は功を奏し、腫瘍の影は小さくなり、「経過は順調」であるとＢＮさんは語っていた。肝臓については、痛みなどの自覚的な症状があったわけではなく、治療も開胸手術のような重い負担をともなうものではなかったようである。ＢＮさんは、再び職場に戻り、仕事に取り組む。しかし、「二〇一六年」に「心臓の手術」を受け、「一八年に肝臓」の悪変を経験したことで「本当に自分、体力は戻ってきたけれども、あの、いつなにが起こるかわからないな」（BN2019）とあらためて実感することになった。だから、今「やれることをやろう」と思ったそうである。そこで、新しいチャレンジとして選んだのが、「大学院」での学びと「子会社への出向」である。

　ＢＮさんが入学したのは、通信制の経営学の大学院（ＭＢＡコース）である。「オンラインで（…）映像で講義を受けて、（…）パソコンフォーラムみたいなところ」に意見を上げ、議論しあうというスタイルの学びの場が準備されている。具体的な会社経営の場面を想定して、自分ならこういう論理に基づいて、こんな風に考え、次の手をこのように打つというプランを出していくことが主な課題となる。「実務に直結した」学習だとBNさんは評価している。この勉強を通常の勤務と並行して進めている。「平日二一時頃に自宅に帰ってきて、二二時までに夕食を済ませて、二時間ぐらい勉強して、寝る」という生活。あるいは、電車での通勤時間（往復四〇分ほど）に「スマホで講義の映像を観て」、「それを次の勉強に活かす」という毎日。以前から漠然と、「ファイナンス」や「マーケティング」や「人材マネジメント」などについてもっと勉強したいという思いがあったのだそうだが、「仕事しながら」そこまでやることの負担を考えて躊躇していた。しかし、「何が起こるかわかんないからできるうちにやっていこう」というふうに「腹をくくって」（BN2019）一歩踏み出したのだとBNさんは語る。大学院で学ぶ「論理的思考」は、すでに現在の仕事に直結して「すごく役立って」（BN2019）いるという。しかしそれは同時に、将来に向けた自己投資でもある。「自分がこの先仕事をし続けるときに」「二〇年以上同じ仕事をやっていくことはあんまりないだろう」と考え、「自分の会社」も「体調」もどうなるか分からないなかで、「仕事のスキルを身に着けて」（BN2019）おくことが大切だと考えているのである。

もうひとつの試みとして、「子会社」への出向を自ら希望した。異動したのはインタビューの三か月ほど前、二〇一九年五月のことである。それは、入社以来経理部門で仕事を重ねてきたBNさんが、「仕事の中身を」「広げてみたいという発想から選択されたものである。長く勤めてきた教育系の企業は、かなり大きな規模の会社で、職務ごとの「部門」の独立性が高い。「縦割り」で「深掘り」はできるが、仕事の「幅は狭かった」（BN2019）。これに対して、他の企業との合弁で立ち上げた子会社は、規模が小さいがゆえに、経営の全体が見える面白さがあるという。

BN：面白いですね。あのー会社ってこんなに大変だったんだっていうような。（…）あのー、会社の社長になるっていうことは事業部の部長とは全然違うんだなと思いましたね。例えば人の問題としても、あの、雇用するとかしないとか、退職する人が結構多かったりとか、あのー、資金の手当て、まあキャッシュ、手元の現金がっていうところもあるし、あのー、ITのセキュリティの話もやんなきゃいけないしっていう。（親会社であればもうそれぞれに独立した部門でやってくれてるので、あんまり自分が関わらなくてもいいところだったのが、（子会社に移って）それ全体として会社の経営ってことが成り立っているんだっていうのは、見てて あの、すごく面白い。面白いところと大変なところと。（BN2019）

経営に関わるすべてのことに目を配って仕事を進めていくのは「大変なところ」もあるが、「すごく面白い」と目を輝かせて語る。そして、この子会社の事業も今のところ「うまく展開してて」、「売り上げは伸びている」。異動して「今やっと三か月経ったくらい」のところであるが、「まあ当面はここにいたいな」とBNさんは思っている。

将来の「展望」や「希望」についてあらためて尋ねると、以下のような答えが返ってきた。

BN：展望、希望……、ええ、やっぱり一番体調のことを考えるのですね。この体調でどこまで自分が行けるんだろう。かなり回復してるものの、やっぱり今は四三歳だと、五〇まで八年だなとか、それを越えると体力は健常な人でも落ちてく、と聞いているので、まあ、自分の体力もいろんなことで、あの、衰えていくなかで、そのなかでもきちんと仕事していきたいなあ（と思います）。（BN2019）

加えて、自分の両親も妻の両親もともに高齢期を迎えているので、「親のケア」にも気を遣いつつ、「まあ、あんまり高望みしないけど、今の生活をできるだけ長く続けていきたいっていうところが、現状ですね」（BN2019）とBNさんは語る。

ここに示されるように、基本として大切なことは「継続」、「今の生活を続ける」ことにある。そして、何よりも先に考えるのは「自分の体調」のことである。だから、思い切った冒険をしよう（例えば、退職して起業するというような）とは思っていない。しかし、「継続」のためにも「新しいこと」にチャレンジしていこうという姿勢は鮮明にうかがえる。

この時点（二〇一九年夏のインタビュー時点）で、BNさんは、不確かな未来を見すえながら、職業人としてさらに前に進もうとしている。

6．働き方と生き方

ここまで、ZさんとBNさんの語りから、先天性心疾患とともに生きる人々が、どのようにして「働き続け」てきたのかをたどってきた。

二人はともに（最近のインタビュー時点では）「正社員」として雇用されており、また、かなり長い時間にわたって同じ企業組織に勤務している。こうした雇用・勤務の状態は、成人となった先天性心疾患者のなかにあって、決して平均的なものではないだろう。私たちがお話をうかがった方々のなかにも、相対的に不安定な雇用条件で働く人や、（しばしば体調の変化をきっかけとして）職場を変えながら仕事を続ける人が数多くいる。その意味では、ZさんやBNさんの事例は、どちらかと言えば例外に属しているかもしれない。しかし、そのような意味での代表性の有無とは別の位相で、心臓疾患をもちながら「働き続ける」人々が共通して直面するであろう、いくつかの課題や困難をここに見いだすことができる。

まず、職場においては、「同調」と「調整」の緊張が、他の場所（例えば、家庭や学校）とはまた別の形で高まりやすいということ。職場を共にする他のメンバーのペースにあわせて活動し、与えられた役割を充足していくという課題と、自分の体調・体力にあわせて生活をコントロールしていくという課題との両立は、どうしても厳しいものになりがちである。

これと表裏をなす形で、「開示」と「秘匿」のバランスが、（学校におけるそれとは違う）固有の難しさをもって現れてくる。無理のない形で働くためには、職場の上司や同僚に「心臓のこと」を伝えておく必要があるのだが、労働の場にはある種の公共性と私秘性の線引きの感覚があり、「自分の体」「体調」に関する情報を共有するような関係性が自然に作られていくわけではない。部署が変わるたびに、上司が交代するたびに、誰に、どこまで、どんな形で話しておくのか、その判断はデリケートな問題として現れ続ける。

その上で、本章で見てきた語りから理解されるべき重要な点は、就労の継続のために必要なこと、あるいは継続のなかで求められる課題と、体調の変化、それにともなう医療行為（例えば、通院、手術）の必要とを、長い時間的なスパンのなかでともに充足し続けることが大事なテーマとなるということである。長く働いていれば、それだけ業務にも習熟し、求められる仕事量が増えていくことがある。あるいは、職業上の地位が上がり、責任の重さが増していくこともある。さらには、将来のキャリアを見越して、自己投資（スキルアップ、社外での学習など）の必要が感じられる場合もある。そうした職務上の課題の変化と、時間の経過にともなう身体的条件の変化（体力の衰え、時に予期しない形で生じる体調の変化、再手術のような負担の大きな医療行為など）とを、時々の状況のなかですり合わせ、その時点での優先順位を見極めながら、長期的にバランスを保っていくこと。それは、心臓病者としての「病みの軌跡」と職業人としての「キャリア」に折り合いをつけていく作業である。

そして、この課題を充足させるためのスタイルに着目すると、他方で、ZさんとBNさんのあいだの差異が意味をもって浮かび上がってくる。

二人はともに、私企業に障害者枠で雇用され、（現在は）正社員として勤務しているが、その働き方、社内での位置取りは大きく異なっている。

まず、労働時間で見れば、Zさんは当初、週に三日、各七時間の勤務であったが、七年後に体力的なきつさを感じて、「月に何日」という形で出勤時間を減らしてもらった。そしてさらに「在宅勤務」に切り替え、一日の労働時間を減らしつつ、週に四日自宅で仕事をしている。この勤務体制で、ある時期からは同一部門の業務（社員の勤怠管理）を担っている。当初は契約社員であったが、会社の側からの提案で正社員に切り替わった。とはいえ、それによっていわゆる「総合職」的な位置についたわけではなく、この先も地位が上がったり職種が変わったりすることが予想されているわけではない。しかし、同じ仕事を継続的に担ってきたからこそ、業務についての習熟が進み、会社にとっても欠かすことのできない人材になっている。それゆえの信頼があればこそ、突然の入院と再手術、長期の休職にも会社（上司）が対応して、そのポストを維持しようと努めたのだと言えるだろう。

これに対して、ＢＮさんは、入社の枠組みこそ「障害者雇用」であるが、その他の面では、「一般採用の同期」と変わることのない社員である。基本的にはフルタイムで勤務し、その仕事ぶりに応じた評価が下され、報酬にも影響する。入社直後の体調の変化の際に感じた「焦り」は、業務を通じての社員の成長、したがってまた社員同士の競合が期待されるシステムのなかで、スタートから出遅れてしまったことへの焦燥感であったと理解できる。そして、その後の努力と工夫の積み重ねによって、次第にその遅れを取り戻していっただけでなく、次第に仕事の幅を広げ、より大きなやりがいのある業務を求めてきた。近年の「大学院進学」や「子会社への出向」も、キャリア形成の戦略の一環、と表現することができるだろう。

　こうした働き方（ワーク・スタイル）の差異は、同じように「就労の継続」といっても、その実現の仕方において、互いに異なる生き方（ライフ・スタイル）を生みだしている。単純化をおそれずに対比的に言えば、Ｚさんは「無理をしない」ことを大事にしている。まずは、自分の体を大切にして、心臓病者のリズムとペースで生きる。だから、本当に無理となれば「辞めてもいい」。とはいえそれは、仕事をしながら生きていくことへの意欲や執着がないということではない。「無理はしない」。でも「できればずっと、何かして働きたい」。ここにＺさんの基本姿勢がある。

　これに対して、ＢＮさんは、体調の管理に細心の注意を払い、オーバーワークにならないように気を配りつつも、「できるだけのことはやろう」と発想する。将来のことは分からないけれど、あるいはむしろそれゆえにこそ「最大限頑張ろう」と思う。これからの展望についても、自分自身の職業人としての価値を高めながら、「きちんと仕事していきたい」と言う。そこには、「働いて生きる」ことを基本として「自立した」人生を送りたいという思いが感じられる。ただしそれは、仕事のためなら無理もする、ということではない。働き続けるためにこそ、体のことにも細心の意識を配るし、必要な医療的メンテナンスも怠らない。必要な情報を集め、合理的な選択を模索していくBNさんの姿勢は、やはり「継続」に重きを置いている。

このように整理してみれば、ZさんもBNさんも、「働き続ける」ことを大事にして、「体」と「仕事」のバランスをはかっていることに変わりはない。しかし、その軸足のかけ方によって、そこには異なる「生き方」が形作られる。先天性心疾患という生涯にわたって付き合わねばならない条件を負いながら、働き続けること。働いて生きていくこと。それを実現するための姿勢の違いが、二人の生活史の軌跡の違いとなって現れている。

注

（1）ここで「リスク」という言葉の二つの意味について考えておく必要があるだろう。リスクとは、基本的に、これだけの危険がこれだけの確率で生じるのだという形（リスク＝危険の重篤性×発生率）で示されるものである。しかし、その危険性の程度や蓋然性が明確に示されず、そもそも何が起こるかも分からないまま、「何か悪いことが起こりうる」という「漠然としたリスク」だけが語られる場合がある。どちらの「語られ方」がなされるのかによって、その当事者が「不確かな未来」を生きていく意味は変わってくる。先端医療の適用とその帰結については、エビデンスにもとづく確率の提示という様式を取ることが目指されているものの、（心臓外科の領域がそうであるように）絶えず進歩していく技術は、その適用結果についてのデータが蓄積される前に更新されていくので、常に「漠然とした見通し」しか語ることができない。その結果、「リスク」は、どのくらいの確率で、どんなことが起こるという形では提示されないままにとどまる。その意味での「宙吊り」の状態を、彼ら・彼女らは生きているのである。

（2）カテーテルアブレーションは、「不整脈を引き起こす異常な心臓内の局所をカテーテルで焼灼して正常のリズムを取り戻す治療」。「正式には経皮的カテーテル心筋焼灼術と呼ばれ、カテーテル手術の一つ」に分類される（「カテーテルアブレーション〈カテーテル心筋焼灼術〉」、日本医科大学付属病院〈nms.ac.jp〉）。

（3）抗凝固薬――血液の凝固を抑え、血栓の生成を防止する薬――を使用しているため、出血すると血が止まらなくなる危険がある。

第五章　転機としての体調の変化

――「混乱」や「滞留」を超えて、自分の身体を生きる

1．体調の変化と生活史の軌道

先天性心疾患とともに生きる人々の生活史は、医療的介入による身体的状態の改善、日々の生活管理と医療的ケアによる体調の維持、それにもかかわらず生じてしまう体調の変化（悪化）の繰り返しの上に形作られていく。そのなかにあって、〈社会生活〉への参加――学校に通う、就職して働く、結婚して家族をもつ、あるいは患者会等の活動に加わる――は、それぞれの人生に方向性を与え、日々の生活を駆動していくエネルギーを生みだしているが、その「継続」は身体状態の「不確かさ」に条件づけられ、しばしば制約される。日常生活のなかでの活動量の調整、季節ごとの体調の波や予期せずに生じることもある不整脈などへの対応、比較的大きな医療的処置（例えば、弁の交換、ペースメーカーの埋め込み、再手術）、そして時には、重篤な身体的危機への対処、そこからの回復に要する一定期間のリハビリテーション、等々。こうしたいくつもの課題を充足しながら、多くの先天性心疾患者は、〈社会〉のなかに自分の居場所を求め、それぞれの「生活史」を実現しようとしている。

そのなかで、「体調の変化」の場面に着目してみると、それは、それぞれの生活史的状況に応じて、多様な意味をもって経験されていることが分かる。

もちろん、体の状態が悪くなることによって、それまで継続してきた生活が中断されたり、目標の追求が困難になったりすることがある。前章において見たように、Zさんの場合には、高校卒業後に就職し、「すごく楽しく」仕事を続けていたのだが、二〇代の半ばになって急に、「針で刺された」ような痛みを心臓に感じるようになり、結果として退職を余儀なくされてしまった。BNさんは、大学を卒業して就職しようとする時期に「頻拍」が起こるようになり、入社早々に休職せざるをえなくなっている。また、BLさんは、高校卒業後専門学校に進み、医療事務の仕事に就くことを目指していたが、在学中に「脈が落ち着かなく」なり、DC（電気ショック）で頻拍を止めるための治療で、入退院を繰り返すようになった。専門学校は卒業したものの、頻拍は収まらず「ちょっと就職は無理かな」（BL2009）と思って諦め、ずっと実家にこもっているような生活になってしまった。

このように、予期しがたい形で生じる「体調の変化」が生活史の継続を困難なものとし、それまで自分なりに作り上げてきた日常生活の形が保たれなくなり、進んでいくべき道筋が見えなくなることはしばしばある。生まれながらに心臓病であった人々にも、それによって、バリーが言う意味での「生活史の混乱」（Bury 1982）が生まれることがあるのだ。そして、〈社会生活〉の場から離れて、体調の回復・維持に努める時間はしばしば、その先に進んでいく方向性をもたない「滞る時間」として経験される。就職を断念し、自宅での生活を続けていた時期に、この先のことをどう考えていましたか、どうしたいと思っていましたかという趣旨の質問に、BLさんは次のように答えている。

ＢＬ：どうしたいっていうのはなかったですね。とにかく一日無事に過ごせればいい、みたいな。（BL2009）

「一日」を「無事に過ごす」ことが大切で、その先の展望をもてない。そのような「生活史の滞留」の時期が長く続くこともある。

体調の変化がもたらす生活史の混乱や滞留を超えて、どのように自分の人生を描きだすことができるのか。そこに、先天性心疾患者たちが度々直面する課題がある。

2．自分の体を受け止める

しかし、「体調」と「生活史」との関係は、体の状態が安定的に保たれていれば生活が前向きに進み、そのコンディションが崩れるとそれが滞るというような、単純な図式だけでは充分にとらえきれない。

聞き取りをしていくなかで、身体的状態としては「悪くなっている」、あるいは「危機的である」と思われるような状況が、むしろそれぞれの人生を積極的に推し進める契機となるケースに出会うことがある。もちろん、一定の水準で健康的な状態が維持されていなければ、何であれ活動を継続することは難しくなってしまうのであるが、その状態が保たれなくなることもあるということを身をもって体験したがゆえに、そこから生活の可能性が広がっていく場合もある。

後に第八章で見るように、Ｒさんの場合は、二〇代になって婦人科の疾患にかかり、これをきっかけに検査をしたところ、自分の心臓病が「治って」いなかったことを知るのであるが、その間の医療者とのやり取りのなかで、それまではずっと諦めていた「結婚」「出産」という可能性を追求する方向へと進んでいくことになる。また、第九章で考察するように、生命に関わるような重篤な危機を経験したOさんやTさんは、これを転機として新しい生活のフェイズへと進んでいく。こうした一連の語りからは、生活史を継続していく、あるいは移行させていくということが、時に、「悪くなることもありうる」ことを含めて、自分の身体を受け止めるところからなされていく様子が見えてくる。健康状態の「不確かさ」は、生活史の継続的実現を阻害する一面をもつが、しかし、そうした揺らぎを備えていることが自分の人生を生きる上での前提条件である。疾患にともなうリスクも含めて、自分の身体をどう引き受けていくのか。それは、自分の生活をどう駆動させていくのかという課題に通じている。

この時、身体的状況の変化がどのような意味をもつものとして受け止められるのかは、生活史的時間の流れ、あるいは積み重なりのなかで変わっていく。単純に、年齢やライフステージ、社会的地位といった変数に応じて決まるのではなく、その人がこれまでに生きてきた生活の履歴、その多層的な意味のつらなり、そのなかで育まれていった将来への展望や願望といった複雑な要素が絡み合うことで、体調の変化という出来事が、ある「意味」をもって浮かび上がり、その人の生活を何らかの方向へと押し出す契機になる。その流れや積み重なりの重層をたどることは容易ではないが、生活史を聞くという作業が固有の力をもつとすれば、それは、その人の経験を時間的なつながりのなかで受け止め、そこから生まれていく思考や行動の意味を了解していくことにあるだろう。

私たちがこのような認識を抱くようになった最初のきっかけを与えてくれたのが、以下に示すQさんの語りである。Qさんもまた、二〇代になって、大きな体調の変化を経験し、一時的には、それまでに保っていた生活の持続さえ難しくなるような状態になってしまうのであるが、まさにその経験のさなかに、新しい生活に踏み出していくという決断がなされている。その展開とつながりを、私たちは充分にたどり切れていないのかもしれない。しかし、その語りは、生の軌跡というものが、危機のなかから弾みだすように進んでいくこともあると教えてくれる。

3.「うん、いやだとしたら、これが底なんじゃないかって」——Qさんの場合

Qさんは、二〇〇五年のインタビューの時点[1]で三六歳の女性。一般企業の事務職員として働きながら、アパートでの一人暮らしを続けていた。

「三尖弁閉鎖症」で、小さい頃は血液中の酸素量が足りず、「長く歩けない」、「人のスピードに合わせて歩けない」状態であった。六歳の時にブラロック手術を行うが、状況は「いくらかよくなる」程度で、小学校に通うのも親に自転車で送迎してもらっていた。丸一日学校にいるのがつらかったので「二時間目・三時間目から行く」ことが多かった。

一〇歳の時に、フォンタン手術を受けている。

学校での「周りの友だちとの関係」については、「やっぱりどうしていいか分からないっていう部分もあった」という。友だちは「無関心というわけではない」ものの、「親や先生」が特別に目を向けてくれるなかで、「やっぱり特別みたいな…ちょっと壁があるかなみたいな感じ」になっていた。

中学校の頃「将来をどのようにイメージされていたのか」と尋ねると、次のような答えが返ってきた。

Q：その頃はほとんど見えてないっていうか、なんか渦のなかにいるような感じでした。…あの、いずれ自分の力で生きていかなきゃ、独立したいっていう思いは強くあったんですけれども、じゃあ具体的にどうしたらいい

のかっていう部分が全く見てなかったかな、っていう感じで。（Q2005－1）

中学時代の後半は「ほとんど学校を休んで」いたそうである。「高校は普通に本当は行きたかった」けれども「ちょっと無理かな」と思っていた。そして、中学を卒業したあとは通信制の高校に在籍しながら、家で生活を送ることになる。

その一方で、少しずつ「心友会」の支部の活動に関わるようになっていった。それは「大きくはないけれど」「ひとつの転機」になったと、Qさんは振り返る。「色々な用事を頼まれてそれをやったりとか、そういったこともありましたので。まぁ、付き合いっていうのも今までに無かったことですから、年齢、年齢年代が違う人たちと関わることも少なかったですから、そういう意味では」（Q2005－1）。

ひとつの転機を迎えたのは、二十代の後半、体調を崩して三か月ほどの入院生活を送った時であった。それまでは、体調に波はあっても、自分なりのペースで日常の生活を送り、「現実的に動けなくなるっていう状況になるとは思っていなかった」。ところがこの時は、ベッドから「起き上がるのもできなく」なってしまう。

Q：そう、昨日までは普通に、普通にっていうか立って家事とかしてたのに、うん、次の日の朝にはもうできなくなってたってのが結構ショックで、そういう状況になるんだっていうのが、本当に初めて分かった。今までは重症だとか悪いとか言われながら動けてたわけですよ。それができないってことの大きさはすごく感じて、うん。（Q2005－1）

この突然の体調の変化（出来ていた生活ができなくなるという経験）から「立ち直るのに時間がかかった」とQさんは言う。しかし、同時に彼女は、それゆえに「生きていたいという確信がもて、こうなったら赤信号という点をはっきりつかみ、限界を知ったことが自信につながった」とも語っている。この身体的に辛い状態から、逆に「自信」が生まれていくということをどのように理解すればよいのか。率直にその点を尋ねてみると、次のような答えが返ってきた。

Q：いや、うん、いやなんか、うん、あの普通そうやって動けないって状態になったら周りの人はどうなのか知らないいんですけど、私自身がそれで死ぬとは思わなかったんですよ、そういう状態になっても。その時に（…）。うん、いやだとしたら、これが底なんじゃないかって、いうふうになって。（Q2005－1）

ここで語られている、「底」を打つという経験が、どのような体感としてあったのかを了解することは容易ではない。しかし、それまでは「普通」にできていた日常的な動きさえできなくなってしまった時に、悪くなってもここに踏みとどまるのだという感触があった、ということなのだろう。それまで、「何かをやらなければならない」と思いつつも「どうしていいか分からない」状態にあったQさんは、この危機的な状態を「基準」にして、そこから動き出すことができると感じ取ったのである（鷹田 2015　参照）。

Q：今まですごく迷っていたし、どうしていいか分からないっていう状況があって、うん、そこにこうなんていうのかな、もやもやしてる部分がある程度固まったっていうか、底もどこか分からなかったのが、ここまでっていうのが、あるっていうのが分かったことで、まあそこを基準にして何か動けばいい、みたいな、なんかそういうのがあったんですよね。なんか本当にそれまですごい手探りという気がしてたので、何らかの形でそれが、基準になったのかなぁと、うん。（Q2005－1）

その感覚は、より具体的には、「友だち」とのつながりを続けていこうとする「思い」として現れている。動けなくなって入院をした日、Qさんはたまたま友だちとの待ち合わせがあり、そこに行けなくなったことが気になって、「点滴を受けながら」、その友だちに「手紙を書いてたりした」という。その時、「ああ、この人たちとやっていかなきゃっていう思い」があり、「それを続けていくにはどうしたらいいのかなっていうことを」考えていたと彼女は回想する。

この入院を契機として、Qさんの生活は大きく転換を始める。退院後Qさんは、仕事につき、家を出て一人暮らしを始めることにする。「たまたまその時期に」面接を受けた会社があり、「自活することも話した上で」「OKを出してくれた」。この頃家族のなかに生じていたさまざまな事情もあって母親からは反対されるのであるが、「なんかそういうチャンスが巡ってきた」と感じたQさんは、これを押し切って「自立」する。以来、週に二〇時間ほどの仕事をこなしながら、一人での生活を継続している。(2) また、心疾患を抱える女性たちの問題を話し合う場所として、インターネット上にページを開いて、自助的なネットワークを立ち上げる活動も行っている。

二〇代後半に訪れた体調の変化は、明らかに、より活動的で、自立的で、社交的な方向へと、Qさんの生活を転換させる契機となっている。

「結果的に家を出て良かった」と感じていますかという筆者の問いに、Qさんは、「はい、良かったです」と答え、その理由として、「ずっと家に居たらうじうじしたままだった」と思えること、「(ずっと親密な関係であった)母親と距離を置いたのが良かった」と感じられることをあげ、さらに「仕事に慣れた頃から、自分はこれでいいんだと思えるようになった」と語る。

Q：あのやっぱり健康な人のなかにいると何をしてもやっぱり自分のままでいいとは思えないんですよ。うーんなんて言うかな、何かが自分には不足してるんじゃないか、みたいなところがあって。例えば、人付き合いにしてもやっぱり経験がないので、ちょっとあの、なんか人と違う、テンポがずれるようなところがあって。いや不安なんですけど、今ここにいても不安なんですけど、それはそれでいいんじゃないかって思えるようになったんですよね。(Q2005－1)

「健康な人のなかにいる」のは基本的に「不安」なことである。しかし、その「不安があっても、まぁそれはそれなりに周りも認めてくれているんだし、いいかなぁていうところで」折り合えるようになってきた。それが、仕事をするようになってからQさんが得た、人との関わりの形である。

4. 生活史上の出来事としての体調の変化

Qさんは、通信制の高校で学びながら、主に家での生活を送っていたのだが、二〇代の後半に体調を崩し、普通に家事をすることもできなくなるような状態になって入院をすることになる。しかし、この入院経験はQさんの

「自立」[3]——仕事に就き、家を出て一人で暮らすという選択——をうながす契機となる。

身体的な条件の変化が、個人にとってどのような意味をもって現れるか、そして、そこにどのような課題を生起させるのかは、その変化が生じた生活史の文脈に沿って理解されなければならない。

第二章でも見たように、私たちのインタビュー調査に応じていただいた方々のなかには、比較的若い年齢（子ども時代）で大きな治療を受け、小学校から中・高校時代は比較的安定した体調を維持しながらも、成人になって（二〇代、もしくは三〇代に）体調の悪化を経験した人が少なくない。既述のように、そうした身体的な条件の変化はしばしば、〈社会生活〉から一時的に退いて、治療や休養に専念することを余儀なくさせる。その結果として、それまで描き出してきた生活史の軌道をたどり続けることが難しくなる場合がある。

これに対して、Qさんの場合には、また別の方向性をもった生活史の転換が生まれている。一〇代の半ばから「家」を中心とした生活を送ってきたQさんは、患者会等の活動には関わっていたものの、〈社会生活〉の場からは少し距離を取ったところに自分の身を置いてきた。しかし、二〇代の後半になって、自分なりに続けてきた生活や家事労働さえできなくなってしまうような状態になってしまう。ところが、その治療のための入院を契機に、Qさんはむしろ〈社会〉の方へと足を踏み出す決断をする。それは、同時に、とりわけ家族に対してより自立的な生き方を実現することでもある。日常的な生活の継続を脅かすようにも思えた変化が、反転して、より公共的な空間へと彼女を押し出していったように見えるのである。

このように、手術後の遠隔期に現れる身体的状態の変化は、個々人の生活史的文脈に応じてそれぞれに異なる「転機」をもたらしている。まずは、その一人ひとりの語りに寄り添って、生活史上の出来事として、その経験の意味を理解していくことが求められるだろう。

こうした転換の軌跡を理解していくことは、その道筋が私たち（聞き手）の期待や予測に応えている時には、さほど困難ではないようにも思える。例えば、比較的元気に〈社会生活〉を継続していた時には、周囲の人々となるべく同じように活動して、標準的な〈ライフコース〉の実現に向けて努力していたが、体調の変化を経験してからは、自分の体に無理が来ないように調整に努め、「心疾患者」として自分がどう生きていくのかを優先して考えるようになったという語り。その筋立ては少なくとも、聞き手である私たちの共通感覚に強く抵触するものではないし、合理性をもった移行であると感じられる。

しかし、そのように理解できる場合でも、その転換の場面でのその経験の流れに、私たちが本当に寄り添って物語をたどることができているのか。それについては、少し慎重に考えてみなければならない。というのも、一口に「体調への適応」と言っても、例えばそれがそれまでの〈社会生活〉の断念や縮小をともなうのであれば、それを受け止める、もしくは選択するだけの「姿勢」が必要であるし、その選択を可能にする準備期間が先行していなければならないと思われるからである。

また、それぞれの生活が新しい方向へ動き出していくターニングポイントは、しばしば「滞留」あるいは「混乱」のなかにあって、語りの秩序にはうまくおさまらない性格を備えている。明確には語られない、あるいは語ることの難しい経験のなかで、生命力が胎動し、しばしば人を新しい生活へと押し出していくように見えるのである。

例えば、Qさんが中学時代から家で過ごしていた一〇年以上の時間。〈社会生活〉の場から見れば周辺的な空間に流れていたその時間を想像することができないと、彼女の生活史に「転換」をもたらした経験のリアリティが脱落してしまう。こうした時期の生活については、あまり多くの出来事が語られないこともある。しかし、こうした緩慢な時間のなかに、生活史の新たな展開をうながす経験が蓄えられている。聞き手に求められるのは、容易には共同化されない、この孤立した時間への想像力ではないだろうか（鈴木 2012）。

5.「萌芽」の時間

語りとは、出来事の時系列的な配置を通じて、その間の「つながり」を生みだしていく言語行為である。多くの場合に、そのつながりが理解可能なものとして現れるのは、語りと聞き手のあいだに、経験の推移を意味あるものにする様式が共有されているからである。しかし、同様の状況があれば、すべての人が同形の反応を示すというわけではないし、そもそもその「状況の理解」それ自体が、個々人の生活史の履歴に応じて多様である。聞き手の視点から見て、定型からは逸脱しているように見える生活史の展開は常に起こりうるものである。それは、私たちの前に、分かりにくいものとして現れる。しかし、語りは、定型的な筋立てのパターンから外れた、その意味で個性的なつながりについても理解を与えることができる、つまり、そこに固有の物語を生みだす力を備えている。聞き手の想像力が試されるのは、語られた出来事のつながりが、手持ちの枠組みにはすんなりと収まらず、その道筋が思いがけないものに見える時だと言えるだろう。

上に紹介したQさんの語りは、少なくともそれをはじめに聞いたとき、私たちにはそのつながりを簡単に追うことができないものであった。それまで慎重に維持されてきた日常生活の継続すら危うくなるほどの体調の変化が、なぜ、家を出て、仕事に就くという方向への転換のきっかけとなったのか。そのポイントにもう少し踏みとどまって、彼女の言葉をたどり直してみよう。

Qさんには、二〇〇五年に、二度にわたって聞き取りを行っている。その最初の機会に示された先述の語りがうまく理解しきれなかった私たちは、二回目のインタビューのなかで、あらためてその点についての説明を求めた。するとそこでは、いくつかの異なる視点から、さらにこの体験の意味が語られることになった。

まずは、そこでの変化がこの段階で突然に生じたわけではなく、一〇代の頃からの持続的な時間の経過のなかにすでに「芽」があって、それが「育ったようなところ」があるということである。Qさんが「芽」という言葉で語ったことは、具体的にこれこれの比喩であるとは特定することができないのかもしれない。しかし、その言葉からは、「学校を卒業したら」「外」へ出ていかなければならない、あるいは「やっぱり生活していくには仕事しなきゃならない」という「曖昧な感じ」があり、そこから「外でやっていくにはどうしたらいいのか」という思いが芽生え、それがゆっくりと膨らんでいったのだと理解することができる。

この「芽が育つ」という比喩的表現は、ひとつの時間性を浮かび上がらせるように思われる。木の芽や花の芽が、ゆっくりと秘かに膨らんでいって、時の経過に押し出されるようにして、ある時点で葉を出したり、蕾を開かせたりする。植物の萌芽や開花には、一定の温度や湿度が必要であろうが、その条件が整えばただちに花開くというものではなく、それを準備する相応の厚みをもった時間が経験されていなければならない。私たちが想いをはせなければならないのは、中学・高校時代からの、あまり大きくは動いていないように見えたQさんの生活のなかで、ゆっくりと時間をかけて膨らんでいった「意思」のようなものなのかもしれない。そして、その芽は、あるきっかけに出会うことで、ほころぶ。

では、どうしてこの時の入院が、そのきっかけになったのか。

ひとつには、それまでずっと「親」と暮らしてきて、「親と離れる機会」がなかったQさんが、三か月にわたる入院によって「違う場所でじっくり、自分を考える機会」をもてたということ。家族との生活のなかでいつの間にか作られていた「枠組み」のようなものから「少し距離が置けたこと」が「大きかった」とQさんは言う。

そしてもうひとつ、それまでQさんは、おそらくかつての入院体験や手術体験に由来している（ただし、具体的な対象を特定しきれない）「恐怖感」のようなものを抱えていたのであるが、この二〇代後半の入院の時に、その「恐怖」に立ち向かえるだけの「自分のなかにある強さ」を感じ取ることができたということ。

Q：うん。あともう一つは、その恐怖の時に、その自分のなかにある強さっていうか、光というか、うーん、自分ってすごく分かりづらいものじゃないですか、こうもやもやっとして（笑）、それの形が何かはっきり、こう、核としてあるっていうのが、うん、感じられたので、それで自分の強さっていうのを信じられる、っていう感じになって。（Q2005－2）

その、何とは特定できない怖いものに、それまでも耐えてきた自分がいるのだが、この時点で、「自分を信じていれば」「壊れることはないんだろうな」、「壊れそうなんだけども、たぶん大丈夫だろう」と、Qさんは感じ取ることができた。それは、先述した「死ぬとは思わなかった」という（身体的な次元の）話とはまったく別のことであるという。

私たちは、彼女が言う「強さ」や「光」の正体をはっきりと把握できているわけではない。しかし、少なくともそこに、こうした「もやもやっと」した言葉でしか表出されない、心理的な過程があったことは間違いない。それは、一回目のインタビュー時に語られた「底を打つ」経験と呼応し合う形で（もしくは並行する形で）、この「入院」という出来事を意味づけている。Qさんにとっての転機は、このような隠喩的な言葉（「芽」や「光」）で指し示された複数の意味の交差の上に、重層的な文脈のなかでの「準備段階」を経て、形作られたものであることが推察されるのである。

物語的時間のなかでは、たしかに、ある出来事がその帰結としてまた別の出来事(行為)を呼び起こしていくという形でつながりが了解されていくのであるが、その原因と結果の関係は、一定の条件が与えられれば一定の確率で一定の帰結がもたらされるというモードで記述されるものではない。その前に、先行する時間のなかで、その行為の潜在的な可能性が、まさに「萌芽」として準備されていることが必要で、直接の「原因」と見えたものはしばしば、その「芽吹き」を呼び起こす契機として働きかけている。きっかけとなった出来事と、その後に呼び起こされた行為が、表面的に理解しづらい連なりを示しているとしても、その基底には、時間的持続のなかで了解されるべき物語的連関が生まれている。他者の経験をその生活史に沿って聞き取ることによってはじめて浮かび上がらせることができるのは、個人が生きてきた時間の累積のなかで多層的に構成され、時には秘かに持続している物語の力、折々の状況において判断や行為を呼び起こすその筋立ての力である。そして、しばしば伏流のように持続する物語の多層性こそが、「混乱」や「滞留」のフェイズを超えて、生活史的時間が推力を保ち続ける、ひとつの条件になっているのではないだろうか。

注

(1) Qさんには、二〇〇五年に二回と二〇一一年に一回、計三回のインタビューをさせていただいたが、本章では二〇〇五年のインタビュー記録に限定して引用することにする。また、このインタビューの内容については、すでに鈴木(2012)、鷹田佳典(2015)において考察を加えている。本章の内容の一部が、鈴木(2012)と重複することをお断りしておきたい。

（2）Qさんは、二〇一一年に仕事を辞めている。この間の経緯については、第七章で詳述する。

（3）ここでの「自立」は、先に第一章で私たちが示した、「他の人に依存しない」という意味での「自立」とは異なる。Qさんは「家を出て」一人で生活をすることの意味について、次のように語っている。「うん、自立、まあ自分のなかではっきりしたのはないんですけど、うん、自分で、自分の自由になるっていうか、自分の、うん、今までっていうかあの、小学生の時に、たとえば、親に（…）学校に行くのに送り迎えしてもらってたっていうことから比べたら、うん、自分の力でなにかして、生活を組み立てて自分でやっていくことは、うん、非常に大事なことなんですよね」。だから、「体調が悪い」時には「人の手を借りてでも」「自分の意志で生活を組み立てていけたら、それが自立なんじゃないか」と。「自立」というのは、「何でも自分でやるっていうことではなくて（…）いろんな人の手を借りたり、なにかに依存したりしながら、自分の意志で決めて、自分の生活を作っていくこと」（Q2005－2）なのである。

第六章　生活史上の出来事としての再手術
――先端医療技術とともに生きる

1．医療技術とともにある生

先天性心疾患とともに生きる人々は、文字通り生涯にわたって医療との継続的な関わりのなかに置かれる。序章において見たように、先天性心疾患に適用される医療技術はこの半世紀間に長足の進歩を遂げ、その結果、現在では全出生児の九〇％以上が成人を迎えるようになった（丹羽 2005）。かつてならば長期間の生存を期待しえなかった患児が、早期の診断と高度の外科的治療技術によって救われ、内科的管理技術の向上にともなって、その多くが就学や就労、結婚や出産といったライフイベントを重ねながら生活史を実現するようになったのである。しかし、これもまたすでに確認したように、治療が首尾よくなされたとしても、先天性心疾患者の生活上の問題がすべて解消されるわけではない。身体機能が改善され〈社会生活〉への参加が可能になった場合でも、継続的な自己管理と定期的な経過観察が求められ、また必要に応じて治療的介入が反復される。その時期によって医療機関とのつながりに濃淡は生じるとしても、基本的には「生まれてから死ぬまで」医療に依存した形で生活が営まれていくのである。そしてそれは、医療環境の絶えまない変化を生きていくということでもある。先天性心疾患者の生命と生活は、それぞれの時代に適用可能な医療に支えられ、同時に、急速に進化を遂げていくその技術に強く規定される。では、この「技術とともにある生」は、個々の疾患者の経験の相においてはどのように現れてくるのか。これが、先天性心疾患者の生活を考える上でひとつの焦点となるだろう。

2. 時間との競合と二重の「不確かさ」

日々に進歩する医療技術によってその命が支えられていくということは、同じような疾患をもって生まれてきても、その時代ごとに（また地域ごとに）別様の生存の条件が準備されるということである。先天性心疾患者がどのような一生を送ることが可能であるのかは、「持って生まれた身体の状態」に規定されると同時に、それぞれの歴史的時点で「適用可能な技術水準」に応じて異なるものとなるからである[1]。各世代の患者はそのつど「新しい技術的条件」を生きてゆくのであり、すべての世代が、その技術適用について「第一世代」という性格を帯びる。したがって、その後の身体的状態の変化やその軌道の予測について、先行世代の経験や実績をそのまま参照することができない状態が再生産されていく。

そして、疾患に由来する危機的状況や「生活の質」の低下への対処は、しばしば「時間との闘い」となる。例えば、Gさんは、胎児エコーによって心臓病の存在が疑われ、出生後まもなく「多脾症候群[2]」「肺動脈狭窄症」「心内膜床欠損症」と診断されたのであるが、その時点では適用可能な手術方法がなく、このままでは「一〇歳までは生きられない」が「もしかして五年後とかに医学が進歩すれば助かるかもしれない」と説明されたという。そして、一一歳の時に「東京の病院でできるようになったから」やりましょうという判断のもとに手術を受けている（G2012）。この医療機関は先天性心疾患の治療に関して最先端の技術を有する病院であったが、その当時、この年齢の患者に当該の手術を行うのは初めての試みであったという。このようなケースでは、所与の身体的な条件にもとづいて予後の推定が行われ、他方で、その生存の可能性が将来の技術革新に依存して未確定な状態に置かれている。今のままの技術水準では長期の生存は期待できない。しかし、それを伸長させるような技術の開発が、近い将来に可能となるかもしれない。したがって、生きていくことができるかどうかは、技術の発展に対する「賭け」となるのである。

ここで、医療技術との関わりにおいて、先天性心疾患者の生が二重の「不確かさ」をともなうことを見ておく必要がある。一面においては、現時点において適用された技術が、経年的な変化のなかでどのような身体的状態をもたらすのかについての「不確かさ」（医療技術が恒常的に更新されているがゆえに、個々の患者から見ると、この先いつどんなことが起こりうるのかについて確実に参照可能な過去のデータが常に不足している）。他面においては、将来の技術革新の予測不可能性から生じる「不確かさ」がある（常に変化していく医療技術が、いつどのような形で自分自身の生活と治療の場面に提供可能となるのかが正確には分からない）。後者の「不確かさ」は、もちろん希望の源泉でもある（今はまだ助からない命も、この先には助かるようになるかもしれない）。しかし、医療技術の進歩は確実な将来を約束するものではない。

この二重の不確かさのなかで、先天性心疾患とともに生きる人々は、（多少なりとも慎重に）自分の体の状態に気を配りながら、それぞれの人生の軌道を思い描き、それぞれの夢や目標をもちながら、日々の生活を送っていく。ここに実現されていく生活を医療技術が下支えし、その可能性を押し広げていることは間違いない。しかし、その技術は個々人の生活の時間的な流れからは相対的に自律したテンポで「進歩」を遂げ、刻々と心疾患者の生活の条件を更新していく。病む身体の偶発性と同時に、医療技術の偶発性を与件としながら、人々は自分自身の生活（史）を築き上げていかなければならない。

ここに、どのような生活史的時間が立ち現れてくるのか。人々はどのようにして技術と出会い、技術によって提示される様々な選択肢や可能性を考慮しながら、自分自身の「病みの軌跡」（Corbin & Strauss 1987）を描き出してゆくのか。これを当事者の経験に即して理解していくことが、先天性心疾患者の生に寄り添うための大切な作業となるだろう。

3．フォンタン手術とその術後

こうした課題を念頭において、本章では、過去にフォンタン手術を受け、それぞれの自立的な生活を営みながら、再手術（フォンタン変換）という課題に直面した二人の女性の事例を検討していく。

フォンタン手術とは、「三尖弁閉鎖症」「左室低形成症候群」「純型肺動脈閉鎖症」など「使える心室が一つしかない」心臓病に対して行われる手術で、大静脈を通じて心臓に戻ってくる血液を肺動脈につなぎ、すべての静脈血が肺に流れるような循環を作り出す術式をいう。一九七一年にフランスの医師フォンタンによってはじめて報告されたことからこの名がついている。その後の技術的革新の模索のなかで、フォンタン手術には、大きく分けて二つの術式が区別される。右心房を肺動脈に連結（右房－肺動脈吻合）していく従来の方法（ＡＰＣ法）に対して、一九九〇年代以降、大静脈を直接肺動脈に連結していく方法（ＴＣＰＣ法）がとられるようになり、現在は後者が主流となっている。

フォンタン手術は、静脈から戻ってくる血液を全て肺動脈に送り込み、動脈への静脈血の混流を防ぐような循環過程を構築するという点で機能的根治手術と呼ばれ、チアノーゼの消失と運動能力の改善に貢献する。しかし、手術後の時間的経過のなかで、さまざまな問題が生じることが分かってきた。例えば、慶応大学病院での術後成績について見ると、一九七四年から一九九一年までにAPC方式で手術を受けた患者（耐術者一九名のうち、早期死亡者を除く一六名）の多くに、手術後一〇年以上経って身体的状態の経年的悪化が生じている。その病態は多様で、「不整脈とくに心房粗動、鬱血性心不全、肝鬱血と肝硬変、蛋白漏出性胃腸症、ネフローゼ、遷延性胸水等」が確認されている。そのすべてについて、「円滑な肺循環の障碍による右房圧の上昇」と「右房の拡大」が原因であると考えられている。これに対して、一九九〇年代以降に導入されたTCPC方式については、まだ経過観察年数が短いとはいえ、中期遠隔成績においては不整脈の発生頻度が相対的に低いことが確認されており、より良好な予後の実現が期待されている（加藤木他 1999）。

こうした状況のなかで、過去にAPC法で修復を行った心臓を、TCPC法に変換する手術（フォンタン変換）が行われるようになっている。手術の総数やその後の経過に関する全体的なデータはまだ準備されていないようであるが、専門医のあいだでは、「フォンタン術後」の「遠隔期」において「不整脈」や「心房機能不全」が生じる場合にはTCPC法への転換が有力な対処方法であるという認識が共有されつつある。

では、再手術の必要性は、一般の患者に対してはどのような形で語られているのだろうか。一例として、日本成人先天性心疾患学会のホームページにおいて、患者からの質問への「回答」という形で示された専門医の言葉を引いてみよう（二〇二〇年一二月一四日閲覧）。

フォンタン手術は三尖弁閉鎖症や単心室の患者さんにおいて、最終的な目標とされた手術ですが、右心房に高い圧がかかるため術後一〇年を越えると右心房が拡大し不整脈が出現しやすくなります。術後二〇年ではおおむね八〇％程度の人で不整脈が出現するようです。そして、四〇歳を越えますと一〇〇％に出現するとされています。頻拍が出現するとフォンタン術後の患者さんは全身状態が悪くなりやすいので頻拍は大きな問題です。このため一九九〇年代の半ばからは、右心房に負担をかけない方法での手術（右心房内に導管をおく方法、或いは心臓の外に導管をおいて右心房をバイパスする方法など）を施行する施設も出てきました。そして既にファンタン術を施行されている患者さんでは、右心房の負担が増し不整脈が出現するようであればこういった手術法に転換することも行われるようになりました。実際に変換手術を行った患者さんはまだ多くはないのが現状です。

（丹羽公一郎、立野滋 http://www.jsachd.org/faq/2012/04/post-22.html）

しかし、個々の患者は、はたしてどのような条件の下で再手術に踏み切ることができるのだろうか。多くの心疾患者は、これまでの治療と体調管理の積み重ねのなかで自分なりの社会生活の条件を整え、それぞれの人生の軌道を歩んでいる。その生活史の推移のなかで、再び手術を受けるということはどういう意味をもつのか。どのような判断にもとづいて、こうした治療的介入を選択しうるのか。それは、一面においては、個々の心疾患者の身体的な状態（体調や体力）と、医療技術の適用によるその改善の見通しやリスクとのバランスのなかで決まってくるものであろう。しかし、それだけではなく、一人ひとりが歩んできた生活の軌跡が、いまどのような局面にさしかかっており、これからの生活にどのような像を投じているのかによっても変わってくるはずである。

以下では、その両面を見据えながら、フォンタン術後を生き、変換手術を受けるにいたった二人の女性へのインタビューをもとに、再手術経験を生活史上の出来事として記述することを試みる。あらためて確認するまでもないが、ここで取り上げる事例が、疾患の形態や身体的状態、あるいは生活の条件において「典型的」であったり「代表的」であったりするわけではない。むしろ重要なことは、身体面・生活面において、先天性心疾患者の生の個別性にいかに寄り添うことができるのかにある。ただし、それぞれに異なる生活史の軌道は、先天性心疾患という疾患とこれに関わる医療技術の配置によって、ある位相では相同的な構造的条件を課せられており、生活史的時間の進行の形式（人生の時の進み方）において通底的なパターンを示しているように思われる。その条件の下で一人ひとりの生活がいかに営まれていくのか。ここに記述の焦点が置かれる。

4. フォンタン変換手術を経験した二人の女性の語りから

(1) Qさんの生活史と「再手術」

Qさんは一九六九年生まれの女性である。第五章でも紹介したように、小さい頃は酸素量が足りず、「長く歩けない」、「人のスピードに合わせて歩けない」状態であった。六歳の時、小学校に上がる前に少しでも状況をよくしておこうということで、ブラロック手術を受ける。それでも、学校には親に自転車で送り迎えをしてもらって、ようやく通える状態であった。一〇歳の時に、フォンタン手術（ＡＰＣ法）を受ける。地元の中学に進学をするが、次第に学校を休む日が多くなり、卒業後は通信制の高校に在籍しながら、多くの時間を家で過ごすようになる。

二〇代の後半、体調を崩し、三か月ほどの入院生活を送る。それまでは、体調の波を経験しながらも、自分なりのペースでは日常生活を送ることができていたのだが、この時は、ベッドから起き上がることができないほど「動けない」状態になってしまった。しかし、退院後、Qさんは「家を出る」決心をし、仕事を見つけ、一人暮らしを始める。その当時、家族のなかにいくつかの問題が生じていたこともあって、母親からは反対をされるのであるが、「なんかそういうチャンスがめぐってきた」と感じたQさんは、それを押し切って「自立」の生活へと舵をきる。以来、週に二〇時間ほどの仕事をこなしながら、一人暮らしを続けてきた。ここまでは前章ですでに見たところであるが、本章での記述の焦点はこの後の展開にある。

Qさんは、長く働いていた職場を二〇一一年の七月に辞している。それは、仕事が「だんだん大変になって」「ちょっと休養期間を置きたい」と感じたからであったという。その当時、自分自身の体力が「多少（…）落ちてるっていう実感」（Q2012）はあったが、それだけが退職の原因ではなく、むしろ仕事の内容や量が増えて過剰負担になってきたことがきっかけとなっている。

これと偶然に前後する形で、Qさんは医療機関を変える決断をし、同年の八月、それまでとは別の病院で診察・治療を受けるようになった。そして、この医療機関において、不整脈が出ているので薬によるコントロールが必要であると診断され、一時的な入院をすることになる。この時、新しい主治医から「再手術を考えたほうがよい」という勧めを受ける。

ただし、不整脈はそれ以前からも経験されており、自分で薬を飲んでコントロールを継続してきたことであった。この時点でQさん自身には、自分の体調が特に悪くなっていると感じさせるような「自覚症状」はなかったという。いずれ再手術は必要になるのではないかという認識はそれ以前からもっていたが、今の自分がそれほどの状態であ

ると は考えていなかった。しかし、診察のなかで、不整脈だけでなく血栓が生じていることが指摘され、「これは対応しなければならない」という判断もあって、再手術の方向に動いていく。一方には、このタイミングで手術を受けないと（漸進的な体力低下によって）この先続けていくのがつらくなるかもしれないという予測があり、他方では、「血栓（が）飛んだら（…）いろんな障害が起きる」（Q2012）かもしれないという不安があった。結果として、二〇一二年六月に、フォンタン変換の手術（TCPC法）を受け、同時に、はじめてペースメーカーの埋め込みを行うことになる。

・「再手術」を受けるという判断

Qさんが、いずれ再手術が必要になるという認識をもつにいたったのは、医療者からの直接的な教示や示唆によるものではなかったようだ。むしろ、自分で心疾患に関する様々な情報を収集するなかで「再手術している人がいる」ことを知り、だいぶ前から「たぶん自分もいつかは」と思っていた。しかし、そうした知識が直ちに、手術適用を具体的な選択肢として意識させたわけではない。二〇〇五年に私たちが最初のインタビューをお願いした時にも、再手術のことは「頭のなかには」「片隅にはあった」が、「現実にいつになるのか」も分からず「実感もなかった」ので話題にはしなかったのだという。

主治医との関係のなかで実際に手術の可能性が語られるようになるのは、上述のように、二〇一一年の八月に新しい医療機関にかかるようになってからのことである。それ以前に診てもらっていた医師は、「再手術っていう手はある」と口にしながらも、「たぶん適応にならないだろう」という見通しを示していた。Qさんは、「その時の（体の）状況がよかったので、特に何かする必要はないっていう判断だった」（Q2012）のではないかと推察している。

しかし二〇一一年に不整脈のコントロールのために入院した際、「この機会に」再手術を考えたほうがよいという話が出てきた。これも既述の通り、その時点でのQさんは多少体力が落ちているという認識はもっていたが、「そこまで何かしなければならないほど、とは思っていなかった」そうである。しかし、(血栓が生じているという診断を含む) 医療者からの働きかけを受けて、「まあいい機会だなっていう感じで」再手術を受けるという判断にいたった。それは、あれかこれかの一大決心というよりは、診断と治療の一連の流れのなかでの選択であったように感じられる。「やればある程度楽になるだろうっていうのはありますから」、「まあ今は成り行きに任せるっていう形で」(Q2012) と、Qさんはふり返っている。

ただしそれは、患者の意思が尊重されなかったとか、考えて決めるための時間が与えられなかったということではない。主治医からの説明を「自分で受けて」、「あなたが決めなさい」という形でその情報が渡され、その上で医師は「こちらの状況」を「見て、待ってくれた」。「そういう意味では、ああ安心して任せられるなっていうところ」があったし、またそのおかげで、手術を受けることへの恐怖心 (「怖い」というような感情) はなかったという。こうした医師からの信頼、あるいは医師への信頼の感覚があってはじめて、流れのなかで決めていくということが可能になっているのである。

・「再手術」の身体的負荷と効果

しかし、心臓外科手術とは、その当事者にとってどのような体験なのだろうか。

Qさんによれば、手術そのものが身体に及ぼす侵襲的な影響は、技術的な改善によってかなり軽微なものになっているそうである（例えば、以前は縫合箇所の抜糸を行わなければならなかったが、現在はその必要がなくなった。三〇年前は手術後一週間はベッドから起き上がれなかったが、今回は術後二日目ぐらいには起き上がって、一週間後には「歩きなさい」と言われた、というように）。しかも、手術中は完全麻酔でまったく意識がないので、痛みやつらさを感じるわけでもない。しかし、手術時間は「一四時間」に及んでいる。当然のことながら、長時間にわたる開胸手術がもたらすダメージからの回復には相応の時間を要する。Qさんは、手術後一週間ぐらいが経過して「ずいぶん楽になってきた」と感じたという（この間、食事は出されていたがほとんど食べられなかった。一週間以上、点滴静脈内注射を受けた）。そして、退院後も直ちにそれ以前の生活ペースを取り戻せるわけではない。Qさんに対する今回のインタビューは、退院後三か月半の時間をおいてなされたが、そのタイミングは、そのころになれば体力も戻っているでしょうから、という理由で設定されたものであった。慎重を期して少し長めの期間をとったとのことであったが、それでもやはり、相応の時間を経てようやく日常的な活動（あるいは、インタビューに応じるというような負担をともなう作業）を担えるようになると考えてよいだろう。

こうした身体的な負担が、医療技術的な観点から見て特別に注視されるだけの重さをもっているのかどうか、筆者には判断がつかない。しかし、生活を継続していくという文脈のなかで考えれば、これは必ずしも軽微な代償ではない。とりわけ、Qさんのように一人で生活をしている人にとって、数か月を要するような回復期間を想定することは、生活の経済的基盤を維持するという点でも、日常生活上の必要（例えば、家事労働）を充足していくという点でも、決して容易な選択ではないはずである。

では、逆に手術のもたらすプラスの効果は、どのような形で期待され、かつ経験されていくのだろうか。手術によって何が得られる、何が変わるのかについて、術前にはどのような情報が与えられていたのか。その点を尋ねてみたところ、「今より良くなる」、「少し良くなるだろう」という見通しが示されていたという。「でも根本的に治す手術じゃないので、まあ、先生方もそれ以上は言えないと思うんですけど」とQさんはつけ加える。実際にどんな言葉で見通しが語られたのかについては「はっきりと」は「覚えていない」。けれども、「具体的にこれをこうしてっていう説明の時に、例えば、今まで心房が拡大してて、血液の流れがスムーズじゃないのが、スムーズになるので良くなりますよ、みたいな。その分、良くなりますよみたいな形で」(Q2012)の提示であったという。技術的で構造的な説明に終始している、と言ってよいだろうか。このような形で心臓に手を入れるので、血液の循環はこういう風に改善されますというレベルでの説明であった。Qさんはそのように記憶している。

他方、手術にともなうリスクについては、「自分の病院ではこれだけ」の数を経験していて、今までのところ「大丈夫でしたよ」という話であったようだ。フォンタン変換については、過去の適応例が少ないので、病院ごとには確率的な見通しを数字では示せない状況なのである。Qさん自身は、前の病院で、「十人に九人は大丈夫」――逆に言えば「一人は亡くなる」――と聞いたことがあり、「まあそんなものだろうな」と思っていたという。

「なので」現在の主治医から「話を聞く以前から、覚悟している部分はあったんじゃないかな」とふり返る。そのような大づかみな形で手術にともなう危険性の認識は既にあり、その点について今さら考え込んだりはしなかった、ということであろうか[3]。

では、その手術後の今、体調面ではどのような効果を感じているのだろうか。手術後三か月半が過ぎて「体調のほうは(いかがですか)?」という問いかけに対し、Qさんは「前よりはずっと楽になりましたね」、「なんか全体的に体が軽い感じがする」と答えている。徐脈への対応のために埋め込んだペースメーカーについても、普段は意識することなく過ごしているが、不整脈が出た時には「働いて」くれて、「ああ、これが良かったんだっていう実感」があったという。このように、体感・実感のレベルで手術の効果は確かに確認されている。おそらくこうした感覚体験は、患者が手術を肯定的に受け止める上で少なからぬ意味をもっている。ただし、Qさんの場合、それは劇的な変化と言えるような水準のものではない。例えば、出来なかったことが出来るようになるという形で生活の条件に大幅な改善が見られているわけではない。

・生活史の継続という観点から見た「再手術」

再手術という経験の意味は、単なる体調・体力面での変化にとどまらず、個々の患者の生活史的状況のなかでどのように位置づけられるのかによっても、大きく左右される。Qさんのケースに即して考えれば、これまで十年以上にわたって維持してきた自立的な生活をうまく継続していけるかどうかが問われることになる。

既述のように、Qさんが仕事を辞めたのは決して手術を受けるためではなく、職場の状況とその時点での自分の体力のバランスを考えてのことであった。退職後に病院を変え、その流れのなかで入院が決まり、再手術という選択肢が提示されていくという順番で事は推移していった。前後のつながりとしては、仕事を辞めた直後だったことが前提条件としてあったから、「まあいい機会」なので手術に臨もうという気持ちにもなった、と考えるのが自然である。

しかし、事後的にふり返って見れば、この間の入院と手術は、結果としてQさんが仕事を離れている期間を長期化させ、自活の維持を困難にしている。そのために、親に対して経済的に依存せざるをえない状態が続いている。その点について、インタビューのなかで多くの言葉が語られているわけではないのだが、二〇代の半ばにやや無理を押すようにして家を出てから、基本的には一人の力で生活を保ってきたQさんにとって、こうした状況の長期化には忸怩たる思いがあるように感じられる。

もちろん、家族や親からの自立は、お金の面だけで考えられる事柄ではない。何を、いつ、どのようなタイミングで選択し、どんな生活の形を実現していくのかを自分の意思で決めること。それを基本と考えるならば、手術にいたる一連のプロセスにおいても、Qさんは自立的な判断主体であり続けている。医療者から提供される情報を総合的に判断していく上でも、誰かの意見に従っているのではなく、自分なりに納得のできる道筋を慎重に選び取っている。今回も手術をするかどうかについては、家族の誰かに事前に相談をすることはなく、決めたことを事後的に報告し、了解を得ていったそうである。自分のことは自分の意思で。それがQさんの生き方のベースであることに変わりはない。

では、再手術後の生活については、どのような見通しをもつことができているのだろうか。

これから先のことを尋ねると、次の仕事を「来年の春」ごろ（インタビュー時点から見て）を目途に決めたいとしながらも、具体的に何をするのかに関しては「今のところ全部白紙」の状態であるという。しかし、その「白紙」という言葉には、積極的な意味での未確定性、つまり「今までずっとこうだから」と「自分に枠をはめてた」ところがあったので「それを外して、考えてみよう」としている、という一面もあるようだ。また、この機会を生かして「（福祉関係の）資格を取るために」「もうちょっと勉強」をしようかとも考えている。ただしそれは、就職に直結するようなものとしてではなく、体力のあるうちに「自分のやりたいことをやっておかないと、おそらくあとで後悔するだろう」（Q2012）から、という動機にもとづくものである。

他方、仕事から得られる収入とともに生活の基盤となっていた障害年金についても、受給資格の「厳格化」の影響で、今後の更新が約束されているわけではない。先天性心疾患者が情報交換をし、自ら情報発信をするために立ち上げたホームページを通じての活動も、「続けられるかどうか」「ちょっと今は分からない」状態にある。これからの状況については不確かな要素が多く、生活史の継続という観点から見れば、必ずしもすべてが前向きの展望に開かれているわけではない。

将来の生活のことは、「結局周りの状況に左右されてしまうので、どうなるのかっていうのは分からない」し、「自分の状況もまた、予測がつかなくて、そのなかでどうにかやっていく以外ない」ので、あまり「深くは考えたことがない」（Q2012）とQさんは語る。先のことは分からないので、その時々でどうにかしていくしかないというのは、継続的な不確かさを生きる先天性心疾患者としての偽らざる感覚なのだと思える。しかし、決して楽観的な見通しが許されるような局面に置かれているわけではない。再手術の成果がQさんの生活条件の改善につながるかどうかは、まだ未知数の部分を残している。

（2）ＢＬさんの生活史と「再手術」

ＢＬさんは一九七六年生まれの女性である。生まれた時からチアノーゼが見られていたが、すぐには心疾患とは判断されなかった。三か月の時にミルクを飲んでいて突然失神し、病院にかつぎこまれ、「三尖弁閉鎖」と診断される。この最初の入院時に最初の手術。四歳から五歳になるころに二回目の手術を受ける。高校一年生の夏の時点での心臓カテーテル検査でフォンタン手術（ＡＰＣ型）の適用が可能であると判断され、同年の一二月に入院して手術を受ける。

高校卒業後、専門学校に進む。夏までは体調も良好で、アメリカでの海外研修にも参加していたが、九月半ばから頻脈が見られるようになり、入院。ＤＣショック（直流除細動）を受けて、頻拍は落ち着く。半年ほど体調は安定していたが、二年生になったころに再発し、入院、DC、退院を繰り返す。短期間に繰り返しDCをかけたため心不全になりかけていると判断され、カテーテル・アブレーションによる治療を受ける。

卒業後は体調がすぐれないこともあって家にこもりがちの生活を送ることになるが、その時期にやはり先天性心疾患者であるBNさんと出会い、二〇〇一年に結婚。家族のもとを離れて、夫婦二人での生活が始まる。結婚後四年目に、ホルター心電図で就寝中の心停止が複数回見つかり、ペースメーカーを入れることになる。

「再手術」については、二〇〇九年ごろから、「もしかしたら五年以内に必要になるかもしれない」(BL2012：2)と主治医から言われており、将来的にその可能性があるものと認識していた。二〇一〇年の秋に、予定されていた心臓カテーテル検査の直前に頻拍を起こし、緊急で入院をしてDCをかける。いったん退院したのち、再入院して検査を受ける。その結果、手術をしたほうが良いという判断を告げられる。二〇一一年九月にフォンタン変換の手術を受ける。

・「再手術」を受けるという判断

再手術したほうが良いという医療者側の判断に対して、手術を受けるということ自体に「迷いはなかった」とBLさんは言う。再手術前に、専業主婦としての生活を送る上で特別な支障があったわけではない。「なんとか…家事や買い物を一人でこなしていた」。しかし、体力面で「良くはなっていない」ことは「確か」であった。二〇一〇年に頻拍を起こした時には、これが「直接手術につながる」とは思っていなかったが、「DCをかけなければ止まらない頻拍」は「一〇年ぶりぐらい」だったので、「やっぱり(手術が)必要なのかなあ」(BL2012)と考えるきっかけになったという。また、夫のBNさんによれば、この時期のBLさんは「出来ないことが増えて」ゆき、

「一日家にいてもだるいと言ってソファでゴロゴロしている時間が多かった」ようである。その様子を見てＢＮさんも、このままでは「この先もっと家事が出来ないっていうことに繋がってくるだろう」（BN2012）と感じていた。(4)

こうして、少しずつ悪くなっているという体調面での実感や見通しがあるなかで、「再手術」という提案は合理性のあるものとして受け止められたようである。「もう一回手術したほうがいい」という「理由」を医療者からどのように説明されたのかという筆者の問いに対して、（ＢＬさんと一緒に説明を受けていた）ＢＮさんは、「（手術をしなければ）今の生活の質が保てない」、「今出来てるようなことが（…）だんだん出来なくなって」いく、そして、体力面から考えても「三〇代」のうちにやるほうが「四〇、五〇代になって手術を受けるよりもリスクは低い」（BN2012）ということが挙げられたと答えている。これを受けて、ＢＬさんは「そのまま放っておいても良くなることはないし、肝臓と腎臓も（…）循環が悪くなっていくとそちらも悪化して、（そうなってしまうと）手術を自分が受けたいと思っても手遅れになってしまうと」（BL2012）考えたという。

こうした判断のもとで、手術を受けること自体に「踏み切れない感じ」はなかったとＢＬさんはふり返る。「しろと言われれば、必要なものだと思っていた」し、「もともとそういう性格なのか、（これまでの治療の場面でも、判断に迷って）あんまりぐだぐだ引きずることはなかった」（BL2012）のである。

ただし、ＢＬさんのこの潔い決断は、医療者に対する盲目的な信頼や白紙委任の態度を示すものではない。まず、手術にともなう「リスク」の説明がなされており、これを受けてＢＬさんとＢＮさんは、相応の「リスク評価」の上に判断を下している。「具体的にどういうリスクがあるという説明」だったのかという問いに対しては、過去の手術の痕を「剝離する」段階での外科的な問題、血小板が少ないことから生じる問題、輸血にともなう問題、腎不全などの内臓の機能不全が生じる可能性など「とにかくたくさん言われた」（BL2012）と、二人はふり返る。インタビューの時点では、手術を終え、「そこは無事に、何もなく」と笑って回想することができているのであるが、こうした「リスク呈示」はやはり一定の覚悟を要求したはずである。

こうしたリスクの評価においては、理科系の大学の出身で、情報収集のスキルとその読解の能力を備えたBNさんの存在が大きな意味をもっていることがうかがわれる。BNさんは、「医学的に一番いい」ことは何かを「医者にも聞く」し「自分でもネットで調べる」、そして「今の手術」を受けるのが良いということを「自分が納得いくまで」は「イエスと言わない」（BN2012）と語る。そして、自らも「フォンタン手術」の耐術者であるBNさんは、その技術の歴史やその後の経過に関しても相当量のデータを収集し、自分なりの判断を下している。BLさんは、こうした夫の発言を聞きながら、「主人がこういう性格だから、私はこうストレートにああそうなんだって」思えるのだと笑って言う。「しろと言われれば、必要なものだと思う」という彼女の態度は、情報と知識にもとづく自分たち（自分自身と信頼すべき夫）の判断に裏打ちされている。

しかし、疾患の状態と医療技術の適用に関する合理的で知的な判断がなされ、その上で迷いなく再手術が選択されているということは、これがなんの障壁もなく受け入れられていくということを意味するものではない。

実際、BLさんは、手術を受けることについては「もう自分のなかで、受けなきゃだめなんだって収まっていた」ので、それ自体についての「迷いはなかった」としながら、「もし無事に帰ってくることができなかったら…という不安から、かなり泣いて暮らした時期があった」（BL2012）とも言う。そして、その言葉の端々からは、再手術に臨む自分自身を後押ししてくれるものがあったこと、その経験の意味づけが様々な形で求められていたことがうかがえる。手術は、たとえ迷いなく判断しえたとしても、それだけの不安を喚起する出来事だったのである。

・手術に臨む上での不安

再手術にあたって、ＢＬさんは二〇年前の手術の記憶をよみがえらせている。

ＢＬ：（…）ただ二〇年前の昔のフォンタン、高校一年の時に受けたので、もうその記憶が全部残ってるから、あぁ…またあの経験をするのかって。でさらに二〇年歳とっていて、回復も高校生よりは確実に時間がかかるのが、どこまでかかるのかなって感じですね。（BL2012）

ＢＬさんは、「旧式フォンタン」の手術の際に、「丸一日」時間がかかり、その後「ＩＣＵに五日ぐらいいたこと」も「全部覚えて」いるという。「呼吸器の管抜く時とか、ドレーンを全部抜く時とか、抜糸からガーゼ交換も痛かったし、うん、そういうこととか」（BL2012）。手術の記憶は、まぎれもない痛みの感覚として体に刻まれている。「またあれを」するのかという思いは、その身体化された記憶からわきあがるものとしてあったようだ。

また、ＢＬさんは、今回の手術を長年かかり続けていた医療機関とは別の病院で受けている。彼女は子どもの頃から何箇所か医療機関を変え、ようやく現在の病院に落ち着き、この「Ｒ病院」が最善であると思っていた。ところが今回、Ｒ病院の外科医によって「難しい手術」であることが繰り返し強調され、その時の説明内容や説明口調にかなり不安を感じたという。「Ｒ病院以上のところはないだろうと思っていたので、でそこで、難しいって言われたら、もうこれは本当に賭けるしかないんだなあ」（BL2012）と思った、とＢＬさんはふり返っている。技術的な難しさは、再手術の場合に、過去の手術の痕を「剝離する」のに長い時間を要し、麻酔をかける時間が延びることによって身体への負担が増してしまう点にあるようだ。

しかし当初は、R病院の循環器小児科医からこの外科医を紹介されていたため、同病院で手術を受ける以外に選択肢はないと思い込んでいた。結果的には、R病院の循環器小児科医と再度相談し、P病院の外科医を紹介してもらうことになるのであるが、それは、これまでに関係をもっていなかった医師（知らない先生）に身を委ねるということでもある。

こうした経緯を受け止めていくなかでは、人とのつながり、あるいは医師に対する技術的であると同時に人間的な信頼感が大きな意味をもってくるように思われる。その点を示すエピソードがインタビューのなかで二つ語られている。

ひとつは、過去にP病院でTCPC手術を受けた友人がいたこと。三年ほど前に同じ病院でTCPCを受けて元気になった同年齢の友だち（術前はBLさんより重篤だったという）と、入院前に一度会うことができて、いろいろ教えてもらった。その友人は、BLさんと同じ先生とそのチームによる手術を受けており、「まあああの先生だったら大丈夫だよ」という言葉をかけてくれた。そういう「前例」が身近にあったことが「ずいぶん勇気になりました」（BL2012）とBLさんは語る。

もうひとつは、手術前に執刀医や麻酔医と実際に顔を合わせた時に、親近感や信頼感をもつことができたこと。BLさんが「P病院の執刀医」に直接会って話をしたのは「手術の前日」であった。それまで「顔を見たことのない先生に切ってもらうなんて」と思っていたのだが、実際にその医師の口から直接、これまでの「再手術」においては何も問題が起きていません、剝離も時間をかけないようにやります、という言葉を聞いて、「同じ説明を受けるのでも、その印象が全然違った」という。また、担当の麻酔科医が、BLさんのかつての主治医と一緒に働いていたことがあることが分かり、そこで「親近感というか安心感」が生まれた場面があった。「あとは、先生方も全力尽くしてくれるというのは術前説明で充分伝わってきて分かっていたので、あとはお任せですね」（BL2012）とBLさんは言う。その際に安心して「任せ」られるかどうかは、技術的な情報だけに依存するものではない。それはやはり、目の前の「人」に対する信頼感にかかっているのである。

・「再手術」を位置づけるストーリー

手術にともなうリスクに対する配慮や、手術そのものがもたらす痛みへの恐れ、そして新しい医療者に身を委ねることへの不安。こうした思いを抱えながらも、BLさんは、長い時間にわたって思い悩むことなく「再手術」という選択肢を受け入れていく。その判断を可能にしているのは、確かに一定量の医療情報と医療者とのコミュニケーション、そしてそれにもとづく「見通し」についての合理的な判断である。しかし、どれほど慎重な検討を行っても、手術中に何が起こるか、手術後の状態がどのように改善されるのか、さらに長期的な生活の条件がどのように変わっていくのかについて、確実な予測を立てられないことに変わりはない。治療行為の選択は、基本的に「手探り」の連続であり、「賭け」という性格を払拭しきれない。情報にもとづく合理的な判断だけでそこに踏み出すのは、容易なことではない。

BLさんの語りにおいて印象的であったのは、再手術に臨むことを積極的に意味づける言葉が随所に発せられていたことである。そこからは、再手術という出来事をその筋立てのなかに位置づけていくストーリーが立ちあがっていくように見える。

・医療の進歩とともにあるということ

そのひとつは、自分自身の治療体験を医療技術の進歩の歴史のなかに位置づけることによって、一定のリスクを引き受けることに積極的な価値を見いだそうとする語りとして現れる。

インタビューのなかでＢＬさんは、先天性心疾患に対する手術適用年齢が急速に低年齢化しているという話の流れのなかで、医療者もまた「手さぐり」の模索を続けているのだと評価し、例えば、自分自身が一番はじめに受けた手術はもう教科書にも載っていないほど旧式のものになってしまった、と語る。そして、ある医師から、「ＢＬさんはフォンタン手術の歴史そのものです」（BL2012）と言われてしまったと、笑いながらふり返っている。彼女の体のなかに、三〇年間の医療の進歩の歴史が刻み込まれているのである。その上で、ＢＬさんは次のように言葉を継いでいる。

ＢＬ：まあ、どうしても、同じような病気をもって生まれてくる子どもはこの先もゼロではないと思うんですよ。で、今実際手術を受けよう…これから受けなきゃいけない子どもも多いと思うし、そういう子たちの、データになるんだったら、まあこういう…生き方もありなのかなあ…って思いますね。まあ、痛い思いはしてますけど。

（BL2012）

これは、必ずしも今回の再手術のことだけに関わる発言ではないのかもしれない。しかし、「手さぐり」で続けられていく医療技術の革新のなかで、自分自身の経験や実績が「データとして」活かされるのであれば、「痛い思い」をしても、次の世代（「子どもたち」）の役に立つのではないか、だから「こういう…生き方もあり」なのだと

ＢＬさんは言う。ここには、自分自身の医療経験が自分一人にとってのみ意味のあるものではなく、将来の世代も含めた、心臓病とともに生きる人たちの全体に共有される財産であるという認識が示されている。このようにして、先天性心疾患者のために模索的な努力を続ける医療者たちと、その医療者への依存と信頼のなかで生きていく患者たち全体が共有する、医学的な挑戦（チャレンジ）の物語が緩やかにイメージされ、そのストーリーラインの上に自分自身の「手術」の歴史が位置づけられるのである。

二〇一九年のインタビューにおいて、ＢＬさんは、「その時、その時で治療法があるっていうのが（…）希望になります」（BL2019）と語っている。自分の体の具合が悪くなった時に、そのタイミングで新しい技術が適用可能なものとなり、そのつど医療の進歩に助けられてきたことを「すごく幸せなこと」だとふり返るのである。

ＢＬ：必要な、本当に必要な時に…なんだろう現れてくるっていうか、うん。（BL2019）

こうして自分自身が、医療技術の革新によって、運よく「生かされている」という感覚が強くある。だからこそ、心臓病をめぐる医療全体の歴史の一部として、自分自身の生を位置づけることができるのであろう。

ＢＬさんにとって、「手術」を受けるということは、（共有化されるべき）技術革新の最先端（フロンティア）を歩んでゆくということであり、それゆえに、付随するリスクを引き受けるという点も含めて、それは純粋に個人的な出来事にとどまるものではない。それを通じて、先天性心疾患者や医療者たちとのつながり――「連帯」と言っていいだろうか――が確かめられていくような、社会的な責任をともなう行為でもあるのだ。

・二人の歴史を刻んでいくということ

その一方で、ＢＬさんの再手術体験は、夫であるＢＮさんとの二人の関係のなかに位置づけられ、固有の物語的な意味を獲得している。

やはりインタビューのなかで、ＢＬさんは、それまでの話（手術後の生活への影響）の流れからふと逸れるようにして、「まあ、でも今回、もし結婚していなければ、手術したほうがいいと言われても、はたして受けたかなあ」と自らに問いかけている。「それはどうして（ですか）」という筆者の問いに対して、「いや、あの、待っててくれる人がいる（から）」（BL2012）と彼女は言葉を返す。

この短いやり取りは、ＢＬさんが「再手術」という体験を受け止めていく、もう一つの重要な文脈のありかを示している。先に、ＢＬさんが再手術の合理性を判断する際に、ＢＮさんの考えを尊重していたということを確認したが、それは単に身近に信頼のおける判断力の持ち主がいるということにとどまるものではない。自分自身もフォンタン手術の経験者であるＢＮさんは、ＢＬさんの「再手術」の話を聞くなかで、自分自身の手術体験の記憶を呼び起こし、「自分もあれだけの思いをした」というところから、それを「もう一回やらねばならない」ことの大変さを想像している。その一方で彼は、妻の体調の変化や体力の低下を間近に感じているし、その事実を自分自身の生活（あるいは生そのもの）に関わる現実として受け止めている。ＢＬさんに頻拍が起こったり、「出来ないこと」が増えていったり、「一日家にいてもだるいと言ってソファでごろごろしている時間が多かった」のを見て、「手術をしたほうがいいんだろうな」「しなきゃこの先もっと家事ができないっていうことにつながってくるんだろうな」と考え、「そこは腹を括らなければいけない」と感じていたという。そこには、わが身のことのように、あるいはわが身に関わる現実として、彼女の体の状態を思い、どうすればよいのかを考えるＢＮさんの姿がある。

ＢＬさんにとって、少しずつ体力が落ちていくということも含め、自分の体を生きていくということは、すでに自分一人の現実ではない。その体のありようを傍らに感じ、考えているパートナーがいる。そのなかで「再手術」に踏み切るということは、この身近な存在の思いや期待に応えるということでもあるし、別の言い方をすれば、それは二人で築いていく現実のなかではじめて意味を結ぶ行動でもある。

「もし結婚していなければ手術は受けなかったかもしれない」、「（再手術を受ける気持ちになったのは）待っててくれる人がいるから」という先の発言は、医療的行為の選択もまた、二人が共同で形作っていく物語のなかで意味づけられていくということを指している。体調の変化はＢＬさん個人の現実であり、変換手術の適用もまたさしあたりは彼女一人について問われる選択肢である。しかし、その身体上の出来事を受け止める文脈は、二人の親密な共同性の上に成り立っている。少なくともＢＬさんにとって、再手術という決断が可能であったのは、二人で共に刻んでいく歴史（ストーリー）があるからだと言える。

インタビューの後半で、一人の学生から、「これから、心の支えになっていくのはやはりお互いの存在なのでしょうか」という趣旨の質問が投げかけられた際に、ＢＬさんは次のように答えている。

ＢＬ：そうですね。先日も二人で話しているときにはっとしたのが、もう人生の三分の一、一緒にいるんだからねって言われて、ま、それがね今度二分の一になり、長くなっていくじゃないですか。親と暮らした時期よりも、だから、一番話せるというか、お互いを分かり合えるし、無理しないでいける人がそばに居るっていうのはとても心強いし、まあ一〇年後お互いどうなっているのか分からないけど、まあその時はその時でまた二人で考えることはできると思いますね。（BL2012）

お互いの身に起こる出来事も、「二人で考える」ということ。そこに、ＢＬさんのストーリーを導く基本的な形がある。

・**術後の体調の変化**

ＢＬさんの場合も、術後の経過は順調に推移しているようである。「手術前と比べて」「体調」や「体力」のレベルはどうですかという問いに対して、ＢＬさんはまず、「階段が上がれるようになった」ことを挙げた。「術前」には、「四、五段上がって休んだり」ということが多かったが、「今はそれはなくて」「電車で出かけた時にどこか一駅は一階段上がろうと」している。また、入院の直前まで会っていた人たちに久しぶりに会ったら「顔色がよくなった」と言われた。血行が良くなって「指先が温かくなっている」。こうした一つひとつの事実は「とても大きい」こととして受け止められている（BL2012）。

ただし、生活を送る上での支障がまったくないわけではない。一番の問題は、以前には胸部――鎖骨下――に入っていたペースメーカーを今回腹部に装着し直したところ、肋骨と「こすれるような」感覚が生じていること。医師からは、「筋肉のポケットをちゃんと作っているから、こすれるはずはない」と言われ、そのことは分かっているのだが、やはり「骨とこすれるような感じ」がするし、「一日の疲れ」が出てくると「ちょっとピリピリ痛くなって」くる。その上、ペースメーカーから心臓へリード線が二本走っており、それを引っ張ってしまって「心臓から抜けたら再び開胸して着け直さなければならない」ので、「ストレッチ」もできず、「寝返りもあまり打てず」、「最近やっと横向いて寝る」ことができるようになった。抜けてしまうと再度手術をやり直すことになるので、「怖い」「大事にしなければ」と思いながら暮らしており、ひどく「肩が凝って」しまう（BL2012）。かなり慎重に「気をつけながら」の生活を強いられていることがうかがえる。

しかし、全体的に見れば、ＢＬさんは今回の手術の成果を前向きにとらえているようである。今でも、「重い荷物を持って帰れない」から「一人で」は「買い物」に行けない。そういうことに「もどかしさ」を感じることはあるが、それでも術前の体調が悪かったころに比べればずっと多くのことができている。「寝返りが打てないのがつらいくらいかな」と、ＢＬさんは笑って話す。今与えられている体の状態を、自分にとっての定常値として受け止めて、そこから自分たちの生活を形作っていく。その姿勢にゆらぎはないように感じられる。

5．考察――生活史上の作業としての再手術

ここまで、二人の先天性心疾患患者へのインタビューをもとに、再手術（フォンタン変換手術）の経験をめぐる語りを辿ってきた。手術に至るまでの経過の辿り方において、二つのケースにはいくつかの共通点を見ることができる。

ＱさんもＢＬさんも、一〇代でフォンタン手術（ＡＰＣ法）を受け、その後何度かの体調の変化を経験しながらも成人となり、それぞれの社会生活の基盤を築いて、自立的な生活を実現してきた。しかし、この数年は緩やかな形で体力の低下を感じており、仕事や家事を担う上での負担感が増していく状況があった。ただし、生活そのものは従来通りに維持されており、二人とも自分が直ちに外科的治療（手術）を要するとは考えていなかった。この間、医療機関との関係は継続的に保たれており、（Ｑさんは病院を変えたばかりであったが）医師との信頼関係が築か

れていた。そのなかで、何らかの身体的な変化の兆し（Qさんの場合は不整脈と血栓、BLさんの場合はやや重い不整脈と心不全）をきっかけとして、医療者の側から「再手術」の提案がなされた。いずれの場合も、このままにしておくよりは、この時期に変換手術を施しておく方が中長期的な体調・体力の維持にとって好ましい結果が予想される、という判断が示されていた。これに対して、両者とも、強い抵抗感や長期間の逡巡を経ることなく、再び手術を受けることを選択している。[5] そして、術後の経過も基本的には順調であり、体調面での改善もみられ、手術それ自体がもたらすダメージからも少しずつ回復しつつある。

ただし、こうした「疾患コース」の推移（身体的・医療的な経過）を離れ、それぞれの生活史上の流れのなかでとらえ直してみると、再手術という出来事のもつ意味は、相互に大きく異なるものとして現れてくる。

Qさんの場合には、一人で、自立的に生きていくことが生活のベースとしてあり、これまでも、様々な福祉制度（障害年金、自立支援法にもとづくヘルパー派遣制度など）を活用しながら、仕事を続け、自分の生活を自分の力で保ってきた。そのQさんにとって再手術は、この先を見すえて少しでも長く体力を維持するために必要な策でありながら、同時に、一定期間の就労の中断を余儀なくさせ、生活基盤の維持を危うくする一面をともなっている。この先にQさんが再就職し、自立的な生活の土台を回復することができるかどうか。そこに生活史の継続の可否がかかっている。

他方、BLさんの場合には、再手術の経験もまた、BNさんというパートナーとの関係のなかに位置づけられ、二人で共に考え、乗り越えていくべき課題として受け止められている。それは、手術にともなうリスクへの配慮や効果の予測を共同化するということだけではなく、それぞれの問題を「自分たち」のものとして分有していくストーリーを語り続けるということでもある。その意味で、BLさんにとって、生活史の継続は二人の「関係」に依存している。

もちろん私たちは、どちらの状況がより好ましいということを論じうるわけではない。大事な点は、「フォンタン変換手術」という技術的に準備された可能性が個々の先天性心疾患者に何をもたらしうるのかは、それぞれの生活史的状況に応じて変化していくという、ある意味では当たり前の認識を再確認することにある。個々の患者は、身体的な影響の水準だけではなく、自分自身の「暮らし」に及ぼす効果をも含めて、外科的介入にともなうリスクと負担を引き受け、同時にその成果を強く期待しながら再手術に臨む。そこには、体調の改善だけではなく、それぞれが生きている物語の継続が賭けられている。医療技術は、個々の生活の文脈のなかで、その人の「生活史上の作業」を支援するものとして提供されねばならない。

6. 絶えず「進歩」する技術とともに生きる

一人ひとりの人間がそれぞれの生活史を歩んでいることをベースに置いてみた時、医療技術の「進歩」とはいったい何をもたらすものなのか。

言うまでもなく、技術は病者の生存の条件を拡張し、生活の質（ＱＯＬ）を高めるために開発される。しかし、絶えず進歩を続ける先端医療は、恒常的に準備され、いつでも選択しうるような汎用的資源としてあるのではない。病む人の視点から見れば、それは、いつか実現されるものとして期待され、しかしそれがいつのことであるのかはあらかじめ知らされず、ある段階で「今ならできます」という形で提案されるものとしてある。したがって多くの患者は、（情報環境のあり方に応じて）いずれそのような技術が適用可能になるかもしれないことを意識することがあるとしても、その適用を「予定する」形で生活を送ってはいない。それは曖昧な期待と予測の対象である。新たな技術的可能性は、あるタイミングで、その漠然とした予期に応える形で、また時には思いがけない形で浮上してくる。

そのことを、ＢＬさんのように「幸せなこと」だと受け止めることもできる。ＢＬさんの父親は、革新を続ける医療技術にそのつど助けられてきたことを「ついている」、「そういう風に生まれている、生まれもっている」（BL2019）と表現しているそうである。たしかに、昨日まではできなかった治療が今日ならできますということが繰り返し経験され、そのおかげで今の自分が生きていると思えるのである。そこで求められるのは、「自分のその時の決断力というか判断力」だとＢＬさんは言う。「あ、じゃあそれができるんだからやろうよ」（BL2019）という姿勢。提供される技術の偶発性を「幸運」として受け止めなおす積極性である。

だから、「不確かさ」を一概に否定的にとらえるべきではない。医療技術の「絶え間ない」進歩は、人々の生存の可能性を広げると同時に、その不確実性を受け入れて前向きに生きていく力を養うことがある。「先端医療とともにある」ことを、自分自身のチャレンジとして、自己物語の推進力に換えていくことができるのである。

とはいえ、その場合にも、人々の生が偶発的な条件に依存していることを見逃すべきではないだろう。自分自身の生命と生活の根幹に関わるものでありながら、いつ自分自身に適用可能なものとなるのかが予測しきれないような技術的条件。それは、生活史の継続という観点から見るならば、自分自身の目の前に浮上してきた時点で物語のなかに取り込んでいくか、あるいは遠ざけておくかを選択しなければならない「外部変数」としてある。その判断は、技術適用にともなう費用対効果の計算（合理的判断）だけにもとづくものではなく、それによって自分自身のストーリーを継続的に語る（過去とのつながりを保ちつつ、未来に向けてそれを送り出していく）ことができるかどうか（物語的判断）に関わっていく。物語とは、偶発的な出来事を受け止めながら、経験の時間的継続を再生産し続ける営みとしてある。

フォンタン変換という新たな技術は、先天性心疾患者の生活を良好な状態で長く存続させることを可能にするものとして導入されている。しかし、その技術の適用がそれぞれの人の生活史の継続を支えるものとなりうるかどうか。それを見極めるためには、一人ひとりが生きている「物語」と「ともに考える」[6]ことが求められている。

注

（1）技術適用のタイミングは、純粋に技術的な要因だけではなく、社会制度上の問題や経済的な条件によっても変わってくる。例えば、医療技術としては利用が可能で、認可が下りている治療方法であっても、保険の適用がなされず、実際には選択できない場合がある。

（2）心臓と内臓の形成を経て、左右の非対称性が正常な場合を「内臓心房正位」、左右が反転している場合を「逆位」と呼ぶ。これらの臓器心房発達の左右への極性が乱れ、正位にも逆位も当てはまらない状態を「錯位」という。この錯位の内、左右の両側が右側の形態を呈する場合を「右側相同」、左側の形態を呈する場合を「左側相同」と呼ぶ。「右側相同」の場合、脾臓が同定できないので「無脾症候群」、「左側相同」の場合には脾臓に複数の組織が作られるので「多脾症候群」とも呼ばれる（中澤 2005：181、高橋 1997：10）。

（3）インタビュー後にいただいたメールにおいてQさんは、「手術のリスクに対しては、確率を示されても（確率の数字が正しく出されたとしても）、一〇〇％でない限り、受ける当人にとっては助かるか、助からないか、のどちらかですから、数字には頼れません。道を進んでいたら分かれ道があり、先へ進まねばならない状況でどうするかというのと同じ。私にとってはそれだけのことでした。そういった決断を迫られるのはしんどいことではありますが」と語っている。

（4）BNさんとBLさんには、お二人一緒にお話をうかがっており、（BN2012）と（BL2012）は同じインタビュー記録を指している。ここでは、発話者に応じて、表記を変えている。

（5）ここにとりあげた二人の語りからは、医療者からも相当に丁寧な説明がなされ、患者本人（およびその配偶者）が十分に考えた上で再手術を選択しているように思われる。しかし、それを踏まえてなお、先端的な医療技術の提供が、患者による自己決定を実質的に可能にしているかどうかについて、慎重に見極めていく必要があるだろう。柘植あづみが「生殖技術」の医療化をめぐって論じたように、「ある技術が選択肢として存在している社会では、それは選択しないのは難しい」（柘植 2012：162）からである。不妊治療をはじめとする生殖技術は、個々人の主体的な意思（自己決定）によって選択されるものとして提示されているが、これを選択しない、あるいは途中で中止することが実質的になしえない状況が生まれがちである。心臓疾患に関する治療手段の選択は、生殖医療技術の選択と同等に論じることのできないものであるが、構図としては、同様の「技術的圧力」の下で「選択しない」という選択肢が与えられにくいものになりかねない。そうであればこそ、患者の自己決定を実質化することに配慮が必要であり、同時にその選択を「自己責任」として個人に押しつけるのではなく、決定過程を柔軟に支援していく体制が準備されなければならないだろう。

（6）病む人の語りを前にして求められることは、「物語について考える」ことではなく、「物語とともに考える」ことであると論じたのは、A・W・フランクである。「物語とともに考えるということは、その物語に参加するということを意味する。それは、自分自身の思考のなかに、物語に内在する因果性の論理や、その時間性や、語りのテンションを取り入れることである。語りの倫理は、物語のなかにとどまることができない時でも、物語とともにあり続けようとする。その目的は、他者の感情の内面化ということではなく、ハルパーンが他者との『共鳴』と呼んだ意味での共感である。他者の自己物語は私自身のものとはなりえない。しかし私は、その微妙な陰影を感じ取り、その筋立ての変化を先取りできる程度には、その物語との共鳴を高めていくことができる」（Frank 1995=2002：218）。

第七章　思い描いていた未来とは別のかたちで

――二重の不確かさを生きる

1．女性心疾患者の生活史と二つの不確かさ

子どもの頃に手術を終えた先天性心疾患者たちは、手術後の時間的な経過や体の成長にともなって、一〇代半ば以降、しばしば体調の変化（悪化）を経験している。それは、ときに生活史の継続（ないしは〈社会生活〉の継続）のみならず、自分がそれまで思い描いていた将来像――ライフコースの実現――をも揺るがしうる。

ここでは二名の女性心疾患者の語りから、まずは彼女たちの生活史を辿っていく。それはまさに不確かさの軌跡である。予期せぬ出来事として到来する、身体上の、また、生活史上の危機に直面しながらも、なお人生を前に進めていくために、彼女たちは、どのように不確かさと対峙してきたのか。また、女性心疾患者に特有の問題として、どのような不確かさが生じるのか。本章では、これらの問いについて、二つの不確かさ――病いの不確かさと妊娠・出産の不確かさ――に注目しながら考察していく。

2. Gさんの生活史

(1)「不安」のなかで築き上げてきた学校生活

GさんはR県出身、一九八五年生まれの女性である。私たちがGさんにお話をうかがったのは、彼女が二七歳(二〇一二年)と三三歳(二〇一八年)の時である。

・「一〇歳までは生きられない」

Gさんが誕生した一九八〇年代半ばは、病院や診療所に超音波診断装置が普及し、胎児診断が一般的になった時期であり(鈴井 2004)、彼女は母親の胎内にいる時から消化器官の異常が疑われていた。そしてまもなく早産で生まれたGさんは、「腸回転異常」と「十二指腸閉鎖」が認められ、出生後すぐに別の病院へと搬送されて緊急手術を受けることになった。さらにその後、重度の心臓病――「多脾症候群」「完全型心内膜床欠損症」「肺動脈狭窄」など――と診断されるが、こちらは経過観察となる。医師からは、いずれ心臓の手術をしなければ「一〇歳までは生きられない」と告げられ、今は「手術をできる先生がいない」が、この先「医学が進歩すれば助かるかもしれない」と説明されたという。

こうした状況のなか、小学校時代は「スポーツは全部禁止」「歩くことも階段を上ることも極力避けたほうがいい」という判断から、登下校は両親に送迎してもらい、担任の先生や同級生のサポートを得ながら学校生活を送っていた。そして、「ギリギリ」小学六年生（一一歳）の時に、「東京の病院でできるようになったから」と言われ、心臓の手術を受けるに至った。この時、二枚のパッチを用いて心房・心室の壁をつくる手術、人工弁(1)――Gさんの場合は「生体弁」――を用いて心臓の弁をつくる手術、さらには狭い血管を広げる手術が約一〇時間かけておこなわれた。

その後の中学校時代は、体育の授業も――「ほとんど見学だった」とはいえ――一部は参加できるようになり、体力面では改善が見られたようだ。だが一方で、中学校入学にともなって、周囲の理解やサポートが得られるような関係性を一から築き直さなければならなくなり、新たなクラスメートとはそうした関係を上手く築けず、精神面で大きく疲弊してしまう。その結果、Gさんは一年生の夏休み明けから教室に足を運べなくなり、学校の先生とも相談の末、二年生の春に特別支援学級に移動した。彼女は、このクラスの仲間たちとの思い出を回想しながら、「私にとっては、そっちのほうがまあ良かったのかな」とふり返っている。

・「また手術しなきゃいけないのかな」

中学校卒業後、Gさんは地元の定時制高校に進学した。定時制は全日制よりも一日の授業時間が少なく設定されている。また、免許取得後は自動車通学が可能となり、その意味で心臓に負担をかけることなく学校生活を送れるような条件がそろっていた。しかし、この頃から少しずつ体調が悪くなっていく。心臓がときどき「ギュー」と締めつけられたり、突然痛くなったりするようになった。そして、手術後に「ここまで」できるようになったことが「半分」しかできなくなり、「自覚」として、日常生活に再び「制限」が生じ始めたという。このことは、Gさんにとって「また手術しなきゃいけないのかな」という「不安」を呼び起こすものであった。加えて、体調の変化が友人関係に影響してしまうのではないかという懸念もあった。だが、第三章でも見たように、中学校時代とは異なり、この高校には、生徒が自分のことを打ち明けたり、周囲がそれを受け止めてくれるような環境があり、Gさんも心臓病について自ら開示し、友人たちも彼女の体調に合わせて「遊びに行くプラン」を調整してくれたという。

そして、高校卒業後、Gさんは体調に不安を抱えながらも、実家を離れ、県内の大学へと進学する。もともと彼女には看護師になりたいという夢があった。しかし、看護師は体力的に難しいと判断し、福祉系の学部がある大学を選び、社会福祉士の資格の取得を目指した。だが、なによりもまず「倒れたらどうしよう」という一抹の不安があるなかで、一人暮らしをしながらの大学生活は、けっして順風満帆だったわけではない。最初は登校するだけで疲れ切ってしまい授業を受けるどころではなく、その後、大学側と交渉を重ねたり、学生ボランティアによるサポートを得ながら、少しずつ大学生活に適応していったという。また、私生活では、体調が悪いときに手を貸してくれる友人の支えもあり、Gさんはひとまず大きく体調を崩すことなく無事に卒業を迎えた。

社会福祉士の資格を取得したGさんは、大学卒業後、実家に戻り、家族が経営する介護施設に就職する。フルタイムは、体調を考えると厳しいため、週一日程度にとどめ、残りの週三~四日は午前中だけの短時間勤務である。二〇一二年の調査では、それでも「正直言ったらきついです」と話していた。

ここまで見てきたように、Gさんは、高校生の頃から緩やかに体の状態が下向き始め、生活の継続に「不安」を感じつつも、周囲の理解やサポートを得ながら高校・大学生活を終えた。一方で、そうした学校生活――あるいは生活史の継続――は、学校側との交渉をはじめ、彼女が自ら努力を重ねて築き上げてきたものでもあった。

・子どもを産みたいならば「早くしなさい」

前述のとおり、Gさんは高校生の頃から少しずつ心臓に異変を感じ始めるが、その間、地元の主治医のもとへ、半年に一回ほど定期検査のため通院し様子を見てきた。しかし、就職後、二〇代半ばにホルター心電図検査を受けたところ、ある程度「(生活を) 制限しないといけない」レベルの不整脈が見つかり、そこからは「自分がこれ以上ダメだと思ったら、無理はしない」ようにしたという。また人工弁は、生体弁の場合、耐用年数は「一〇年から一五年くらい」と言われる。小学六年生の時に受けた手術から一五年以上が経過した今、弁の動きが悪くなり、再び逆流が起き始めているため、いずれは弁を交換する再手術が必要になるという。

前章で見たように、将来的な医療技術の進展や疾患コースの推移は、少なからず不確かさをともなうものであるが、一方で、手術や再手術に関するGさんの語りからは、医師が示す「一〇歳まで」や「一〇年から一五年くらい」といった時間的な制約が、ある程度の確からしさをもって現前していることが分かる。そして、二〇一二年の調査では、もうひとつ、同様の時間的な制約を表す医師の言葉が語られていた。それは妊娠・出産のタイムリミットである。

G：前に東京の病院を受診した時（…）先生に言われたのは、産みたいのであれば、早くしなさいって（笑）。（…）その当時としては、たぶん今だったら、大丈夫だからっていうようなことだったと思うんですけど、相手がいるんだったら早いほうがいいよって。（G2012）

Gさんによれば、この時医師とは「心臓の機能的な問題」に加え、「将来どういう家族をもちたいか」という話になり、そのなかで、心臓への負担を考慮しても「たぶん今だったら、大丈夫だから」、妊娠・出産を希望するならば「早くしなさい」と伝えられたのだという。この医師の言葉は、妊娠・出産のタイムリミットだけではなく、(少なくともこの時点では)妊娠・出産が必ずしも不可能ではないことを示している。

医療技術の進展は、たんに心臓を修復する技術に関わるだけではない。女性の心疾患者にとって、それは妊娠・出産の可能性をも左右する。そして妊娠・出産が可能であるかは、結婚を含めたライフコースの選択に影響をもたらしうる。二〇一二年の時点で、Gさんは次のように語っていた。

G:結婚は頭にありますね。あるんですけど、最初に思っちゃうのは、えっと、健康な子どもが産めるのかどうかとか、その、相手の親に話をした時に反対されるんじゃないかって(…)、まあそうじゃないっていう、いくつか話を聞いたんですけども、やっぱりそれは病名が違うし、相手の方の受け止め方だったり、そういうのも違った結果だと思うので、不安ではあるんですけど(…)したいなという気持ちはあります。(G2012)

この語りからは、Gさんが、さまざまな不安を抱えながらも、将来的に家庭を築くことを望んでいたことがうかがえる。さらに彼女はこう続ける。

G:(心友会でも)恋愛とか結婚っていう話になると、やっぱりみんな自分の病気のことを考えてしまうんですけど、でも、今こうやって普通におんなじレベルまで上がってきて、生活できているのであれば、(…)自分のほうが自信をもって行動していかないと、何も変わらないんだよねっていうことは、たまに話はしたりします。

（G2012）

このように、Gさんが語る不安や懸念は、恋愛や結婚を意識する年齢になった心疾患者たちが少なからず共有しているものであるが、周囲と「おんなじレベル」の生活が可能であるならば、自分も結婚して子どもを生み育てたい。それが、この時の彼女の希望であり、「今だったら、大丈夫」という医師の言葉はそれを後押しするものだったのではないだろうか。

だが、その先の未来は、この時Gさんが思い描いていたものとは異なるものであった。

（2）危機の到来から混沌のなかへ

・「子どもは産むことは諦めてください」

二〇一三年、Gさんは社会福祉士として多忙な生活を送っていた。就職して数年が経ち、職場では立場も上がり、その分、仕事の量も増えたという。そうした状況のなか、頭痛と不整脈が頻発するようになる。さらには生理も止まってしまう。しかし、家族には「まあ、働き過ぎだから気にしないほうがいいんじゃないか」と言われ、本人もまた、そこまで深刻に受け止めることなく病院に行かず様子を見ていたという。ところが翌年も体調不良は続いた。

G：（同じ職場にいる）家族に体調不良だって言っても、まあ、あのいつものことと思われて、そんなに取り合ってもらえないんですよね。（…）一回休職したいっていうふうに申し入れは出したんですけど、それでもやっぱり、え、休む、休むんだったら、病院に行って来てから、ちゃんと診断してもらってからにしなよとか、（…）これはあの何か行動を起こさないと解決できないなって、自分のなかで思いがあったので、思い切って、（…）社会福祉士の仕事を辞めるって決めて（…）一回退職をしました。（G2018）

このように一年ほど体調不良が続き、本人はその深刻さを実感し始めるものの周囲に上手く伝わらず、二〇一四年の夏、Gさんは家族に相談できないまま退職を決断する。そして、仕事を辞めたら、まずは原因を探り、「しっかり治療しよう」と考えていたGさんは、病院を受診する前に、自分の症状――生理が止まっていることなど――について、インターネットで調べてみたという。すると該当しそうな病名が見つかり、心臓病の主治医を通じて、婦人科の病院を紹介してもらった。

それから一か月後、Gさんが婦人科の病院に検査結果を聞きに行くと、「早発性卵巣機能不全」であると告げられた。

G：この時点で、自分の体で出産することは難しいですよって（…）はっきり言われました。で、じゃあ、どうすれば、あの、子どもができるようになるかとか、そういうところも聞いたんですけども、（…）卵子が有るか無いかをまず手術で探し出す（…）それがあったとすれば、まあその卵子を凍結して、保存しておく（…）、で、自分で産めないので、（…）代理出産っていう方法は○○の方でやってますよって（…）、こっちの気持ちは無視して、先生の話はどんどんどんどん進んでいくような状況でした。（…）ショックもショック、車のなかで泣き続けて、で、まあ落ち着いたところで親には電話したんですけども。（G2018）

この「早発性卵巣機能不全」は、Gさんが事前に見当をつけていた病名であった。とはいえ、その事実をすぐに受け入れられるわけではない。子宮が萎縮し、卵巣が機能していないと伝えられた時点で、頭のなかは「飛んじゃって」いた。にもかかわらず、医師の説明は先へ先へと進んでいく。次の選択肢として卵子の凍結保存や代理出産にまで話が及び、彼女は「先生何言ってるの」と気持ちが追いつかなかったという。

その後、Gさんは前述の検査結果を心臓病の主治医に伝えた。

G：主治医の先生も、あの、その、卵巣の病気は別として、心臓の機能としても、妊娠すること自体、耐えられる、あの、状態ではないので、残念だけど、あの、子どもは産むことは諦めてくださいっていうふうに言われました。（…）私はあの、ま、できることなら、一人は産んで育てたいっていうふうに、お話をしたんですが、（…）今まで見てきた心臓の先生の、意見の一つとして、子どもは無理ですっていうことを、言われて。（G2018）

ここで語られているように、Gさんは心臓病の主治医からも、現状の見立てとして、おそらく心臓が耐えられないため、「子どもは産むことは諦めてください」と告げられてしまう。それまでは、心臓が元気な状態ならばなんとか子どもが産めるかもしれないという期待があったが、心臓病のみならず、卵巣の異常も見つかり、彼女は検査結果として突きつけられた現実を受け入れられず、半月あまり泣き続けたという。

・「お姉ちゃん、体を貸してくれますか」

婦人科系の病気が判明してから半年後の二〇一五年の春、Gさんは「早発性卵巣機能不全」であることを家族に伝えた。そのうえで、代理出産について、二人の姉とその配偶者も交えて家族に意見を聞いてみたという。当時、Gさんには「子どもが欲しい」という希望があった。そのため、代理出産が不可能であれば、子どもを諦めなければならず、「お姉ちゃん、体を貸してくれますか」と切り出したという。彼女は、家族みんなが賛成しなければ、子どもを諦めると決めていた。二時間ほどの話し合いの結果、法制度が未整備であることもあって、代理出産に対する全員の同意は得られなかった。しかし、Gさんは次のように語る。

G：ずーっとその生理が止まっていたことも、ずっと言えなかったので、このとき初めて、そういう状況だったっていう話をして、あのー、つらかったたっていう思いを（家族は）全部理解してくれたと思っています。（…）で、まあ子どもがいなくても、楽しく生きられる方法あるんじゃないかっていうことで、自分自身を、そっちのほうを考えるようにして、あの、ね、その時は、その楽しく生きられることを考えようっていうことで、もうそれ以上、悩まないっていうふうに決めました。（G2018）

家族に今の状況や自分の気持ちを打ち明け、それを受け止めてもらいながら、彼女自身もまた少しずつ自分の気持ちに折り合いをつけていったのだろう。

・「どうして次から次へと症状が増えていくのかな」

体調不良のために仕事を辞めて一年ほど経過した二〇一五年の夏、体調も落ち着き、気持ちも前向きになってきたGさんは、元の職場で事務員のアルバイトとして仕事を再開する。同僚たちも「大丈夫だった？」と声をかけてくれるなど、安心して職場に復帰できたという。また、「自分の居場所はここにあるんだ」「働くってこんなに楽しいんだ」と、社会人になり働き始めた頃の気持ちが、少し戻ってくるような感覚があったという。

しかし、翌年の夏、Gさんは自宅に居ながら熱中症になり脱水症状を起こしてしまう。この時、「健康な人」の二倍の時間をかけなければ点滴が体に入らないと言われ、彼女は「こんなにかからないと治らない」ことにショックを受ける（実際、点滴を終えるまでに七〜八時間を要している）。

それは、Gさんにとって、ずっと頭に残る出来事となった。病院の診療時間外になっても、ひたすら点滴を受け続け、「あー、やっぱり健康な人とはちょっと対応の仕方が違うんだな」と思ったのだという。もちろんGさんは、これまでも心臓病にともなう体調の変化を経験している。だが、先天性の心疾患者にとって、それは「健康な人」との体調の差として経験されるわけではない。だからこそ、点滴に要する時間を通して「健康な人」との身体的な条件の違いを体感したことは、彼女にとって、心臓病であることを再確認する出来事となったのだろう。

その後、しばらく体調が良い状態が続いたものの、二〇一八年を迎え、Gさんは再び体調がすぐれなくなる。心電図検査では徐脈であることが、また、血液検査では貧血であることが判明し、「どうして次から次へと症状が増えていくのかな」と「どうにもできない不安」が募り、「なんかとっても悪い病気になってしまったような感じ」がしたという。

さらに、Gさんは、この時主治医から「循環器科」がある別の病院で検査してみることを勧められる。同じ県内に、成人先天性心疾患の診療が可能な大きな病院があるため、この機会に医療機関を変えてみることを提案されたのだった。その時の心境をGさんは次のように語っている。

G：（小児から成人への移行医療が話題になっているけれど）ずっと私はこのままなのかなっていうのもありながら、でも、いずれそうなったら、私はどこに行くんだろうっていうのも考えたりしていたので、あの、紹介状を書いてD病院に行きますかって言われたときに、ああそういうことが、来たなって思ったんですね。（G2018）

けれども、Gさんは、すぐに「お願いします」とは言えなかった。

G：その小児科の主治医の先生は、えっと、私が生まれる前、その、胎児エコーを見て（…）心臓病かもしれない子どもが生まれてくるっていうことが分かった段階から、ずっと、三〇年以上診ていただいていた先生だったので、そこの、信頼している先生のところから離れるっていうこと、すごい自分自身も不安があったのと、三〇年以上も診てくれている先生って他にはいないんじゃないかなって。（G2018）

このように、胎児の時から三〇年以上も診察を受けてきた信頼する医師のもとを離れることには不安もあり、彼女は医療機関を変える決断をするまで三～四か月ほど悩んだという。また、Gさんとしては、「こういう状況だからここに行きたい」というより、「自分の心臓病のことを詳しく知りたい」という気持ちがあった。そのため、主治医と相談の末、紹介状には「生活の質を上げることを目的に病院を移る」と記すことになった。

（3）転機のおとずれと「道」

・「自分の心臓のことを知りたい」

二〇一八年の春、Gさんは紹介先の新たな病院を受診し、さまざまな検査を受けた。夏には一八年ぶりにカテーテル検査もおこなった。検査結果は口頭による説明に加えて書面が手元に残る。それは「自分の心臓のことを知りたい」と思い、医療機関を変える選択をした彼女にとって嬉しいことであった。

だが、一連の検査により、左室流出路の狭窄と僧帽弁の逆流が確認され、再手術が必要かもしれないと伝えられた。また、自覚症状としても息切れや疲労、さらには脈拍三五前後の徐脈が見られ、「明日は目が覚めないかもしれない」と感じながら就寝することもあった。そのため、心臓のことが分かると「嬉しい」反面、再手術のことを考えると「怖い」という気持ちも湧き上がってきた。ひとまず狭窄と逆流は経過観察となり、徐脈はペースメーカーが適応可能であると言われるが、Gさんはペースメーカーに難色を示していた。

前述のとおり、新たな病院を受診するにあたり、紹介状には「生活の質」[2]を上げることが目的であると記載されたが、Gさんは、ペースメーカーを入れることが、はたして「生活の質」の向上に繋がるのか疑問が残るという。なぜなら、ペースメーカーを入れることで「症状の改善」は見られるかもしれないが、定期検査の回数が増えるなど、日常生活に新たな影響が出てくることも考えられるからだ。また、すぐに「症状の改善」を必要とする状況ではないため、今は仕事を短時間勤務にして体に負担をかけないようにしているという。

Gさんは、一連の検査を通して、たんに体調がすぐれない原因を見つけるだけでなく、仮に経過観察になったとしても、その状態がどこまで維持できるかを自分は知りたかったのではないかとふり返っている。「病気がどれも完治することがなく、定期的な受診が必要な状態はこれからも続く」（G2018）。そのなかで、現状を維持しながら、「生活の質」を上げるためにはどうすればよいか。それは「治療だけがすべてではない」という。

Gさんによれば、そのための課題は「たくさん」あり、「これなら自分でも頑張れるっていうところまで、今、もっていければいいかな」（G2018）と語る。ある成人先天性心疾患を専門とする医師が、講演のなかで、「子どもの頃は、命をつなぐ医療で、大人になったら、より良い人生を送るための医療にしていかなければならない」（G2018）と述べていたという。Gさんは、自分自身もまた「より良い人生」を送っていくために、「これからの目標」を語っている。最後にこれを見ていこう。

・「道が見える」

Gさんは「これからの目標」として以下の三点を挙げている。まず、症状が現れると不安になるため、「自分の病気について知ること」。次に、仕事をはじめ〈社会生活〉の継続に必要なこととして、「自分の病気の理解者をつくること」。そして、最終的に自分がどのような生活を望むのかは自分が決めることだからこそ「選択するということ」。これらを大切にしたいという。その背景として、彼女は自分を取り巻く今の状況を次のように話している。

G：やっぱり成人になって、その心臓病を抱えたまま、三〇代になった、ということ自体が、私のなかでは、なんか、これはすごいことなんじゃないかって（…）、でも、三〇歳を超えたあたりから、やっぱり色々と体に問題が起こりやすくなって（…）、婦人科の病気だったり、不整脈が増えたりすることもそうですし、（…）私が手術をしたのは小学校の頃で、それからもう二〇年経っているので、当時の先生は、その病院にいなかったりして、自分のことを知りたいと思っても、説明してくれる先生がいないこともあるかもしれないし、（…）親も、二〇年以上前のことだと、記憶も曖昧になって（…）説明もできなくなってくると思うんですね。（G2018）

この語りからは、Gさんが、心臓病を抱えて「成人」を迎えたことの意味をふり返る一方で、三〇歳を超えた今、体に問題が起きやすくなり、改めて心臓病と向き合う必要性を感じていることがうかがえる。だが、「自分の病気について知ること」は、体調の変化という不確かな未来に備えるためだけではない。医師や親が高齢になり、自分の心臓に関する情報が不確かな過去に埋もれてしまうのを避けるためでもある。

だからこそGさんは、「自分の病気について知ること」によって「自立」できるようになりたいと語る。それは自分の言葉を通して必要なことを他者に伝え、「自分の病気の理解者をつくること」にも繋がりうる。

また、Gさんは、自分の病気を知り、体調の変化が「普通に起きてもおかしくないことなんだ」と「前向き」にとらえられるようになれば、治療に対しても強い気持ちで臨んでいけるのではないかという。さらに彼女はこう述べている。

G：（自分の病気について）一つひとつ明確に分かるようになったことで、（…）現状以上のことで、悩むことがなくなったっていうか。（…）自分がすべてを知っていることによって、いずれ、結婚とかをすることがあったとしても、必要以上に、こう落ち込まないとか、そういうふうになれるんじゃないかなと思いました。なので、これ以上、悪いことは起きないって言ったらあれですけど、もう全部、分かっているので、相手の人にそれを伝えて、受け入れてもらうだけなのかなって（…）、そこについては、今回その、病気を知ることができてよかったかなって思ってます。（…）道が見えるっていうか。（G2018）

Gさんは、「自分の病気について知ること」が、不確かさのなかで、不安を軽減させるだけでなく、「道が見える」と表現している。それは、この先を「笑顔で生きる」ために「選択すること」を支えうるものだ。Gさんは、これまでの経験のなかで、苦しいことや逃げようと思ったこともあったけれど、笑顔でいれば、そうした状況から抜け出すことができるんじゃないかと「今すごく思っている」と語っていた。

3. Pさんの生活史

(1)「それなり」に過ごせていた子ども時代

Pさんは L 県出身、一九八六年生まれの女性である。私たちが P さんにお話をうかがったのは、彼女が三二歳（二〇一八年）の時である。[3]

・体力的に「普通の人」より「劣る」けれど

生後まもなく三か月健診の際に心雑音が認められた P さんは、県内にある A 医大へと搬送され、心臓から肺への血流を調整する肺動脈バンディング（肺動脈絞扼術）と呼ばれる手術を受けた。この時、「両大血管右室起始」と

「動脈管開存」が判明するが、ここでは手術が難しいと告げられ、その後、より高度な手術が可能であるB病院へと転院する。彼女は、そこで一歳が過ぎる頃まで長らく入院生活を送り、二〜三歳までに何度か手術を繰り返した。Pさんに、これらの手術の記憶はない。だが、幼稚園に上がってから、母親が手術の痕について話してくれたという。

P：たぶん親も、私が病気ってことを伝えなきゃって思ったみたいで、それこそ、お風呂に一緒に入っている時に、この傷はね、みたいな（…）、あなたが頑張った証しなんだから、命の勲章じゃないけど、別に隠すことなく堂々とやればいいのよって。（P2018）

一方、当時のPさんは、それを「フーン」と思いながら、どこか「他人事（笑）」として受け止めていた。

P：その時は、なんかまあ、手術をしたってことは理解できたんですけど、心臓が悪いってことはまだ理解できていなくて（…）結構他人事（笑）、（…）まだ、その時、体力の限界っていうか（…）、疲れる、疲れないっていう区別がよく分かってない時期だったので、そうですね、フーンぐらいしか思ってなかった。（P2018）

この体に残る「傷」が手術の痕であることを発見したエピソードは、幼少期の手術の記憶がないPさんにとって、心臓病とともにある「私」の生活史の始まりとして位置づけられる。だが一方で、術後の比較的安定した状態にある彼女にとって、それはまだ「他人事（笑）」でもあり、実際に「心臓が悪い」ことを自覚するのは、もう少し、先になってからである。
その後の小学校時代のエピソードでは、集団生活のなかで、徐々に周囲と体力差が出てきたことが語られている第三章でも見たように、一年生の頃は「ランドセルが歩いている」と言われたほど、小柄な体型だったことも影響し、朝の集団登校では、それなりに周囲と合わせながらも次第に距離を離されてしまうことがあったという。また、学校からの帰り道の様子について、次のようにふり返っている。

P：（登校とは異なり）まあバラバラの下校だったので、なんか普通に歩けば一五分ぐらいで家に着くところを、私はちんたら歩いてて、三〇分ぐらいかけて、まったりのんびり、（…）家の近い友だちと（…）まあ（友だちも）ペース合わせてくれて（…）なんか、道草くって、なんか、のんびり、人の倍くらいかかって、いつも帰ってましたね。（P2018）

Pさんは、当時、こうした登下校が「なんか一番苦痛だな」と思いながら過ごしていたという。一方で、この語りからは、彼女が周囲と比べて体力的に「劣る」ことを気にするふうでもなく、自分の体の調子に合わせて、「まったりのんびり」歩いていく姿が目に浮かんでくる。そして、このエピソードに象徴されるように、Pさんは「それなり」ながら「穏やかな（笑）」小学校生活だったとふり返っている。それは、担任の先生やクラスメートが、彼女のペースに合わせて応えてくれたからでもあるだろう。これを示す次の語りを見てみよう。

P：（修学旅行などの）行事もそれなりに参加できて、（…）運動会とかも、全員リレーとかもあるじゃないですか。で、私、なんかすごいのろいんで（…）走れないんで、こう、私を、あいだとあいだに、速い男の子を入れてくれて、みんなは（…）百メートルぐらい走るけど、私は二五メートルぐらい、ほんとにちょこちょこって走って、すぐ速い子にバトン渡すみたいな感じで、（…）まあわりと協力的な友だちと学校だったかなって。（P2018）

ここで示唆されているように、Pさんが心臓病であることはクラスで共有されており、そうした学校環境に加えて、当時は心臓の状態も「落ち着いて」いたため、その意味でも「穏やかな」生活が続いていた。毎年一～二回の定期通院のほかは、薬も服用しておらず、「体力的に（…）普通の人とは劣るけど、まあそれなりに何となく」（P2018）過ごせていたという。

（2）三度の危機とそこからの回帰

・「ああ、やっぱ心臓が悪いんだな」

前述の「穏やかな」小学校生活から一転して、一〇代半ば以降、Pさんは体調の変化を感じるようになった。中学二年の夏頃から、「ちょっとしんどくなってきて」、それまで二階の自分の部屋で勉強や寝起きをしていたが、階段を上ることが負担になり、一階に部屋を移したという。当時は「ほんとに二階に上がりたくなく」、そのことが「強烈に印象に残って」いるとふり返っている。

そうした状態が続き、Pさんは、自分の記憶があるなかで初めての経験となる二泊三日の入院をすることになり、カテーテル検査の結果、三尖弁の機能が落ちていること、そのため手術が望ましいことを医師から告げられる。そして、次年度の修学旅行に間に合うように、中学二年の三学期、三尖弁を人工弁――Pさんの場合は「機械弁」――に置換する手術を受けた。

この一連の出来事は、Pさんにとって、自分の「心臓が悪い」ことを改めて確認する契機となった。それまでは「体力的にも」「心臓的にも」安定していたが、この時に「やっぱ、こうなるんだなって、納得じゃないですけど、こう体に起きていることが、（…）今の自分で、ああやっぱ心臓が悪いんだなって、再確認、した」（P2018）という。

また、当初、この手術は将来的な妊娠・出産への影響を考慮し、自分の弁を温存したまま修復する予定であった。なぜなら、弁置換術後は、血栓を防ぐためにワーファリン（抗血液凝固剤）の服用が必要になるが、それは母体や胎児にとってリスクをともなうからである（丹羽編 2006）。しかし、「結局開けてみたら、全然自分の弁が使いものにならない」状態であり、弁の修復は断念し、人工弁に置き換えることになった。そのため、この時から「薬の生活」が始まり、その意味でも日常生活に変化が生じた転換点であったといえる。

・「もう大丈夫だよ」と言われたけれど

さらに、弁置換術後、二年ほどが経過した高校一年の一二月末、Pさんは再び体調が悪化する。そこで、定期的に通院をしているB病院とは別のC病院に行ったところ、血栓が生じていることが判明し、即日入院となった。しかし、薬剤では血栓が溶けず、緊急手術が必要となり、B病院に再入院することになった。

弁置換術を受けた際、Pさんは執刀医から「人工弁は百年もつからもう大丈夫だよ」と伝えられていた。だが、結果的に「二年足らず」で新しい人工弁に入れ替えることになってしまい、親は「キレ気味（笑）」だったという。当時のB病院は、ワーファリンの投与量を判断するために必要な装置が未導入であり、成長期にあるPさんの体の状態に合わせて薬の用量を調整できず、このことが血栓の原因に繋がったのではないかという。そのため、「ちょっと余計な手術だったのかな」と思いながらも、その後の高校生活は順調に進み、Pさんは卒業を迎えた。

・「なんか、（心臓）止まってる？」

地元の工業高校を卒業後、Pさんは親元を離れ、都内の学校へと進学する。この学校は、内部障害者のみが在籍し、看護師が常駐する寮が付設されている。Pさんは臨床検査技師の資格を取得するためのコースに進み、内部障害の経験を共有する仲間とともに「濃い三年間」を過ごしたという。

しかし、最終学年となる三年目を迎えて、再び体調が悪化してしまう。夜、自分の部屋で国家試験に向けて勉強していると、静かな部屋のなかに「カチカチ」と人工弁（機械弁）の音が聴こえる。その規則正しい心臓の音が、ときどき遠のき、「なんか、（心臓）止まってる？」という感覚があった。

P：でまあ、友だちに聞くんですけど、なんか最近（心臓）止まるんだけどさあみたいな（一同：笑）、うってなるんだけど、そういう経験ある？みたいな（…）、ええ！って言われて、なんかおかしいんだよねって言って。（P2018）

そこでPさんは都内の病院を受診するが、ホルター心電図検査の結果、徐脈が見られ、睡眠中の脈拍は三〇程度まで低下していた。すぐさま地元に戻り、B病院に入院することになった。当初、その原因は、弁置換術後から服用している不整脈の薬の影響によるものと考えられた。そのため、薬の調整により二週間ほど様子を見たが、一向に症状は改善されず、彼女は、先々のことを考えて、胸部にペースメーカーを埋め込むことにしたという。しかし、その手術で、過去の手術によって癒着した部分を剝がす際に、大動脈から出血し、急遽、人工心肺を回すことになる。昼頃に終わる予定の手術が、目が覚めたら夜になっていた。

P：なんか、結構大変だったらしくて、（…）（手術中、親が呼ばれ）ちょっと今やってしまいましてみたいな感じで、あら、みたいな。親はなんか、ああそうか、そうですか、みたいな感じで、結構なんかあっけらかんと（…）またかみたいな（…）。（あとで）ごめんねって、先生が、謝ってきて、（…）まあなんか、いい先生だったんで、まあまあしょうがないね、って感じ。起こっちゃったことはしょうがないんで、まあ分かりましたって感じで。（…）なかなか、波乱万丈、はは。（P2018）

この手術中の予期せぬトラブルにより、しばらくICU（集中治療室）からも出られず、Pさんの入院期間は四〇日に及んだ。あやうく学校の出席日数が足りなくなるところで、退院後、学校に戻ると職員から「間に合ってよかったですね」と言われたという。「あ、ほんとですねって感じ（笑）」。手術後の医師とのやりとりや、退院後の学校職員とのやりとりからは、何度となく予期せぬ出来事を経験してきた彼女の逞しさが垣間見える。

ここまで見てきたように、Pさんは「穏やか」な子ども時代から一転して、一〇代半ば以降、三度の手術を繰り返す「波乱万丈」な学生時代を過ごしてきた。そこにおける生活史の継続は、生活史上の危機とそこからの回帰を特徴とするものであり、Pさんは〈社会生活〉を長期的に離脱することなく学校生活を終えた。だが、その後の新たな生活は、彼女が思い描いていた未来とは別のかたちで進んでいく。

（3）混沌のなかの割り切れなさと「意地」

・子どもを産むならば「リミットは三〇です」

臨床検査技師の資格を取得したPさんは、さらに臨床工学技士の資格を取得するために、一年間、都内の専門学校に通った。彼女が臨床工学技士を志した背景には、次のような夢があった。それは、「自分が手術をしてくれた先生と一緒に（…）オペ室に入って人工心肺を回して」（P2018）、同じ場所で働くことであった。そのため、卒業後、地元に戻り、主治医がいるB病院で臨床工学技士として就職することを目指したが、試験に合格したものの、配属先は同じ病院機構に属する別の病院であった。惜しくも夢は叶わなかったが、彼女は、一人暮らしをしながら、そこで正社員として働き始めた。

そして、二四歳の時、当時のパートナーと結婚した。Pさんによれば、パートナーは看護師であり、「医療の知識もある」し、「病気のことも分かる」ため、一年ほど交際して結婚に至ったという。そして、将来的に「子どもを望む望まない」という話になり、「自分が結構子ども好きだったんで（…）欲しいなあとは思って」（P2018）、Pさんとパートナーは連れ立って主治医のもとを訪れた。

P：結婚する時に、（…）まあ二人一緒に行って、自分とパートナーと、今度結婚しますって言って、言ったら、先生が、私の病気のことについて詳しく説明してくれて、(…)もし妊娠を望むんであったら、子どもを産むかだったら、年齢のリミットは三〇ですって言われて、(…)(結婚が)早いは早かったんで、まあ結構じっくり考えたりとか、チャレンジできたり、した。(P2018)

ここで語られているように、Gさんと同様、Pさんもまた、医師から妊娠・出産のタイムリミットを告げられる。そして、医師の言葉が示す時間的な制約が「可能性を閉じるもの」ではなく、むしろ妊娠・出産が必ずしも不可能ではないという「可能性を開くもの」として受け止められていることが読み取れる。

しかしながら留意すべきは、医師の側は、けっして時間的な制約を妊娠・出産が確実に可能な期間として提示しているわけではない、という点である。Pさんによれば、実際、主治医は、彼女の妊娠・出産の可能性について、「体力的には大丈夫だ」が、症例が少ないため可能か不可能かは判断が難しく、「まあいけるんじゃないかなぁ」「やってみないと分かんないけどねぇ」と話していたという。

その後、Pさんは希望どおり妊娠するが、ワーファリンの服用を中断し、ヘパリンに変更するところまでは、ひとまず順調に進んだものの、妊娠七週目に流産してしまう。そして、主治医からも「ちょっとやっぱり無理だったね」「今後はちょっとやんないほうがいいんじゃない」と言われたという。Pさんによれば、「先生も、経験がないから、どんな感じになるか全然分かんなくて」(P2018)、実際の経過を見て判断を変えたようである。

・「もう子どもは、やめようか」

この出来事のあと、Pさんは、主治医のすすめもあり、より大きな病院にセカンドオピニオンを受けに行く。そこで検査を受けて、合同カンファレンスを実施してもらうが、最終的に「おすすめはしません」と言われる。（Pさんのように）三尖弁が人工弁の場合における妊娠・出産の症例はわずかであり、機械弁を生体弁に変えて、出産後に再び機械弁に戻した例が「一例」あるが、ほかは「チャレンジしたけど、結局ダメだったとか、母子ともにそんなに健康な例はない」（P2018）という。そのため、チャレンジするならば、「まあ応援はしますけど」、「おすすめはしません」と伝えられたという。また、医師によれば「母体の死亡率が一〇％」であり、Pさんもパートナーも「まあ、先生が言う一〇％って、（…）なかなか高いよね」（P2018）と判断し、「ちょっとやめようか」という結論に至ったようである。

ここからは、母体が妊娠・出産に耐えうるか否か、無事に子どもが生まれるか否か、その後、母子ともに健康か否かなど、幾重もの不確かさに縁取られた状況のなかで、「チャレンジ」するかどうかの判断が、最終的に本人に委ねられていることが見えてくる。また、そこにおける不確かさは、たんなる不確実性にとどまらず、症例が少ないなど、未知な要素を多分に含んでいることが読み取れる。

さらに、この時Pさんたちは特別養子縁組という選択肢も視野に入れていた。Pさんとしては、可能ならば、自分で「産んでみたかった」が、流産のあと、別のかたちで子どもを迎え入れる選択もあると考えて、実際にＮＰＯ団体に足を運んで、相談に応じてもらったという。しかし、その後、パートナーに病気が見つかり、「やっぱりそれもやめようか」という結論に至った。

Ｐ：まあ二人で生きていくのが精一杯かなと思って、ちょっともう子どもは、やめようかって、なりましたね。（P2018）

そして、このような経緯から二人は子どもをもつことを断念するが、それでも残る割り切れなさを彼女はこう語っている。

Ｐ：それこそ妊娠して流産したあとの、一年二年ぐらいは、（…）なんかこう、子どもを見る、赤ちゃんを見ると、なんかつらい（…）自分がまあ病気をもっているからしょうがないっていうのもあったけど、うーん、結構なんかやさぐれていた時期がありますね。（…）親は、まあ子どもがすべてじゃないし、今の時代子どもを望んでもできない人もいるし、あえて望まない人もいるんだから、それにこだわることはないんだよって言われるんですけど、それは言われる、言われるほど、なんかちょっとこっちとしてはそうじゃないんだよみたいな、感じで、ちょっと。（P2018）

たしかに「子どもがすべてじゃない」かもしれない。しかしながら、たとえ僅かであっても子どもを望める可能性が示されていたなかで、自分が思い描いた未来とは別のかたちで、また新たな未来を模索して気持ちを切り替えていくことは容易ではないだろう。だが、こうした一時的な混沌のなかで、Ｐさんは、自分の「意地」について語っている。最後にこれを見ていこう。

・**「人生何があるか分からない」**

Ｐさんは、就職後、二年目に結婚し、その後も仕事を続けてきたが、二四時間体制の病院で、（緊急の呼び出しに対応する）オンコールを含む、フルタイムの勤務を継続するなか、五年目を過ぎて「体力の衰え」を感じるようになったという。そのため、一度は退職を考えるが、上司に相談したところ、週四日のパートとして病院に残ることになった。二〇一八年の調査時点では、この勤務体制で働けていると語っていた。

しかし、この調査の前年に、Pさんはパートナーと離婚し、再び一人暮らしとなった。そのため、現状では収入面に問題はないが、「それこそ働けなくなったらとか、急に体力が落ちたらとか、（…）急に入院したらとか」、不測の事態が起きる可能性を考えると「やっぱり、ほんとは実家に帰ったほうがいいのかな」（P2018）と思うこともあるという。だが、まだその選択をしたくないという「意地」があると語る。

Ｐ：この先どうやって生きていこうかなっていうのは、課題、課題っていうか、まあできれば再婚とか、（…）結婚するしないにしても、パートナーがいたほうが私も安心だし、親が、親にとっても安心なのかなって思ってて、やっぱり、親は（…）心配してるんだろうなって常々思うんですけど、でも、ちょっと帰りたくないっていう意地があって（笑）。（P2018）

Pさんは、その「意地」を「どこまで続けられるか」は分からないけれど、自分が四〇歳を迎えるまでに、この先、どう生きるかという「課題」について、「どうにかなんないかな、なればいいかな」と思っているという。先に「波乱万丈」と表現していたように、「人生何があるか分からない」。そのことをまさに身をもって「体験」してきたからこそ、「頑張れるところまで頑張ってみたい」と語っていた。

4. 語りから見えてくるもの

（1）病いの不確かさ――生活史上の危機とどう向き合うか

ここではまず、GさんとPさんの生活史がどのような軌道を辿ってきたのかを整理しておこう。

Gさんは、生後まもなく重度の心臓病と診断されながらも、その手術が可能になるまで一〇年ほど医学の進歩を待たなければならなかった。そして――おそらくそうした経緯も少なからず影響しているのだろう――体調の悪化やそれにともなう生活の変化について「不安」を抱えながら学生時代を過ごしてきた。そこにおける生活史の継続は、彼女がそのつど「不安」と向き合い自ら努力を重ねて築き上げてきたものであった。

だが、就職後、二〇代後半になり、Gさんは次々と体調不良に見舞われ、生活史の継続を中断させるような危機的状況に直面する。さらには、子どもを産むことを諦めざるをえない局面に立たされ、自分が思い描いていた未来とは別のかたちで、心臓病とともに生きていくことを見つめなおす分岐点に差しかかった。

そのなかで、ある転機が訪れる。それは成人先天性心疾患の診療が可能な医療機関へ、通院先を変更したことであった。新たな病院で、自分の病気について「知る」ことは、Gさんにとって「海図」（Frank 1995=2002）の喪失の只中から「道」を見出すものとなり、現在、彼女の生活史は新たなフェイズへと移行しつつある。

一方、Pさんは、自分の記憶がない幼少期に心臓の手術を受けている。そのため、幼稚園に上がってから、親にそれを伝えられた時も、どこか「他人事（笑）」であり、その後も、体力的には「普通の人」に及ばないながらも

「それなり」に過ごせていたという。

しかし、一〇代半ば以降、三度にわたる体調の変化とそれにともなう心臓の手術を経験し、彼女の言葉を借りるならば、まさに「波乱万丈」な学生時代を送ることになった。そこでは、生活史の継続を脅かすような危機的状況とそこからの回帰が繰り返されてきた。

そして、社会人になり、新たなライフステージに進んでいく過程で、Pさんも、子どもを産むことについて選択を迫られる局面に立たされ、自分が思い描いていた未来とは別のかたちで三〇代を迎えることになった。彼女は「この先どうやって生きていこう」と語る一方で、危機的状況とそこからの回帰を繰り返しながら〈社会生活〉を継続してきた「意地」も語っている。その意味で、Pさんは今（二〇一八年時点）、生活史の滞留と移行のはざまで、新たな未来を模索する途中にいるのかもしれない[4]。

以上のように、GさんとPさんは、小児から成人への移行期に前後して病いの不確かさに由来する生活史上の危機に直面し、そうした出来事を乗り越えながらも、一方では、標準的なライフコースに沿って自分が思い描いてきた未来を手放さなければならなくなった。彼女たちは、そのような状況とどう向き合ってきたのだろうか。

Gさんの語りからは、生活史の混乱と滞留から生活史の移行へと向かうなか、彼女が自分の病気について知識を得ることを望み、医療者が提供する「専門知」をもとに、病いの不確かさと対峙する様子が垣間見える。それは、体調の変化という将来的に顕在化しうる出来事を「起きてもおかしくない」ものとして、病いの不確かさのなかにある「必然性」を確認しようとする構えである。このことは、「道が見える」という彼女の言葉にも表れている。

他方、Pさんの語りからは、生活史の継続を揺るがす危機と回帰を繰り返すなか、彼女が「波乱万丈」と語るような、過去の体験から得た「経験知」をもとに、病いの不確かさと対峙する様子が垣間見える。それは、すでに顕在化している出来事を「起こっちゃったことはしょうがない」ものとして、「偶然性」を受け止めようとする構えである。このことは、「人生何があるか分からない」、だからこそ「頑張れるところまで頑張ってみたい」という彼女の言葉にも表れている。

このように二人の語りをやや図式的に整理すると、それぞれに異なる生活史上の危機との向き合い方が見えてくる。両者は一見すると対照的だが、いずれも病いの不確かさを生き抜くうえで必要とされうるものであるように思われる。実際、先天性心疾患者の語りのなかでは、どちらも見ることができる。

ただし、さまざまな条件のもとで、どちらが前景化してくるかは異なるだろう。たとえば、Gさんは福祉関係の仕事をしているが医療従事者ではない。だからこそ、医師が提供する資源を活用しながら、自らの身体と向き合うことが、新たな「道」を見いだす転機となったのではないだろうか。他方、Pさんは病院に勤める医療従事者である。そこでは医療の不確実性に触れる機会もあるだろう。このこともまた、彼女が自らの身体に起こる予期せぬ出来事を偶然性として受け止めていく構えに繋がっているのかもしれない。病いの不確かさとの向き合い方から見えてくるのは、人生に対する構えであり、医療に対する構えでもある。

（2）妊娠・出産の不確かさ——女性心疾患者が直面する「タイムリミット」と「選択」

心疾患者に限らず、女性は月経を通じて、自らが「産む」身体であることをいやでも意識させられながら生きている。また、学生時代から次のライフステージへと進んでゆく過程で、より一層、そのことを意識させられる。そうして、ときには一方的に「産む」身体としての性役割を期待される。だからこそ、実際に、自分が「産める」身体であるかどうかは、女性にとって人生の選択を左右しうる問題として立ち上がってしまうことがある。

医療技術の進歩は、女性心疾患者の妊娠・出産の可能性を拡張してきた。現在もなお、一律に子どもが産めるようになったわけではないが、数多くの先天性心疾患者が成人を迎え、妊娠・出産は成人期の課題として取り上げられるようになった（丹羽編 2006）。だが一方で、それはたんなる妊娠・出産の可能性をめぐる問題にとどまらない。ここでは、女性心疾患者が直面するタイムリミットと選択に焦点を当てて、GさんとPさんの語りをふり返る。医師が患者に提供するのは「技術」だけではない。医師の「言葉」は、患者にとって期待や不安を抱かせると同時に、さまざまな選択を迫りうるものである。

Gさんは、成人を迎えたあと、将来的に妊娠・出産を望むならば「早くしなさい」と告げられている。Pさんもまた、結婚後、妊娠・出産を検討し始めた時に「リミットは三〇（歳）です」と告げられている。

こうした医師の言葉は、本人たちに不安よりもむしろ期待をもって受け止められていたようにみえる。だが一方で、時間的な制約とともに提示される妊娠・出産の可能性は、あくまで暫定的な見通しに過ぎないものであり、加えて先行事例がほとんどない状況のなかで、彼女たちは、さまざまなリスク判断をしながら、子どもを産むか産まないかの選択を迫られてきたと言える。

そして、このことは妊娠・出産のみならず結婚に関わる選択にも多かれ少なかれ影響を与えている。

日本は、欧米に比べて「嫡出規範」が根強く、妊娠先行型結婚の割合の高さが象徴するように、「結婚することの意味が、〈子どものため〉に収斂している」という（渡辺 2013：1）。その裏返しのように、とりわけ女性や女性心疾患者にとって、子どもが産めるか産めないかは、家族の形成に関わる選択と切り離せない問題として共有されているように思われる。たとえばGさんは、最初にお話をうかがったとき、「結婚は頭にあります。あるんですけど、最初に思っちゃうのは、えっと、健康な子どもが産めるのかどうかとか、その、相手の親に話をした時に反対されるんじゃないか」と将来に対する不安を吐露していた。

もちろん、先天性心疾患者へのインタビューでは、男女関係なく、将来「家庭を築くこと」や「子どもを育てること」への不安や期待が語られている。しかし、女性心疾患者の場合は、まずは自分が（身体的に）「子どもを産めるかどうか」という問題と対峙させられる。

たしかに、現代社会において、自分で自分の子どもを生み育てることは自明ではない。実際、Gさんは「代理出産」、Pさんは「特別養子縁組」という選択を視野に入れていた。また、BNさん・BLさん夫妻のように子どもをもたないという選択肢もあるだろう。そして、一般的に見れば、これらの選択は、しばしば結婚後にパートナーと相談して決められる。

だが、女性心疾患者たちは、未婚か既婚かにかかわらず、二〇代という早い段階で、（確実に不可能ではない限り）自分のライフプランとして子どもを産むか産まないかを選択する場に立たされてしまう。「産む」身体であることと心臓病であることにかかわる、二重の身体的かつ時間的な制約が、その選択を女性心疾患者に特有の問題として浮上させている。

加えて、これらは女性心疾患者に共通する問題である一方で、他者と共有されるかたちで問題が顕在化しにくいという側面がある。家族やパートナー、また、小児専門の主治医への相談がためらわれたり、女性心疾患者同士でも、具体的な病名――心臓のどの部分がどう悪いか――の違いによって、妊娠・出産の可能性やリスクは大きく異なってくるからである。たとえば、Rさんは、自分が子どもを産んだ頃は、まだ「心臓病で子どもを産みましたって言いにくい」（R2013）時代であったと回顧している。それは、一面では、現に産めなかった人がいることへの配慮であるが、同時に、医学の進歩とともに、心疾患者が子どもを生み育てる可能性が広がっても、命に関わりうることだから「私も無責任なことは言えない」(R2013：50) のである。そのため、妊娠・出産は、女性心疾患者に共通する問題でありながら、個人でその問題に対処していかざるをえない状況に立たされてしまうことがある。

5．二重の不確かさに向き合う

最後に、病いの不確かさと妊娠・出産の不確かさが、女性心疾患者に対して、どのように異なる選択を迫りうるのか、簡単に触れておきたい。

病いの不確かさを象徴する場面として、たとえば心臓の(再)手術の可能性が浮上するような状況が考えられる。この(再)手術は「命の危機を避ける」行為であり、しばしば必要性に迫られた選択を求められる。一方、妊娠・出産は、心臓への負担を考えれば、女性心疾患者(母体)にとって時に「命を賭ける」行為であり、「チャレンジ」として選択を求められる。

このように、いずれの選択もその時の医療技術や心臓の状態に条件づけられるのだが、両者の選択はリスク判断の質が異なるものである。また、どちらの選択も医師の見立てが重要になるが、とりわけ妊娠・出産の場合、確実性が曖昧かつ未知であるほど、最終的な決断は本人に委ねられているようにみえる(〈再〉手術の場合は実際に執刀する医師の判断によるところも大きいだろう)。

いずれにせよ、女性心疾患者たちは、一〇代半ば以降のさまざまなライフコースの選択を迫られる時期に、個人差はあるものの、その選択を左右するような二重の不確かさに直面しうる。この時、それまで自分が思い描いていた未来を手放さなければならないこともあるだろう。そうした状況のなかで、自らの人生をどのように方向づけて、前へと進めていくのか。それは、本章を通して見てきたように、現前する「不確かさ」とどう向き合っていくのかということでもある。この心臓とともに生きていくということは、その不確かさが生みだす「必然性」や「偶然性」を人生の物語のなかに織り込みながら、「海図」を描き続けていくことであるのかもしれない。

注

（1）人工弁は生体弁と機械弁に大別される。生体弁は抗血栓性に優れるが耐久性に問題があり、機械弁は耐久性に優れるが抗血栓性に問題があるとされる（日本循環器学会ほか合同研究班 2012）。

（2）Gさんは、「生活の質」について、「不快に感じることを最大限に軽減して、その人が、これでいいと思えるような生活を送れるようにすること」だと述べている。

（3）その後、二〇二一年に二回目のインタビュー調査を実施する機会を得たが、ここでは、二〇一八年に実施した一回目のインタビュー調査にもとづき、内容を整理し考察するものとしたい。

（4）二〇二一年の二回目のインタビュー調査によれば、その後、Pさんは、コロナ禍の影響もあり病院を退職し、新たなパートナーと結婚している。そこでの生活史の移行については別稿を期したい。

第八章　「普通感覚」
――差異を受け止めながら、自分らしく生きる

1．生活史を聞くということ

生活史を聞くという営みは、単に語り手の過去の生活を、その事実に沿って聴取し、再構成することだけでは終わらない。この時私たちは、同時にそれを「ストーリー」として、つまり出来事の成り行きのなかで「筋をなす」ものとして受け止めなければならない。「筋をなす」ということは、その出来事の「つながり」が「分かる」ものとして提示され、かつ受け取られているということを意味している。「ストーリー」として聞くということは、基底的な水準においてすでに、それが「了解されていく」ということなのである。

しかし、そうであればこそ逆に、聞き取りのポイントは、その筋の展開がすぐにはうまく飲み込めないようなところ、出来事の成り行きが簡単にはたどり切れないところにある。人は時として、誰にでもごく自然に了解されていくようなつながりに従ってではなく、「どうしてそこでそんなふうに行動したのだろう」と思わせるような選択を下すことがある。その意味で「特異」に思える展開の場面、他の可能性もあったのではないかと思わせる場面に

おいてこそ、その人の話が「分かる」かどうかが問われる。そして、それがそれなりに「飲み込めた」と感じられるかどうかで、その「人」に対する理解の深さ――了解の感覚――が変わってくる。生活史の聞き取りに求められることは、そのポイントを迂闊に通り過ぎてしまわないこと、必ずしもすんなりとは了解できないような筋の展開の場面で立ち止まり、前後のつながりを今一度吟味してみることにある。

そのための方法はさまざまな形であるだろうし、それを単純な技法としてあらかじめ準備することはできそうもない。しかし、ひとつの手段として、その人の語りのなかに現れる(しばしば頻出する)キーワード――気になる言葉――を手がかりにしてみることができる。人は、直面する場面のなかでそのつど行動を選択していくのであるが、しばしばその状況のもつ意味を図式的に把握し、そこで課せられている問題を類型化しながら対処していく(その図式化や類型化の仕方によって、その人らしい対処の仕方が生まれていく)。この時、その意味づけと選択に関わる言葉が、ある種の含みをもって反復されることがある。この鍵となる言葉をピックアップし、その含意を考えてみることが、その人の物語に対する了解の感覚を深めてくれることがある。

こうした可能性を見通して、以下では、先天性心疾患とともに生きるひとりの女性の生活史について考察する。生活史のなかでの了解のポイントがどこにあると感じられたのかについては後述することとして、まずはキーワードの検討から始める。ここで、考察の焦点に置かれるのは、「普通」という言葉である。

2.「普通」であることをめぐる問い

慢性の疾患や障害を抱えながら社会生活を営む人々にとっては、「何が普通なのか」という問いがしばしば大きな意味をもつ。「疾患」や「障害」は、「健康」や「健常」という規範化された状態からの差異を示しており、それはともすれば「普通ではない」ものとして、さらには「逸脱」や「異常」のしるしとして意味づけられかねない。しかし、その疾患や障害を生きている人からすれば、そのような体のあり方こそが「常態」であり、それとともに日常生活がある。その体とともに営まれていく「普通」の暮らし方があるのだ。

ここに、「普通」であることをめぐる二つの基準が浮かび上がる。社会的な標準に近似的であるという意味での「普通」と、その個人にとって当たり前の、自然な状態を指す言葉としての「普通」。両者が常に微妙な齟齬を示し、時にはあからさまな対立を生みだすということを、慢性疾患者や障害者、あるいは彼らとの関わりのなかで生きている人々は、経験上よく知っていることだろう。しかし、知られていればそれで容易に対処しうる事柄になるわけではないし、問題の切実さが減じるわけでもない。

「普通」というごくありふれた言葉は、時に強い規範性を帯びながら、正の価値を担い、したがって「普通ではない」状態を非難したり、貶めたりするための根拠（基準点）になる。だから人々は「普通」を意識し、しばしばこれに同調しようとする。しかし、疾患や障害のように、それ自体は容易に解消することも否認することもできない身体的な差異が問われている場合には、同調は簡単には達成し難い課題になる。

他方で、人々は「普通」でないということを、むしろ進んで求めることもある。「卓越性」は、平均や標準からの差異を肯定的に意味づけるところに生まれる。「頑張り」や「努力」は、「当たり前」の状態を超えて活動を継続する姿勢を価値づける言葉である。「かけがえのない」自分の生を感じ取ることは、しばしばその固有性を認めることの上に成り立つ。それぞれの人が互いに違うことを「個性」として認め合うような関係が、居心地のよい、豊かな社交の場を生みだす。このように、「標準」に対する差異――その意味で「普通ではない」ということ――が、むしろ肯定的に評価されることがある。

そして、（さらに言葉遣いが込み入ってくるのだが）そのような意味で「普通ではない（＝卓越的な）」状態がその人にとっての「普通」であると認識される時、この差異に付与された価値がより一層高まることもある。他の多くの人々との違いが、無理に努力して作り出されている時よりも、ごく自然に生じていると認識される時のほうが、その卓越性は強固なものになる（例えば、「あの子は他の誰にもできないことをやっている。でもそれはあの子にとってはごく当たり前のことなんだ。本当の天才ってああいうものかもね」と語られるような場合）。

こうして「普通」という言葉は、多様な（時に相反的な）含意をともないながら、さまざまな価値を担う概念となる。だからこそ、それぞれの人の「普通」をめぐる語りは、その人が社会関係のなかで経験している葛藤や、追い求めている生き方を理解する上で、しばしば重要な鍵となる。


先天性心疾患とともに生きる人々の生活史の語りにおいても、「普通」であることをめぐる問いは、繰り返し重要な主題として現れてくる。彼ら／彼女らの生活の条件は、もちろん疾患の重篤性や医療環境、その他の社会環境に応じて大きく異なってくるが、私たちが聞き取り調査を行っている人々に関して言えば、その多くが、症状（例えば、しばしば生じる不整脈）への対処や継続的な経過観察（例えば、定期的な検診）を要しながらも、〈社会生活〉を営み、学校に通い、仕事を続け、人によっては結婚をし、子どもを産み育てている。多くの「健康」または「健常」な人々との関係を築き、そのなかで自己の実現をはかっている人がほとんどである。この時、心臓疾患という身体上の差異、あるいはそれに規定された生活条件を、社会的標準や期待との関係において、あるいは自己の達成欲求との関係において、どのように意味づけ、受け止め、さらには他者に向けて呈示していくのかが問われることになる。

第一章で見たように、先天性心疾患者は〈社会生活〉を営むなかで、「同調と調整」という相反的な課題の充足を求められる。その人が生きている社会の「通常のメンバー」として期待される行動様式に「同調」しつつ、自分自身の身体的コンディションに合わせて、日常生活の活動の量やペースを「調整」していかなければならない。そして、この二つの課題の達成のために、他の人々とのさまざまな「交渉」を継続しなければならないのである。このなかで、先天性心疾患者は、自分自身の身体的条件に基礎づけられた生活を他の人々のそれとの「差異」において受け止めなおし、「普通」であることの意味を問い直すことを求められる。

本章においては、二つの「普通」のあいだの緊張関係のなかに置かれた「自己像」、あるいは「自分らしい生活の像」を、一人の先天性心疾患者の語りに即してたどり直していく。それは、慢性疾患や障害とともに生きる人々が直面する「課題」を一般的なパターンとして抽出するためではなく、その基本的な構造を踏まえて、「個」の生き方を生活史上の文脈において理解するためである。社会的標準からの差異を受け止めつつ、いかにこれに寄り添い、あるいは距離を置き、同時に「自分なりの生き方」を価値あるものとして達成していくのか。その問いは、その人なりの「普通」の生活の実現、あるいはその内容の充実に関わっている。したがってまた、その時々の生活場面における自己呈示は、生活史上の積み重ね（実績）に裏打ちされなければ、本人にとっても説得力のあるものにならない。（疾患、または障害という形で現れる）他者との差異を受け止め、そこに生じる不断の緊張を引き受けつつ、自分なりの「普通」を模索し、積み上げていく過程としての生活史。そのような視点から、その語りを聞くことができるのではないだろうか。

3. Rさんの生活歴

ここで取り上げるのは、Rさんという一人の女性の語りである。まずは、そのプロフィールを、生活史上の出来事に沿って紹介する。

Rさんは一九六四年生まれ。生後三か月で、「ファロー四徴」と呼ばれる重症の心臓病と診断される。チアノーゼが出て、「ミルクを飲む時もハアハアぜいぜい言っている」ような赤ん坊であった。子ども時代は、「五〇メートルか三〇メートル歩くだけで、もうぜいぜい」という感じで、「外へ出ていくには、ほんとに母親の手を借りないと行かれない」状態であったという。

六歳の時、小学校に上がる前に「修復手術」――それは当時「根治手術」(1)と言われていた――を受け、入学後は普通学級で学校生活を送る。一〇歳の時、「ファロー四徴」を修復するための再手術。「登山」や「スケート」では、周りの友だちについていくのに苦労したが、「みんなと同じことさせたい」という親の方針もあり、本人も「私はもう治ったのだから」頑張ろうという気持ちで日々を過ごしていた。しかし、小学校高学年から、中学に進む頃になると、周囲の友人たちの体の成長について行けず、「みんなと差がつき出して」だんだん「きつく」なっていったという。そんななかで、自分はとにかく「自立」すること、「自分で働いて」「自分の好きなことで」「自立して」生活することを目指していた。

地元の高校を卒業後、名古屋の女子短大に進学。家族のもとを離れて寮での生活を経験する。卒業後はまた地元に戻り、医療事務の仕事に約半年間就いたあと、郵便局で働くことになる。二一歳の時、「生理不順が長く続いたため」産婦人科を受診し、「多嚢胞性卵巣」と診断され、腹腔内視鏡を用いた手術を受けることになるが、この手術後に不整脈を起こす。心臓の再検査を行った結果、「ファロー四徴」ではなく「五徴」であったこと、「完治した」と思っていた心臓には「心房中隔欠損」が残存していたことが分かる。しかしこの時、産婦人科の医師から、頑張って治療すれば、「子どもを産めるのではないか」と示唆され、子どもを産む決断をし、当時「交際していた」男性と結婚することを決める。一九八七年、結婚。一九八九年、第一子（長女）誕生。その後、二度目の妊娠は流産に終わるが、一九九三年に第二子（長男）、九五年に第三子（次男）が生まれる。

一九九九年、カテーテルの副作用への対応として右下肢静脈瘤高位結紮術を、二〇〇二年、心房中隔欠損を修復するために心臓に対する三度目の手術を受ける。その間、郵便局や薬品会社、自立支援センターのピアカウンセリング、難病支援センターの仕事などを断続的に続けながら、子育て、義父の介護などを担う。[2]二回目のインタビュー時点（二〇一三年）では、夫、社会人として働く長女と長男、高専に通う次男と暮らしている。

この生活歴からもうかがえるように、Rさんのこれまでの人生は、疾患と医療に関わることだけでもかなりさまざまな「出来事」に満ちている。彼女は、誰でも似たような経験ができるわけではないという意味で「普通ではない」生き方をしているように見える。重い心臓病をもって生まれ、まだ「人工心肺」の技術も使えない時期に「低体温法」と呼ばれる方法で開胸手術を行い、これが功を奏して体力が向上し、その後は短大を卒業するまで「みんなと同じ」学校生活を送ることができた。しかし成人後に、「ファロー四徴」とされていた診断名に誤りがあり、「心房中隔欠損」が残っていたことが分かる。「治った」という言葉で語られていた「心臓」は、「完治」していなかったのである。ところが、この「心臓疾患」の残存の発見と同時に、それまでは「無理」だと思っていた「出産」の可能性が示唆され、結婚して子どもを産むことを決心する。幼い時から「かわいそうに」「子どもは産めないね」と繰り返し言われてきたRさんは、三児の母親となる。心臓に関わるものだけでも三回の手術を経て、子育て期間を乗り切り、二回目のインタビュー時点で五〇歳になろうとしている。（ご本人がこういう言い方をどう受け止められるのかは分からないが）これだけでもすでに十分「波乱万丈」の人生と言えるのではないだろうか。

しかし、そのRさんの子ども時代からの生活は、「普通」であることを求め、何が「普通なのか」を問い続ける過程であったように見える。実際、Rさんの語りのなかには、「普通」という言葉が頻出し、かつそれはしばしば微妙なニュアンスをともないながら、ライフストーリーの主導線を形作っている。

次節では、インタビュー記録のなかから、「普通」であることをめぐるRさんの言葉が、その生活史の流れのなかで、どのような形で現れてくるのかをたどってみることにしよう。[3]

4.「普通感覚」

ここでは、インタビューにおいて語られたRさんの生活史のなかでの「普通であること」の位置づけを確認していく。そのなかで、「普通」という言葉の、いくつかニュアンスを異にする用法を区分することができるだろう。

(1)「みんなと同じことをさせたい／したい」――差異を乗り越える

一回目のインタビューではまず、生後、幼児期から学童期に至る生活の様子を時系列的に尋ねていった。その際にRさんは、一旦は「保育園」に入ったものの、「病児は受け入れられない」として三か月で退園させられたというエピソードに触れている。そして、この話の流れのなかで、「親は（自分を）普通の子として」、「普通の感覚で」育てたいと願っていたのだと語られる。

R：親は、あの、普通の子としてっていうか、変なんですけれど、命のあれもあるんですけれど、普通の感覚でっていうのもあったと思うんですけど、みんなと同じ生活をなるべくさせてあげたいっていう。（R2006）

当時、Rさんはまだ、「修復手術」を受ける前の段階で、体力的に他の園児と生活をともにすることが難しかったのであろう。結局、園の側が継続的な受け入れを拒む形で、保育園には三か月しか在籍することができなかった。しかしそれでも、その当時、近所の「同じ年頃の子どもたち」と、家の裏の「児童館みたいなところ」で一緒に遊んでいた。この時から、親は「病児だからといって差別しない」、「わけへだてなく、普通感覚で育てたい」、「病児としてっていう特別な扱いはしたくない」（R2006）という願いを強くもっていたというのである。

この親の思いに、Rさん自身がいつから自覚的であったのかはよく分からないが、「みんなと同じ」であることを「期待されている」という意識の前提には、「みんなと同じではない」部分があることへの自覚が必要だったはずである。心臓の疾患を生まれながらにもっていた子どもにとっては、その状態が「所与のもの」であったはずなので、自発的に生まれる身体感覚だけでは「みんなと同じ／違う」という認識は生じないだろう。「みんなとは違う」ところがあるという自覚は、「比較の視点」があってはじめて成立するものである。そして、それはしばしば、周囲の大人たちが向ける「まなざし」を引き受けるところから生まれるようだ。この点において興味深く思われるのは、小学校に入学するころから、「かわいそう」な子だと言われていたという回想である。例えば、Rさんは、入学前に「手術」を受けたために、「入学式」に参加できなかったのであるが、このことをふり返りながら、彼女は次のように言う。

R：私は、やっぱり小学校の経験（…）みんなと入学式に上がれなかったっていう。それがかわいそうなことなんだとか、やっぱりみんなが嬉しいって思う時に、うれしい感覚になれないっていうのは、それって「かわいそう」な感覚なのかって。（R2006）

「みんなと同じことをさせたい」という期待は、「みんなと一緒にはやれない」ことを「かわいそう」だと受け止める「親たち」の思いと対になって、感受されていたのであろう。

ともあれRさんは、子どもの時から、特に手術を受けて小学校に入学してからは、「みんなと同じことを私にさせたい、「みんなと同じ感覚を身に着けさせよう」（R2006）とする親の期待を感じ取りながら、日々の生活を送っていた。そしてその意識は、当時の「根治手術」という言葉遣いから呼び起こされる、「私はもう治った」のだという自己認識と結びついていた。「もう治った」のだから「普通」に生きていかなければならない。そう思っていたのである。

そして、この「普通に」やらせたいという親の意思は、学校の教師にも受け入れられて、かなりの幅で「みんなと同じような」活動に参加することができた。例えば、遠足や山登りやスケート。「当時」は「先生たちがすごくアバウトだった」からと笑いながら、Rさんは次のように振り返る。

R：遠足は、それがあの当時って先生たちがすごくアバウトだった。なんかみんなと同じっていうのを、親がそういうのを願っているという意識があるのか、割とこう、健康管理票が出るんですね、あの病院から、健康管理票を見ながらも遠足に連れてっちゃったりとか。もうここら辺は、スケートとか冬場にはやるんですけど、冬場にスケート連れてっちゃったりとか、そんなことされて、結構つらいっていう（笑）。（R2006）

特に、小学校の高学年を担当してくれた先生は、「よく分かってくださって、よく見てくださる方で、私の性格をよく分かって」、「この子はみんなと同じことをしたいんだなと」「引き上げてくださって」いた。この先生は、「この子は何でも普通にできる」のだと認識し、自分もまた「そうさせたい」という態度を見せていた。これに「引き上げ」られるようにして、Rさんは、「周りがやってるんだから自分もできる」（R2006）という姿勢で、何事にも頑張ってチャレンジするような子ども時代を送ったのである。

この経験をRさんは、自分が「自立していく」上でプラスになるものだったと評価している。「（無理に）やらなくてもいいよって言われている」他の先天性心疾患の子どもたちとの対比において、自分で自分の体の限界を学びながら生活していくことができたからである。「誰しも、病気を抱えていると、障害を抱えていると、他の健常な子どもに比べて、リスクはある」。しかし、その「リスク」と「いかに折り合いをつけるか」は「個人で違う」。だからそれは経験のなかで学んでいかなければならないのだが、そこを周りが「ケアしすぎ」てしまうと「自立っていうのが遅くなる」（R2006）のである。

とはいえ、「みんなと同じように」という期待に応えることは、一方でRさん自身に過剰な頑張りを要求することでもあった。「普通」であることに達成ラインを置いて、「みんなと同じようにやっていくと」、どうしても「できないこともやんなくちゃって」思うようになり、「できないこともできるぞっていう感覚」（R2006）になる。右の引用では笑いとともに語られているが、それは「結構つらい」ことでもあった。特に、小学校の高学年から中学の時期になると、周囲の子どもたちの体の成長についていけず、また体調の悪化もあって、「同じこと」をするための負荷が高まり、キャッチアップするのが「きつく」なってきたという。

R：うん、ちょうど体が成長していって、病状が、それでみんなと差がつきだして。そうすると、低学年ではみんなとおんなじにできますよね、できるような感覚になってきたので、高学年から中学三年までは、調子が悪くなってきたので、みんなと同じようにできない。（R2006）

いったんは「動けるということを経験」して、他の子どもと同じようにできたのに、それがまた「できなくなっていく自分を感じる」ことになる。そうなると、「普通にやりたい」という思いは、「やりたくてもできない」という「ジレンマ」となって現れる。「周りがすごく急成長していくときに、自分が落ちていくっていう」、「そのあたりのことが」が「残酷」（R2006）だと感じられたようである。

この時点で、「普通にやらせたい」という親たちの期待や、それに応えて「みんなと同じようにやりたい」と願うRさん自身の意思は、やや過剰な負担をともなって自分自身を縛る規範となっていた。例えば、その当時（小学校高学年から中学の時代）「将来のことって不安でしたか」という問いに対して、Rさんは「不安でしたね」と即答した上で、次のように言葉を継いでいる。

R：不安でしたね。でも、私は絶対自立して、自立してっていうんじゃないけど、なんていうのかな、必ず一人で生きていかなくちゃいけないよっていうのは、治ったんだから生きていかなきゃっていうのは、思いましたね。（R2006）

ここでも、「治ったんだから」という言葉が使われている。それは、「根治手術」を受け、医師たちからも、もう普通に何でもできるよと言われてきた経験の上に、そうであるなら、自分はもう特別親に依存するわけにはいかない、「自立」して「一人で生きていかなきゃいけない」と強く思い込んでいたことを指している。このような状況で、周りの子と同じように自分のことは自分でやっていけるようになること、その意味で「普通」であるということが、過剰な意識の的になるのは容易に想像のつくところである。Rさん自身、「すごい普通を求めすぎていた私」（R2013）、あるいは「普通に生活し、過ごすことを望みすぎた私」（手記1）という言い方で、自分自身の同調志向の高さをふり返っている。容易には達成できない、けれど強く内面化された規範的（理想的）状態を指すものとして、「普通」という言葉が重い意味をもっていたことがうかがわれる。

（2）「自然体でやっていきたい」――私なりに「普通」であることの模索

ここまでに整理した文脈のなかでは、「普通」という言葉は基本的に、「みんなと同じ」であることを示していた。しかし、この言葉は、必ずしも常に「健常」「健康」な子どもたちとの差異をなくして、これに同一化するということだけを意味しているわけではない。

Rさんは、例えば、自分は「治ったんだから」頑張って生きていかなければいけない、「自立」しなければいけないと思っていた、という話の流れのなかで、「友だちとか周りの子」も「私は頑張る子」だと認めていたとしながら、「でも私はほんとは頑張る子ではない、まあ普通に、自然体でやっていたいっていうような」（R2006）感覚ももっていたと言う。「頑張って」「他の子と同じこと」をしようとすることに対して、少し「無理」を感じていたこと、少なくともそれが「自然体」の自分の姿ではないと自覚されていた、ということである。

ここにはすでに、「何が普通なのか」をめぐる自問のあとが見える。また別の個所では、（小学校入学時に）手術を受けた後に、医師たちから「（みんなと同じように）できるよ」と言われながら、「やっぱりできない」自分がいたことに触れ、「普通にやりたい」っていうのは「私なりの普通なのか、それは健康な方の普通なのか」、その「ギャップ」（R2006）に悩んでいたとも語られている。

「みんなと同じであること」と「私なりに自然体であること」。この二つの「普通」のあいだに「ギャップ」があると受け止められる時、いずれか一方を捨てて他方の側に振れるのは決して容易なことではない。「自分なりに自然体」であればよいと割り切ってしまうと、「周囲の仲間たち」との活動の輪のなかに参加することは難しくなり、しかし、「みんなと同じ」であることだけを追い求めれば、自分自身に過剰な負担をかけ続けることになるからである。このジレンマが解決あるいは緩和されるためには、「普通」であるということの意味が、どちらの軸にも回収されない形でとらえ返されなければならない。

それは、決して簡単なことではないだろう。しかし、周囲の人々の受け止め方しだいで、「差異」をともないながらも「普通」であるということが可能になる場面が生じる。Rさんの語りのなかにも、こうした微妙なバランスによって生まれる「普通さ」の形が示されることがある。

（3）「当たり前に接してくれる」——同じではなくても一緒にいる

高校や短大時代の「友だち」とのつきあいのなかで、「みんなも（…）普通の感覚で接してくれた」と語られる場面を見てみよう。その「友だち」は、例えば、みんなでテニスをしに行く時にも声をかけてくれて、Rさん自身がプレーには参加しなくても、当たり前のこととして一緒に遊んでいたという。

R：普通の健康な友だちっていうか、病気の友だちじゃなくて、そういう普通の子も、私見てて、テニス行こうとか、ボウリング行こうとかって、言ってくれるし、うん行くよ、でもやらないかもしれないって言ったりして、でもみんながそこに連れて行ってくれて、やってる感覚。（R2006）

ここには、過剰な同一化をせずに、自分の体の状態に合わせてやれることはやる／やれないことはやらないということを、当たり前のこととして受け止めるような関係が成り立ってる。それがRさんにとって、「普通に接している、普通に遊ぶ友だち」（R2006）であり、「みんなで、遊んでいるうちは、普通の感覚で、普通に仲良くなった」（R2006）のである。

この、「みんなと同じでない」ことも含めて「普通」のこととして受け入れられるような社会関係の場においては、過度に「同調的」な努力をしなくても「みんなと同じ」場にあって、共同の活動に参加することができる。この時、みんなと同じことはできなくても、「一緒にいて楽しむこと」ができていたことが重要な意味をもっていたように見える。当たり前のように「一緒に」遊ぶということ。こうした経験の積み重ねのなかで、Rさんは「自分なり」の「普通感覚」を養っていった。それは、「みんなと同じ」ように遊びまわり、恋愛もするし、結婚もする、という生き方につながっていったのである。

R：そんなそれがね、学校終わって〔短大を卒業して〕帰ってきたら、男の人とはつきあい始めるし、遊んでるし、結婚するって言い出すし、ねえ、だから私の普通感覚がどんどん養われていった。（R2006）

もちろん、この意味での「普通感覚」をベースにした生き方は、何の苦労もない生活をもたらすわけではない。仕事もする、恋愛もする、結婚もするという選択は、当然のことながらそれにともなう役割や責任を担うことでもあり、それは時として「病気であるから」という言い訳を容易には許さない場面へとRさんを導く。例えば、結婚して、「長男の嫁」として相手方の家に入って暮らすのは「結構大変でしたか」という問いかけに対して、Rさんは、「やっぱり、長男の嫁の役割は大変ですね」と言いながら、「まあそれは、自分で選んだんだからしようがない」とすぐに言葉を継ぐ。

R：うんだから、そこは病気だから、病気じゃないからってことじゃなくて、普通感覚で、長男の嫁を背負うっていうのはこういうことだよって、ことですよね。（R2006）

「普通感覚で」生きるということは、時としてどうしても、「病気であるか否か」に関わらない形で何かを引き受けたり、役割を担ったりすることをともなう。しかし、その「負担」はあえて選択する。おそらくはそれを代償にして、（疾患を抱えていても、当たり前にそこにいるべき）「社会生活の普通のメンバー」となることができてきたのである。

（4）「普通だったらそうかもしれないけど…」——差異を価値づける

このように、子ども時代から、成長して社会人の仲間入りをし、家庭をもつようになるまで、Rさんは「普通」であることの意味を模索し、「普通さ」を獲得するための努力を重ねてきた。しかしそれは、単純に「社会のなかに」「みんなと同じ」存在として溶け込んでいくだけのプロセスではない。一面において、（心臓疾患というハンディキャップを背負いながら）社会生活に参加し続けることは、なかなか「普通にはできない」経験を重ねることになり、それがRさんの「力」となって蓄えられている。これだけの経験をしてきた「私」だからこそできることがある。その自覚・自認は、笑い話に紛らわせながら、しっかりと語られている。

例えば、自分の子ども（次男）が頭に怪我をして大学病院に救急で搬送された時のエピソード。かけつけたRさんは、その場面にも全く動揺せずに、自分の「カテーテルの傷」に比べたら、子どもの傷は「ちっちゃい、ちっちゃい」と笑って慰めていた。すると、治療にあたっていた医師が驚いて（あきれて？）「普通の親はさあ、子どもが怪我したら動転すると思うんだ」（R2006）ともらしたという話。それは、自分が「長く病院とつきあっている」ことからくる落ち着きだと、Rさんは語る。「普通のお母さんはどうしようどうしようって、動揺」（R2006）するような場面でも、自分は「（肝が）座り過ぎてて」「おいおいって」感じだったという。ここでは、「普通のお母さん」との対比のなかで、むしろ自分自身のタフな部分がポジティヴに受け止められている。病気をして、厳しい治療をくぐり抜けてきたからこそ受け止められることがある。その意味では「普通ではない」経験をしてきたことが、今の自分を作っているのである。

同様に、義父の介護や医療選択の際にも、Rさんのこれまでの経験、医療や福祉の世界とのつきあいの厚みが力を発揮したようである。義父は、最後は在宅酸素療法を要する状態になっていたが、その時にも「在宅酸素を二台入れたり」、「ヘルパー」や「訪問看護」を入れたりする場面で、Rさんが「今まで」に培った「ノウハウ」を活かすことができた。そしてその時、義父に「うちの嫁が私でよかった」と言ってもらうことができた。結婚をする時点では「うちの息子の嫁が心臓悪くて（大丈夫だろうか）」と思っていたであろう父親が自分を「受け入れてくれた」（R2013）、とRさんはふり返っている。それは病気をもって生まれてきたがゆえに、自分が積み重ねてきた経験が生きた場面であり、自分がそこにいることの意味をはっきりと感じられる機会でもあった。

R：すごく、その、私が今まで生きてきた経験が、普通、病気で生まれてきたら、普段、マイナスイメージだけど、でも他の人には、他の人たちだったら経験しないことをして生きてるんだっていう実感もあるし、周りもそういうふうにとらえてくれるので、うん、特に主人とか周りとかも、ああ私がいなかったら回っていかないよねって。（…）介護をする時代（時期）に、主人の祖母を看たりとか、主人の父を看たりとかそういう時に、ああ私がここで役に立たなかったら、ここに来た意味はないよっていうのも、ある。主人の家族のためにやることはここに、そういう意味ではここに来た意味あるよっていうのは、実感ができてたし。（R2013）

この時、過去の医療経験の蓄積がもたらしているのは、医療選択や制度利用に関する知識やノウハウだけではない。それを踏まえて、多少のことには動じないRさんの構えが、家族のなかに精神的な落ち着きをもたらしていたようである。義父の容態が悪くなっていって、最期が近づいていくなかにあっても、家族はどこか「気楽」な気持ちでいられた。「娘」によれば、それもまたRさんがその中心にいたからである。

R：でも娘が言うには、なんでこんなに気楽なんだろうって、言ったんですよ、気楽だったんだろうって、あの時、（…）父の最後のほうに、一年ぐらい、何でみんなこんなに私たち普通にしていられるんだろうっていうのは、きっと私がいるからだって。（R2013）

ここでも「普通」という言葉が使われているが、それは、特別な出来事が生じても、それを冷静に受け止めて、過度にあたふたすることもなく、家族なりの日常性を維持し続けているということを指している。その意味での「普通」の生活を可能にしているのは、Rさんのこれまでの（「普通」とは少し違う）「経験値」なのである。

Rさんはまた、自分が病児として生まれ、育ち、結婚して母親になったからこそ、様々な立場の人の気持ちが分かるようになった、と自認している。例えば、「心友会」における活動のなかでは、自分は「病児」でもあり、「親」でもあるので、「母親の気持ちも子どもの気持ちも分かる」（R2006）。それは、Rさんとしては少し「つらい」ところでもあって、両者の視点のあいだで「すごく揺れ動くところがたくさんある」と感じている。しかし、二つの立場、あるいは異なる境遇のあいだの橋渡し的な役割、世代間の「つなぎ役」（R2006）を担いたいという思いももっている。

R：で私、友だちのドクターなんかと話した時に、親の思いと子どもの思いが分かるっていうのは、悩んだりした時も、やっぱりあるみたいとか、そういう患者さんのなかで、そういうほら、わりとうちで静養しなくちゃいけないような人もいる、そういう方たちと、こういう風に果敢に、私よりももっと活動的にやる方たちと（の）調和っていうのは、あなたができるんじゃないかって言われた時に、それはそうかなって、だからそれで私はすごく救われて。（R2006）

ここで「救われて」と言っているのは、心友会のなかにはさまざまに異なる身体的条件を負っている人がいて、これに対する向き合い方も一人ひとり個別的であるために、自分の経験や立場を簡単に口にすることはできない場合があること、人それぞれ「さまざまだから、肯定も否定もできない」（R2006）という状況を踏まえてのことである。たしかに、自分は結婚して子どもを産みましたという経験は、疾患のためにそれが許されない人の前では語りにくい。そのなかでどのように患者会に関わることができるのか、それはなかなか悩ましい話なのである。しかし、そうした「多様な人の集まり」であるからこそ、異なる状態の人々をつなぐ役割も必要になる。それが、色々な立場を経験してきた自分に期待されているという認識がここでは示されている。

こうした文脈では、病気をもって生まれてきたこと、それゆえに身体的なハンディを負いながらも、さまざまな苦労を重ねてきたことは、Rさんにとってプラスの意味をもつものとして受け止め直されている。

R：あの自分が、結婚して、出産して、子育てをしたっていうのは、大きかったなあって思います。（…）あの、病児のまま、自立した大人になって、成熟した大人になっても、それはそれでよかったなぁって、違う経験を、その経験をしたことで、いろいろ分かるようになった。（R2006）

このように、疾患によって条件づけられた「差異」と、その上でなお自分が選択して歩んできた道のり（経験）を、価値あるものとしてとらえる視点は、Rさんのなかにたしかにある。

ここまで、「普通」であることをめぐるRさんの語りを、その微妙な意味づけの差異・変化に着目しながら、四つの位相に分類してたどってきた。

一面において、疾患に由来する「差異」は、これを乗り越えていかなければならないものであった。自分は「根治手術」を受けて「もう治った」のだから、「他のみんなと同じように」、その意味で「普通」に生活していかなければならないのである。

しかし、そのためにはやはり過剰な努力が必要であり、その無理を重ねながら、Rさんは「普通」であることの意味を問い直し、自分にとっての自然体（その意味での「普通」）と、周囲の人々への同調の間にギャップがあることに気づいていく。

思春期の頃は、周囲のペースについていけないことに苦しんだこともあったが、その一方で、自分の身体的な条件を当たり前のように（「普通に」）受け入れてくれる友人たちとのつきあいも経験した。そのなかでRさんは、病者ではあっても当たり前に仕事をし、「一緒に」遊び、恋愛し、結婚する、そういう意味での「普通感覚」を養っていった。

そして、疾患とつきあいながら仕事や結婚、出産や子育てをしていくという（ある意味では「普通にはできない」）経験を積み重ねてきたことが、今の自分を支える礎になっている。「普通ではない」条件のもとで、「普通の生活」を積み重ねようと努力してきたことが、「普通以上」の力を生みだしてきたのである。

このように整理してみると、「普通」という言葉は、Rさんの成長（子ども時代、思春期、青年期、成人期）とともに少しずつ意味を変えながら、その人生の軌道を導く指針となってきたことが分かる。インタビューのなかで、「普通」って言われることについてどう感じますか、という趣旨の質問を向けると、Rさんは、自分は「そこら辺にいる、普通のお母さん」（R2013）だと笑った上で、次のように語る。

R：私は、ああ私の生き方は、ごく一般的に「ああ、普通なんだよ」って、病気してても障害があっても、何してても普通なんだよって、うん、思っていて、ああ私は私の生き方で生きていくから、別に普通って言われることに全然抵抗もないし、私ってそれだけみんなと同じなんだよねって、同化してるんだなっていう。（R2013）

シンプルに聞こえるが、これまでにRさんがつかみ取ってきたものが凝縮された語りである。「同化してる」という言葉が使われているが、それは単純に周囲の（「健康」「健常」な）人々の基準に同調しているということだけを指してはいない。「私は私の生き方で生きていく」。だから、「病気してても障害があっても」「普通」なのであり、その意味で「みんなと同じ」なのである。「だから私も（…）、他の皆さんと、普通の健康に生まれた、健常な方たちと同じことをしているだけ」（R2013）だと彼女は言う。

この文脈で、「普通」という言葉はかなり複雑なニュアンスをともなっている。それは言うまでもなく、単純に「健康な人と同じことを、同じようにしている」ということではない。しかし、他方で、自分の身体状態に合わせて「みんなと違う」ことをしているのでもない。「私は私なりの生き方をすることによって、健常な方たちと同じことをする」。そこでの「同じ」とは、それぞれの差異の上に、それぞれの「普通」が築かれている点で、誰もが

「同じ」だし、私も「同じ」という含意をともなう。だから、特別に差異化する必要もないし、差異を語る理由もない。Rさんは、自分なりの「自然体」を保つからこそ「みんなと同じ」ように生きているのである。

R：そうだから、うちが、主人が、まあある意味うちは普通、何て言うのかな、私は自然体にやるっていうのが、主人と私のポリシーなので、別に病気だから病気じゃないからって関係なく普通、あの、自然体にこう、こそ、やっていればいいよっていう感じなのかなっていう風な、雰囲気かなっていう。まあある意味その、私が家庭を作り上げたっていうことは、でもそれも普通なことであって、病気をもって、抱えて生きていくなかで普通、まあそういうものが自然の流れとしてあったっていう。(R2013)

これはおそらく、「普通の人」にはそれほど簡単に言える台詞ではない。「普通」であることを求め、「普通」になり切れない自分を見いだし、その上に自分なりの「普通」の生き方を実現してきた人の言葉である。「社会的な標準」への同調か、「自分なりの自然体」の維持かという二者択一の枠組みには収まらないところに、今Rさんの語りうる「普通」がある。

そして、「心疾患」に由来する少し特異な条件のもとにありながら、したがってまた少し冒険をしながら、「自分なりにやりたいことはやる」ような人生を、Rさんはその家族（夫や子どもたち）とともに「楽しんでる」ことがうかがえる。

R：病気じゃなきゃできない経験もあるんで、それもすごく大事な私のプロセス、となって、ああ、私って結構、病気と楽しんでるじゃんて、楽しんでるわけじゃないんですけど、うまく向き合ってるじゃんて、言えるようになりましたよね。（R2006）

「心臓病」でありながら、あるいはそうであるがゆえに形作られてきた「自分（たち）なり」の生き方、Rさんの言葉に寄り添えば「笑っちゃうぐらい普通」（R2013）の生き方を、かけがえのないものとして受け止める感覚が、Rさんとその家族のなかに生きているのである。

5．「御身大切にしない」生き方――リスク・テーキングとその背後にある感覚

これまで、Rさんの生活史を導くキーワードとして「普通」という言葉を位置づけ、その微妙な含意の揺れ動きを確認してきた。では、この作業は、彼女のライフストーリーの了解において、どのような意味をもちうるだろうか。

本章の冒頭に述べたように、生活史の聞き取りを行っていると、しばしば、「どうしてこの人は、この時、このような選択をすることができたのだろう」と思わされるような場面に遭遇する。それは、その人のライフストーリーの転機をなしていたり、重要な分岐点を示していたりする。そして、そこでの選択について、聞き手が「なるほど」と思えるかどうか、「腑に落ちる」ものとして受け止められるかどうかが、その語りの「分かり方」――了解の感覚――を大きく左右することが多い。

Rさんの生活史について言えば、私たちには二ヶ所、「どうして？」という疑問符の残る場面があった。ひとつ

は、彼女が（それまではずっと断念していたはずの）「結婚・出産」という可能性に向けて舵を切る場面。もうひとつは、流産を経て、二人目の子どもを産むという選択をする場面である。

前者の方から、その経緯を再確認しよう。先に見たように、Rさんは短大を卒業して、仕事をしていた二一歳の時、「生理不順」をきっかけとして産婦人科を受診し、「多嚢胞性卵巣」と診断され手術を受ける。しかし、その手術後に不整脈を起こし、検査を行った結果「心房中隔欠損」の残存が確認される。「もう治ったのだから」という思いで生きてきたRさんの心臓は、「完治」していなかったのである。この時の気持ちは、「手記」において次のように綴られている。

「手術後に私は不整脈を起こし、数々の検査の結果、ファロー五徴、心房中隔欠損残存と診断されました。子どもの頃にファロー四徴の手術をして、『すでに治っている』と聞かされていた私は戸惑い、事実を受容するのに時間を要しました。」（手記一）

「精神的なダメージは大きく、心臓のことをあまりに知らされていなかった事実に愕然とし、病名と病状を受容するのに必死に立ち向かっていた夏。」（手記二）

ところが、このショックを受け止めるのに必死であったであろうRさんに対し、産婦人科の医師は、「卵巣」の治療は同時に不妊治療にもつながるものであり、その先に「出産」の可能性があることを示唆する（ただしこの時、循環器の医師からは「消極的な発言が多かった」ようである）。「結婚して、出産する」という選択肢を提示された

Rさんは、「悩んだ末、私は子どもをもつことにチャレンジする決心」（手記1）をするにいたる。

手記によれば、Rさんは、「ファロー四徴で生まれたため、『かわいそうに』『子どもは産めないね』と幼い時から、何気ない会話のなかで何百回と言われて」きたそうである。そして「高校生の頃から、『恋愛』『結婚』『出産』『子ども』という言葉は、私の思考のなかから消去され、将来、一人で生きていく力を身に着けるために、夢中で学生時代を過ごしていた」。同様の認識は、インタビューのなかでも語られている。

R：私はもう、子どもの時、思春期から二十歳ぐらいまでの時まで、自分はもう結婚しないね、子どもは産まないねっていう感覚でいたと思うんですね。（…）うん、周りが、周りがね、両親も、友だちもみんなが、もう結婚はしないだろう、子どもも生まないだろうって、いう感覚でいたので、私もそういうつもりで大学へも行ってた、自立するぞって感じで、職に就くぞって感じで。（R2006）

「子どもは産めない」、「結婚はしない」。だから、学校に行って、職に就いて、自立する力をつけることを考えて、「思春期から二十歳ぐらいまで」を生きていた。結果として、短大を卒業し、地元の郵便局にポストを見つけて働き始めていた。その矢先に生じた体調不良と入院治療の機会。そこで、彼女は自分の人生の軌道を大きく変える「転機」の場面を迎える。

うまく治療すれば「産める」のではないかという示唆があった。それは、今まであきらめていたことを、もう一度可能性として浮上させるものであった。そこまでは、さほど無理なく理解することができる。しかし、これと同時に、他方では「あなたの心臓病はまだ治っていませんでした」と告げられている。「根治」したのだから「みん

な と同じように」頑張らなくてはと思ってきたRさんにとって、そのショックがどれほどのものかは想像に難くない。了解が難しいのは、そのダメージのなかで、「結婚・出産」という可能性に賭けていくという、思い切った（と私たちには思える）決断のつけ方である。この時、循環器の医師が出産には消極的だったということは、少なくとも一定のリスクをともなうという判断があったことを示している。それでも、「結婚しよう、母親になろう」と思う。その心の決め方に、私は少し驚き、どこか感嘆してしまうところがある。

同じような印象を、二つ目の場面、つまり第二子を産もうと決める場面についても抱く。無事に第一子（長女）が生まれ、だったらもう一人と考えるのは自然なことであるように思える。ところが、二度目の妊娠で授かった子どもは、流産してしまう。この「流産」という出来事がどのように受け止められたのかについては、Rさんは多くを語っていないし、書かれてもいない。しかし、それを乗り越えて、やっぱりもう一人と思えるかどうか。そこには、少なくとも分岐点があるように感じられる。もう一人子どもはいるのだし、これ以上リスクを負ってしんどい思いをしなくてもいい、という考え方もあるだろう。

そして、この二点については、二回目のインタビューのなかで、かなり直截に「問い」を投げかけている。第一点については、「まだ治ってないんだから自分にはできないことがあって当然だと思った」というRさんの言葉を受けて、だったらなおさら、「子どもを産むなんていうリスクのあることを選択しなくてもいいのではないか」、そう考えるのが「自然」なのではないかという形で、私のほうから疑問をぶつけてみた。これに対してRさんは、自分は「一〇代の時」には、「結婚」するとは思っていなかった、ただ「自立」することだけ考えていたということを確認した上で、「結局産婦人科に通ったことが大きかったのかなぁ」とふり返っている。「多囊胞性卵巣」のために「生理不順」が生じたこと（かつ、腹水が溜まってお腹が痛くなったこと）をきっかけに治療を受け始めたのであったが、そのための服薬を長く続けると心臓にも負担がかかるものであると言われたこと、他方で、それは同時に「不妊治療」でもあると示唆されたことが、発想の転換をうながしたというのである（R2013）。そうであるならば、「多嚢胞性卵巣」の治療（＝不妊治療）を徹底的に行ったほうが、「心臓のリスクが高い」状態からは離れられるのではないか、とRさんは考えた。したがってその意味では、「心臓のリスク」があるにもかかわらず「子どもを産む」を選択したというよりも、「心臓にかかる負担」を軽減するために「不妊治療」を進めるというつながりがあった、と言うことができる。しかし、それでも、「出産」にともなうリスク自体がなくなるわけではない。この情報だけでは、（私の呑み込みが悪いのかもしれないが）まだ「なるほどそうか」という感じになれない。

第二点についても、私は「もうすでに一人先にいて、二人目がそういうこと（流産）になると、そのあとはもういいやって思わないのかな」（R2013）と感じたことを告げて、その時点ではどのように考えていたのかを尋ねている。これに対して、Rさんは、「それは皆さんにもすごく言われます」と前置きした上で、次のように言葉を継いでいる。

R：病院の先生たちも、娘（長女）が生まれた時は、本当にL県で初めての症例で、みんなに大事にされ、私も娘も、もう本当にすみませんて感じるぐらい、皆さんに、総動員してもらって、私もこの子一人を大事に育てますって、あの、もうこの子は一生お嫁に行かせません、私の側にいる子ですって言ってたぐらいの感じの、親ばかだったんですね。そうしたら、あの、自然に妊娠して、あれして、流産してしまったので、その時、すごく、私が命を守ってもらったのに、私はこの子を、その子を産んであげられなかったなぁっていう思いがあったりとか、あと、こういう地方だったので、やっぱりなんか、主人の父とかもいたので、なんて言うのでしょう、あの、男の子が欲しいんだよなっていうのが、ちょっと見え隠れする、言葉にはしないんですけど、男の子が欲しいんだよな、きっとなっていうのをすごく思って、で、じゃあ、私がすごく悲しんでたので、産婦人科の先生たちも、あの、じゃあダメもとでもう一人頑張ろうかっていう形で。（…）で、私はもう作らなくてもいいやって思っているあいだに、流産とかそういう経験が、ちょっと実感として、雰囲気として、もうひとり望んでいるんだろうなっていうのを、感じて、で挑んだっていう感じだったんですよね。（R2013）

いくつもの情報が錯綜している語り口であるが、まずは事の経緯として、長女が生まれた後は、この子を大事にして育てよう、もうその次の子はつくらなくてもよいと思っていたということ、ところが「自然に」妊娠をして、結果的に「流産」になってしまったことが示されている。そしてこの時、ひとつには、「自分は守られて生きてきたのに、その子を産んであげられなかった」という思いがあったこと、ふたつめに、「無言の内ではあっても、男の子が欲しい」という周囲からの期待を感じていたこと、さらには、「じゃあ、頑張ってみようか」という産婦人科医の後押しがあったことが、「二人目」の出産に向かう要因としてあげられている。

これについては、かなりの程度まで「なるほど」と思うことができる。しかし、そう思う半面、だからと言ってやはり過剰な負担を自らにかけすぎているのではないかという思いはなくならない。「そこまでして」（と私は思う）「周りの期待」に応えようとする姿勢を支えているものは何だろう、という問いは「私」のなかでは必ずしも解消しない。

このやり取りのあと、Rさんは、どうしても「周りの期待に応えちゃう」ところがあるという話をきっかけにして、自分は「患者会の人たち」から「御身大切にしない人」と言われていたというエピソードに触れている。

R：だから、みんなからは、患者会の人たちからすると、なんか、御身大切にしない人っていう風に、ずっと、無理もするし、変な話、みんなと同じように学校は行ってるし、行ったし、みんなと同じように、御身大切にしない人って思われちゃうんだなって。（R2013）

今日では、医療技術の進歩とともに多様な選択肢が生まれ、患者自身の「自立」にもとづく判断が重視されるようになってきたが、当時（一九八〇年代）はまだ、とにかく体を大切にという声が強く、慎重な態度が求められていた。そんななかで、Rさんの選択は「患者会の人たち」からは、いささか「無茶」なものに見えていたということであろう。

ともあれこの語りのなかでは、「出産」のことだけでなく、例えば「学校にも行った」ことも含めて色々な「無理」を重ねてきたことに話が広がり、それが「御身大切にしない」という言葉で形容されている。そしてこの時やはり、「みんなと同じように」という表現が繰り返されていることにも留意しておこう。「御身大切にしない」ということは、自分の体のことを最優先にしているのではなく、時にはあえて「リスクを取る」ような行動を選択していることを指している。それは、「周りの期待」に応えてしまうということであり、同時に「みんなと同じように」生活することでもある。

そういうつながりを踏まえてみるならば、Rさんの、時に「リスク・テーキング」な生き方もまた、彼女なりの「普通」の追求と結びつけて理解することができる。

前節での考察を反復するならば、Rさんは、小学校入学前に受けた手術によって「もう治った」ものと見られ、だから「私はみんなと同じように」生きていかねばならないという思いに駆られて生きてきた。しかし、実際にはむしろ、体の成長とともに周囲のペースについてゆくことが難しくなり、「普通」に成り切れないことに苦しんでもいた。その一方で、そんなRさんの状態を当たり前のように受け止めてくれる「友だち」にも出会い、そのつきあいのなかで「普通に遊び、恋愛も結婚もする」という生き方——その意味での「普通感覚」——を身に着けてきた。

産婦人科への受診と、「ファロー五徴」という病名の提示は、こうした段階において起きた出来事である。この時、「心房中隔欠損」の残存という事実の発見は、「もう治ったのだから」という形で彼女の努力を支えてきた「前提」を覆すものであったと言ってよいだろう。その意味では、自分の生き方を規定していたはずの「条件」が、いきなり取り払われてしまったような経験であったと推察できる。しかし他方において、この時点でのRさんは、たとえ「心臓病」であるがゆえに「(周りの人と同じようには)できない」ことがあるとしても「私は私のやりたいことをやる」、そして自分の体に多少の負担をかけたとしても、自分なりに「普通に」生きていくことを「楽しむ」感覚を養いつつあった。

心臓疾患の残存という診断とともに、医師たちが彼女に示したのは、「あなたは相変わらず心臓病者である。けれども、その条件の上に結婚して出産するという可能性は開かれている。そこにはリスクもともなうけれど、選ぶのはあなただ」という呼びかけであったように思われる。この時、そのリスクを引き受けながら子どもを産むということも、心臓病にまつわる諸条件を重視してリスクを回避することも、ともに「可能な道筋」としてある。では、Rさんを前者の選択に導いたものがあったとすればそれは何であったと解釈できるだろうか。

仮説的に、二つのポイントを挙げておきたい。

ひとつには、逆説的なことであるが、この時点でのRさんが、「ライフストーリーの継続」という観点から見た時に、かなり危機的な状態に置かれていたこと。つまり、それまで自分の人生を考える上で「与件」として置かれていたことが崩れ去って、そのなかで、これからの人生を考えなくてはならない場面に立ち至ったということである。こうした危機の場面においてこそ、人は自分のストーリーを先に導いてくれる強い推進力を必要とする。さもなければ、立ちすくみ、身動きが取れなくなってしまうこと——「生活史の滞留」に陥ってしまうこと——がある。「あなたの心臓病はまだ治っていない」というショッキングな告知によって、Rさんが強く動揺している時期であったからこそ、「実は、出産できるかもしれない」という可能性の提示が、（どこかに向かって）生きてゆくための指針として力を発揮する。「生活史の混乱」（M・バリー）が生じていたがゆえに、新たな「羅針盤」（A・W・フランク）が必要になる。「結婚して、子どもをつくる」という長く放棄されてきた道筋が、ここで彼女の歩みを推し進めるものとなった、と言えるのではないだろうか。

しかし、おそらくそれ以上に重要であると思われるのは、「結婚して、子どもをつくる」という道筋が、Rさんの養ってきた「普通感覚」の延長線上に見えてきたこと。そして何より、多少のリスクを冒してでも、「普通に」生きていく過程を「楽しむ」ことができていたことにある。そしてそれは、Rさんが一人でつくり上げた感覚ではない（当然のことながら、結婚・出産は一人ではできない）。実際、Rさんが結婚を決意する過程においては、夫となる男性の同意と支援が決定的な意味をもっていたはずである。そして、それは単に彼女の望みに彼が応えたというだけのことではなく、リスクを引き受けながらも、みんなと同じようにやれることはやるという人生を、「一緒に」楽しむ感覚が共有されてのことであったように思われる。インタビューのなかでは、出産の可能性とリスクに関する説明を一緒に聞いてくれた夫（この時点ではまだ結婚していなかったはずである）が、「あなたといると生きてて面白いじゃない、面白いよね」（R2006）と言ったという話が紹介されている。

R：あの、結婚する時って、主人も、聞いたらショックだったと思うんですよね、あのドクターの話って、説明された時に。でも、あなたと生きてると面白い人生だよねって、うんその感覚は普通はまらないかもしれないって、うん、濃い、きっと濃くはなるよって答えたんですけど。（R2006）

最後に「きっと濃くなるよ」と「答えた」のが、Rさん自身なのか夫なのかが、確かには判別しきれない。しかし、その点はさしあたり大きな意味をもたない。自分が結婚しようとしている女性が、どのような疾患を負っており、出産にあたってどのような危険性を抱えているのかを「ドクターから」「説明される」。男性にとってそれは「ショックだった」はずだと、当の女性は考えている。しかし、その彼の口からは「あなたと生きていると面白い人生だ」という言葉が発せられている（それは、説明を受けた直後のことなのか、事後的にふり返ってのことなのかも分からないが）。心臓病に起因するイレギュラーな出来事を、「面白い」、「濃い」経験として受け止めていく感性は二人のあいだで共有されている。これが、Rさんとその家族によって培われている「普通感覚」である。

心臓疾患という「普通ではない」身体的条件ゆえに、「普通の生き方」をしようとするだけで、いろいろと大変なことが起こる。この「少し普通ではない経験」の形を、「普通以上」に大事なものとして受け止めていくことができる。そのようにして、自分の人生を楽しむ力。あるいは、そのようにして享受しようとする身構え。それが、Rさんの生活史を駆動している。結婚・出産への舵取りについても、第二子の出産についても、その「思い切った」決断を理解しようとすれば、この意味での「普通感覚」がベースに働いていることを見なければならないだろう。

6．ナラティヴ・ハビトゥスとしての「普通感覚」

ここまで、語りのなかに反復されるひとつの言葉――「普通」――を手がかりとして、その生活史の節目を、そのつながりをたどり直すことを試みてきた。その言葉は、語り手が自分の生き方をふり返って意味づける上で「鍵」となるワードであり、同時にそれは、局面ごとにその人の生き方、その選択を導いた指針を表すものでもある。Rさんは「普通」であることを求め、あるいは「普通感覚」で生きてきた、と言うことができるだろう。

さてこの時、このような「キーワード」は、ライフストーリーの展開、生活史の継続にとってどのような意味をもち、役割を果たしているのだろうか。

Rさんの場合、ある局面において見れば、「普通」という言葉は達成すべき規範的状態を示すものとして機能している。例えば「自分はもう治ったのだから、みんなと同じように、普通の生活をしなければならない」と考える場合に、この語は「規範」として彼女の生活を方向づけていたと言うことができる。しかし、その規範的な状態の実現が、現実にはなかなか容易ではないことを学んでいくなかで、Rさんが獲得していった「普通感覚」は、一面的に目標となる状態を指すというよりも、周囲との関係のなかで、自分なりにやれること、やりたいことを、臆することなく実現していく、というニュアンスを含んでいる。「自分はやらないかもしれないけど、友だちと一緒にテニスやボウリングに行く」、「心臓病者」だけど、「恋愛も結婚も出産もする」。それは、ある側面では「みんなと同じ」場所で同じことをするということでもあるが、同時に、自分なりにできることしかやらない、という幅をともなっている。この両義的な「つきあい方」、「ふるまい方」を、自分なりの自然体として体得していく過程が、Rさんにとっての「普通感覚」の形成であったと言えるだろう。

この時、「私は私なりに普通に」生きるということは、「強く自分を拘束するような指針」――「ポリシー」とか「モットー」とかと言い換えられるような――ではなく、その局面に応じてアドホックに適用される、多少なりともルーズな「感覚（センス）」として身体化されているように見える。だから、頑張ってみんなと同じようにふるまうこともあれば、ここは無理しないでやめておくこともある。その選択はいい加減になされているのではなく、そのつど「普通に」、「普通感覚」でなされていく。それだけの幅（ある種の緩さ）をもったものとして指針が準備されていることが、Rさんの生活を「前」に推し進める力になっている。時にそれは、慎重な自己管理のふるまいとなって現れる。しかし時には、思い切った「リスク・テーキング」にもつながる。でも、どちらも「普通感覚」でなされる。そのようにして、ひとりの人の生活を、そのライフストーリーを導いていくような「動力」あるいは「転轍機」のありようを、私たちはこの言葉に感じることができる。

ここで思い起こされるのは、A・W・フランクが提示した「ナラティヴ・ハビトゥス」（Frank 2010）という概念である。ひとりの人が自分の生きる物語を紡ぎ出していく時、知らずしらずある種の物語の形や筋の展開を選んでしまうことがある。その「強く意識化されない形で」物語を方向づけているような「身体化されたセンス」を、彼は「ナラティヴ・ハビトゥス」と呼んだ。それは言語的に明文化されて、論理的な一貫性を要求するような「規範」ではないし、いつも同型のものとして反復されるような「習慣」でもない。そうではなく、そのつど直面する状況において、何となく思い起こされて、反復されるような「物語」への「選好のパターン」として作動する。Rさんの「普通感覚」はこれに近いものとしてあるのではないだろうか。それは、個々の場面における彼女の生き方の選択を導いている。しかし、その選択の基準は身体化された感覚に依存しており、「これが自分なりに普通」と思える方向へ進む。それが、規範同調的であるか、自分らしく独創的なものであるのかは、その時次第である。しかし、いずれにしても、自分のセンスで物語の筋立てを選び取っているのである。

フランクは、「ナラティヴ・ハビトゥス」は、過去に聞いた（読んだ）物語の記憶によって醸成されると論じていた。Rさんの「普通感覚」の背後に、どのような物語経験があったのかは分からない。しかし、少なくともそれが、幼い頃からの生活経験の積み重ねのなかで獲得されてきた「センス」であることは間違いない。先天性心疾患とともに生きる人々は、時代ごとに大きく変わっていく医療・生活環境のなかで、先行する世代にロールモデルを見つけることが難しい状態で、自分なりの生き方を模索していかなければならない。その模索は、おそらく、周囲の人々に対する「同調」と「調整」という課題の遂行の反復のなかで、自分なりの「普通感覚」を育てていく過程としてある。その一人ひとりに寄り添っていこうとする者たちには、それぞれが経験のなかで身に着けた「物語的身体感覚」を受け止めることが、まず何よりも求められているはずである。

注

（1）「根治手術」は、「心臓の内部を修復」することによって、正常な血液循環を回復するための手術を言う。このような修復が難しい患者に対して症状を軽減させることを目的として行う「姑息手術」との対照において、最終的になされる手術という意味でこの言葉が用いられてきた。しかし、「根本的に治す手術」という字面上の意味とは異なって、「根治手術」後においても「手術に使用した人工物の変性」、「成長に伴う相対的狭窄」、「弁逆流や不整脈の発生などの続発症」、「短絡や狭窄などの遺残症」が存在することが明らかになっている。このため「根治手術」という言葉は次第に使われなくなり、現在では「修復手術」という言い方が一般的になっている（全国心臓の病の子どもを守る会 2005：164－165）。

（2）義母は、結婚前に交通事故で亡くなられていた。

（3）Rさんへのインタビューは、二〇〇六年九月、二〇一三年一一月、二〇一八年九月の三回行っているが、ここでは、第一回目、第二回目の記録のみを用いる。また、出典は示さないが、ご本人の承諾を得て、Rさんが記した「手記」からも引用する。

第九章　「生」への信頼はどのように生まれるのか
――命の危機を超えて生きる

1. 危機のあとを生きる

二〇一八年から二〇二〇年までの三年間、鈴木ゼミの一員として、先天性心疾患とともに生きる方々へのインタビューに参加してきた。彼ら・彼女らは、私たちに向けて、自分がどのような人生を歩んできたのかを丁寧に語ってくれた。語られた人生は、直線的で平坦なものではなく、絶えず波のあるものが大半であった。語り手の多くは物心がつかないうちに、あるいは生まれた直後に外科手術を経験し、比較的体調が穏やかな子ども時代や学生時代を過ごしても、社会人になってしばらくすると体調が悪化してしまう。このような予期せぬ体調の変化は、思い描いてきた未来に変更を迫るだけでなく、時には生命の危機に直面させることにもなる。

だが、命に危険が及ぶものだったとしても、その経験は暗いトーンで語られるとは限らない。むしろ、私がインタビューで出会った人々は危機状態を経たあとも、前向きに生きていた。語り口調には、これからを生きることへの緩やかな肯定感が表れていたように感じる。

本章では、二人の男性心疾患者、OさんとTさんの語りを取りあげたい。Oさんには二〇一八年に、Tさんには二〇二〇年にお話をうかがった。[1] インタビュー当時、Oさんは三六歳、Tさんは三七歳。二人は体調の波と対峙しながら学校に通い、成人を過ぎると会社に勤めてきた。しかしOさんが三〇代、Tさんが二〇代後半で体が危機的状態に陥る。そして、精神的にも危うい状態になってしまう。「生きるのめんどくさい」（O2018）、「僕はなんで生きてるんでしょうか」（T2020）。心身の危機は、彼らにとって、「生きる」こと自体を自明でないものにした。だが語りを聞いていくと、彼らの生を揺らがせた危機は、のちに「生」への信頼を立て直すきっかけとなっていったことが分かる。危機的体験を経て、OさんとTさんには、自分の生をつなげていけるという感覚が生まれたようだ。

二人の生活史をふり返りながら、それぞれの生の軌跡を見ていきたい。

2．Oさんの生活史

（1）「健常の人には負けたくない」

Oさんは一九八二年に生まれた。生まれた時から唇にチアノーゼが見られ、また「この子は肛門がないよ」と産婦人科で「大騒ぎ」となり、救急車で別の医療機関へ運ばれたそうだ。すぐに人工肛門を造成する手術を受け、その手術の最中に「心臓の脈の乱れ方がおかしい」ということから、心臓に疾患が見つかった（O2018）。「ファロー四徴症」と診断され、人工肛門手術の翌日に開胸手術を受けた。誕生してわずか一日後に経験した心臓手術は、O

さんの体に大きな負荷をかけるものであった。三三六〇グラムあった体重は、手術が終わった後「一キロくらい」減っていたという。だが当時の心臓手術は症状を完全に解消させるものではなく、「これくらいやっとけばひとまず生き延びることができる」（O2018）というレベルの医療技術であった。そして、Oさんはその後も開胸手術を四回経験することになる。

一度の入院中に二度開胸手術をするという異例の治療を受けたのは、幼稚園の卒園を控えた頃だった。Oさんは二月に一カ月ほど入院する。この短期間に二度開胸することはリスクが高いため、避けるのが「常識」であったという。だがOさんの場合、リスクをとってでも手術をしなければならない状態であった。一回目の手術を終え、二回目の手術はさらに一〇時間以上にも及んだ。二回目の手術中、Oさんは大量出血をおこし、心臓を人工ポンプで回す事態になってしまった。輸血を繰り返しても、出血は一向に止まらず、一時は危篤に陥った。幸い、Oさんは一命をとりとめ、手術を終わらせることができた。

この入院生活をのりこえ、Oさんは私立の小学校に入学する。両親がいじめを心配したため、私立校を選んだという。小学生になっても体調は優れず、思うように学校へ通うことができなかった。体調不良の一因は上述の手術にあった。多量の輸血のなかにウイルスを含んだ血液が混じり、OさんはC型肝炎ウイルスに感染してしまう。肝臓に障害がでて、体が疲れやすくなり、出血すると血が止まらなかった。鼻血を出した時は、五、六時間出続けたという。当時はものすごく具合が悪かった、とOさんはふり返る。

小学五年生になって、肺動脈を広げるため開胸手術を受けると、体調は少しずつ上向いていった。中学生になる頃には、部活動に参加し、放課後に友人と遊ぶなど「普通の学生らしい生活」を送れるようになったという。半数ほどしか通えなかった小学校時代とは違い、中学校時代は体の調子が劇的に良くなった。

通っていた小学校は中高に付設されている学校だったが、中学以降は女子校になってしまうため、Oさんは受験をして他の私立中高一貫校へ入学した。中学生になって体調が上向き、おおいに学校生活を楽しんだという。勉強は二の次で、友人としょっちゅう遊んでいた。「体が動くのが嬉しかった」とOさんは語る。「力（を）つけようと思って」剣道部に所属し、合宿では素振りを一日二千本こなした。だが体に無理が生じてしまったため、部活を続けることは断念した。剣道部はやめたが、体を動かすこと自体はやめなかった。中高生時代は「筋トレが趣味」であったと語るほど、筋トレに勤しんだ。授業中には鞄をダンベル代わりにして筋肉を鍛えていたという。

Oさんはなぜここまで体を動かすことに積極的だったのか。「体が動くのが嬉しかった」というのも理由の一つだが、「負けん気が強い」性格が影響していた。

Oさんは自分自身の障害について学校の友人に抵抗なく話していた。理解を示す人も示さない人もいたが、中学生のOさんは障害に対して理解のないことを言われたら、「片っ端からボコってやる」勢いだったという。また、剣道部へ入部したのは、小学生時代の時に周囲から「力ねえよ」とからかわれたのがきっかけだった。その経験ゆえ、「悔しいから見返してやろう」と思い入部したと語る。

このようなOさんの負けん気の強さは、「スパルタ」な母親の存在と大いに関係していた。

母親は、障害を理由にして「できない」と言い訳することを決して許さなかった。Oさんが弱音をはくと、「甘ったれるな」と「ビンタ」をされることもあったという。一方で、父親はOさんに対し「ものすごく甘かった」という。Oさんが自転車に乗ると「危ないじゃないか」と注意してくるような人で、息子の体をよくかばっていた。

対照的な両親であったが、そのどちらにも愛情を、Oさんは幼いながらに感じていた。両親は一人っ子のOさんに、ピアノ、絵描きなど、さまざまな習い事をさせてくれたという。幼いOさんは、母親は「恐いけれども」、そんな母親の厳しさは「僕のため」であることを分かっていた。母親は、我が子が社会に出た時、障害が不利に働いてしまうことをできるだけ避けたかったのだ。Oさんを養護学校に通わせることも検討していたが、それでは子どものためにならないと考えて、通常学級へ入学させることにしたらしい。息子が大人になった時「世の中に出て絶対苦労する」ことを分かっていたため、「少しでも、ちゃんとさせないといけない」。そんな母親の思いが、Oさんは自分が成長していくにつれて、「痛いほど分かります」と語った。

体調が良くなっても医療との関わりは継続していた。一か月に一回ほど定期的に通院し、自然と狭くなってしまう肺動脈を広げるため、バルーン療法を数回行っていた。体調が特段悪化することはなく、高校卒業後は福祉専門学校に入学した。福祉の道を選んだ理由は、物心がついたときから福祉や医療関係の従事者と関わり続けてきて、その人たちに「何かしらの形で恩返ししたい」と思ったからだった。さらに、小学生の頃から懇意にしていた、筋ジストロフィーの女性の存在も大きかった。

Oさんは専門学校を卒業後、二年間介護の職に就いた。だが、仕事内容は体力的にきつく、体調の維持に支障をきたした。医者から「人生やめるか、仕事やめるかのどっちかにしろ」と言われてしまい、Oさんは仕事をやめる決意をした。退職したあとは、体力面を考慮し、デスクワークを求めて、建築系の企業を目指すことにした。建築は父親の職業でもあったため、馴染みがあったという。二四歳で建築系の専門学校に入学し、卒業後、大手建設企業に就職した。障害者雇用枠ではなく、一般雇用枠での就職だった。だが、Oさんはそこでも体調を崩してしまう。仕事では建設途中の現場へ体を運ぶ必要があったが、現場に出る仕事は体力的に厳しかった。そのため、内勤作業へ異動した。そのさい、初めて障害者手帳（二級）を取得した。

それまで障害者手帳をもっていなかったのは、Oさん自身が手帳を取得しない状態のまま、「頑張れるところまで頑張ろう」という強い思いがあったからだ。しかし、その思いによって、体を余計悪くさせては元も子もないと考え、手帳を取得したという。

「僕の体は、かなり悪い」と自覚しながらも、障害者手帳をもつことに後ろ向きだったのは、「健常の人には負けたくない」、自分も健常者と「同じように物事やっていきたい」という思いが「常」にあったためである。

だが、その思いを根本から変えてしまう出来事が起きる。

(2) 極限状態の生

就職して四年目、二九歳になったOさんは、狭くなった動脈を広げるためにバルーン手術を受ける。だがバルーンを入れても血管は広がらなかった。執刀医は二回バルーンを膨らませることを試みたが、二回とも体内で破裂させてしまったという。

Oさんはこの手術により、神経に後遺症が残ってしまった。手が震えるようになり、ひどい時にはコップを口に運ぶことすらできなかった。自力で歩けなくなってしまい、杖をつきながら生活した。杖を使う生活は五年間続いたが、時間の経過に連れて動けなくなっていき、息も苦しくなっていったという。「多分もうダメなんじゃないか」と「直観的」に感じたOさんは、手術から三年経ったあと、心友会に参加するようになる。体の具合が悪い時だからこそ、自分に何かできることがないか、「何かをしないといけないんじゃないか」と思ったという。心友会の活動を積極的にこなしながら、建築の仕事を続けていった。

だがその半年後、Oさんは不整脈をおこし、会社の前で意識を失い倒れてしまう。さらに医者からは、「このまま仕事やったら三年しか生きませんよ」と「はっきり言われ」たという。仕事を続けるわけにはいかず、Oさんは休職した。休職期間は五か月だったが、その間会社から傷病手当金が出ることはなかった。土木建築保険組合へ連絡をしたが同一の疾患による二度目の申請であったことを理由に給付できないと告げられ、生活保護を受けるようにと言われてしまった。当時一人暮らしをしていたOさんは、貯金を切り崩しながら生活をした。医者から余命宣告されたこともあり、Oさんは「本当に死ぬんだろうな」と思ったという。音楽を聴くことが趣味で、レコードを千枚以上もっていたが、そのほとんどを売り払った。遺影を撮り、遺書を書いた。「もう、生きるのがめんどくさいというところまでいっちゃったので」。

Oさんはこのように死を覚悟する一方で、「死ぬ恐怖」を感じていた。

O：もうねえ、本当に人間って面白いもんで、死ぬ恐怖ってすごいもんですよ。（＊：うん）なんか、あれですね、人がみんな怖く見えるんですね。だから、当たり前のように息してるじゃないですか（＊：うん）でも死ぬと息もできないわけですよ。（＊：うん）だから当たり前に生きてる人見ると、もうすごいなって思っちゃうんですよね、そこまでいくと人間って…。（＊：そう）そこまでいきましたね、ほんとにね。

＊：そうですか、じゃあ、なんか底を見たっていうか、なんて言うんでしょう。

O：まだ底はあるんでしょうけど、結構、僕のなかでは底に近いほうなんじゃないかと思いますね。何だろう、人間の欲求というか、なんか、生理的なあれって、息するとかって、最低限の当たり前のことじゃないですか、それが要は、危なくなるっていうのは、ある意味、究極だなって思いましたよね。（O2018）

生きている人間は、「当たり前のように息してる」。だが死ぬと息はできなくなる。年々息をすることが苦しくなっていたOさんは、当然のように息をして生きている皆が怖く見えると同時に「すごいな」と感じたという。呼吸をするという当たり前の生理現象が、Oさんには当たり前のものではなくなっていた。自分自身のバイタルが脅かされたことは、「ある意味、究極だなって思いましたよね」と語る。

当時の状態について、「今から考えると、あの時、僕は死んだんだなって感覚なんですよ、一回」とふり返る。しかし一方で、「一回死んだから、もう何でもできるだろう」と思ったという。

O：何でもできるだろう、やってやろうじゃないかっていうね…。生きてるんだから何とかなるでしょうみたいな、そんな感覚ですね。だから、前、その五年間杖ついて生活していた時に、やっぱり、こういうことが自分はちょっと足りなかったなとか、そういうことをふり返ってみて、これからは違うような生き方をしてみようっていうそういう感覚ですよね。だから、それを境にこう新しく、人生を生き直したみたいな、そんな感覚ですかね。

（O2018）

Oさんは「一回死んだ」経験をきっかけに、自分自身のそれまでの生き方を見直し、「人生を生き直したみたいな」感覚をもつようになったという。

どのように「生き直した」のだろうか。

O：まあ結局今までって、そうだな、健常の人と負けないように同じにやろうってのが基本的なコンセプトというか生き方だったので、やはりそれで無理が来てしまったわけですよね。だからもうそういうのではなく、自分はこういうことはできないんだっていうのは認めた上で、何々をしなくちゃいけないとかではなく、これをしないと後悔するかどうかっていう視点で生きていこうかなっていう風に思いました。（O2018）

Oさんは休職する以前は、「健常の人」に「負けないように」「同じようにやろう」と強く意識していた。しかしその生き方により、体に無理が生じた。今後はなるべく体に負荷がかからないよう、「もう無理はしないように」したいという。そのために、自分ができないことは認め、「しなくちゃいけない」ではなく、自分が「これをしないと後悔するかどうか」という視点に変わった。Oさんは生の危機を経験した際、「あれもやってないしこれもやってない！」という後悔が残ってしまったため、この先は後悔しない生き方をしたいと言う。

（3）「大変のなかにもいいことって絶対あると思う」

またOさんは、「大変のなかにもいいことって絶対あると思う」と語る。このような価値観は、「一回死んだ」経験から突然湧き上がったものではない。子どもの頃から積み上げられて生まれたものである。

前述したが、Oさんには幼い頃から親しくしていた筋ジストロフィーの女性がいた。女性とは、Oさんの母親を介して知り合ったという。最初に出会ったのは小学二年生の時だった。女性とは親と同じくらい歳が離れていたが、二〇年近くにわたり交友が続いた。その女性には「亡くなる直前まで良くしていただいて」とOさんは語った。

小学二年生の時は、まだ体調が優れず、学校に上手く通えていなかった頃である。筋ジストロフィーの女性と初めて出会った時、首から下が全く動かない姿に衝撃を受けたという。そして、その女性が人生を前向きに生きていることに、心を打たれた。「もう、その人が大好きになって」とOさんは語る。人生を前向きに生きる、という姿勢は、その後のOさんにも通じていく。

Oさんの人生観に影響を与えたのは、幼稚園時代に受けた手術もそうであった。インタビューの際、この手術中に臨死体験したことを明かしてくれた。

手術の最中に出血が止まらなくなり危ない状態に陥った時、Oさんには花畑と川が見えたという。川の向こう側には、二人の男性が立っていた。Oさんはその二人と会ったのは初めてだが、自分の祖父だということがはっきり分かった。その二人のもとへ、川を渡って行こうとするが、二人はとても切ない表情をした。自分は頑張って川を渡っているのに、なぜこのような顔をするのだろうか。不思議に思っていたところ、Oさんを呼ぶ声が聞こえた。目を開けると、病院の天井が見えた。

Oさんは「先祖さんが本当にいて、今の自分（が）いる」と受けとめた上で、自分が生まれた意味を、子どもの頃から考えてきた。その答えをすぐに出すことは難しいが、Oさんは死と隣り合った体験から、自分が生まれた意味、そして生きる意味を熟考するのであった。

「大変のなかにもいいことって絶対ある」という価値観は、三〇代になって「一回死んだ」経験をしたことで、「一層強く」なった。「もっといい方向に考えられるんじゃないかなって」。だから「マイナスのことを考えても仕方ない」。ここから、どのような「いいこと」があるのか、自分自身がこの先どのように行動していくのかを考える。実際Oさんは、休職しているあいだ、「結婚したい、よしがんばろう」と思い直した面もあったという。可能かどうかは別としても、このように次に向かって頑張る「原動力」のようなものがあるといいのでは、とOさんは語った。

3．Tさんの生活史

（1）体調の揺らぎのなかで

Tさんが、「両大血管右室起始症」、「共通房室弁」、「単心房単心室」と診断されたのは、生まれてから三、四日後のことだった。生後一年未満で外科手術を受け、それから一〇年ほど手術を要することはなかった。だが幼少期は体調に波があり、外で体を動かすことはあまりなかったという。学校では、一〇歳の時まで、体育の授業は全て欠席していた。

投薬治療が主であったが、体が成長していくにつれ心臓への負担は増え、一〇歳になると「心臓のリズムが急におかしくなって」不整脈を起こした。修復手術を受け、腹部にペースメーカーを埋め込んだ。「根治とは言えない」、「半根治っていう状態」ではあったものの、手術によって体調はかなり良くなったという。体育の授業については、手術後も、教員は「あんまりやらせたがらなかった」が、Tさん自身は「体調よくなってきてるのに、なぜできないんだろう」と歯がゆい思いをしていた。

体調が落ち着いている状態で中学、高校を卒業し、大学に入学する。しかし大学生になると体調を崩しがちになった。そして体調面だけではなく、精神面でも不安定になってしまった。自分の腹部にある「ペースメーカー」への悪影響を心配してというのもあったが、急に満員電車に乗れなくなってしまったという。何か具体的なきっかけがあったわけではない。「二〇歳」という年齢に自分自身が達したことが、Tさんを「突然」不安にさせたのだった。

この時期になると周囲が次々と一人暮らしを始めていき、Tさんは焦りを覚えたという。さらに二〇歳になって国民年金通知書が届いた時、「警告がきたような感じ」がしたと語る。年金を払うということは働かなければならないということであり、通知書は、社会人となる準備を促す「警告」のようだとTさんは感じた。体調の優れない自分が、社会に出て、経済を構成する一員になれるのか、「すごく不安」だったという。

「どうしても、初めてのことに対して、障害者ってすごく、不安があると思うんですよ」とTさんは言う。幼い頃から、「慎重にしなさい」と医者から言われて育ってきたぶん、初めての世界に相対することは「すごい心に負荷がかかる」と語った。

精神的な辛さを、Tさんは心療内科に通うことで和らげようとした。カウンセリング、投薬の治療を行うことで、精神面は助けられたという。そして、今まであまり参加してこなかった心友会に顔を出すようになった。心友会では、障害者制度に関しての情報、また実際に働いている人からの就職話など、一人ではなかなか得られない情報を聞くことができたため、すごく勉強になったという。

Tさんは在学中に体調を崩し、また二〇歳でペースメーカーの交換手術を受けたことも影響し、大学を二年遅れて卒業する。卒業後は、大手通信企業に障害者雇用枠で就職した。社会へ出ると、不安から少し解放されたと語る。社会人でやっていけるのかという不安は、実際に自分が社会人になることでしか解消できなかった。二年遅れて就職したが、会社に入れば「人より遅いペースでも」「やっていくしかない」。Tさんは仕事に打ち込んでいった。

入社した会社は「ベンチャーで始まった」IT系の企業で「いけいけどんどん的なところ」があった。二二、二三時頃に自宅に帰り着く「ハードな」毎日で、新人の頃は「終電（時間）と格闘」していたという。その生活が体に無理をきたしたのか、入社して二年目の年末、仕事中に倒れてしまう。意識がぼんやりとし、血中の酸素濃度が「富士山の上にいるかのような数値」にまで低下した。後日病院へ行き、カテーテル検査を受けた。一週間ほど入院し、退院したその日のうちに出社したという。

ハードな職場環境は体を疲弊させたが、精神を疲れさせることはなかった。入社して間もないということもあり、Tさんはやる気に満ちていた。だが体の疲労は、その後も抜けることはなかった。またカテーテル検査の結果、腹側血管に動脈血と静脈血が混流していることが判明した。医者によれば、日常生活をする上で問題はないが、働き続けるのは「きつい」状態であったという。手術で治す方法はあるが、その手術はまだ四件しか例がなく、さらに確実な効果を保証することもできなかった。四件中二件は体調が劇的に上向いたが、もう二件は変化が見られなかったそうだ。Tさんは、経済的に働き続ける必要があったため、また、その手術の執刀医が一〇歳の時の修復手術を担当した医者であったことから、手術を受けることにした。

会社で倒れてから一年後の一一月に手術を受け、血中酸素濃度は正常時に回復した。体調自体も良くなってきたように感じたという。だがTさんは、元いた職場へ復帰することを選ばなかった。仕事自体は面白く、「自分にも合って」いると感じていたが、その仕事を続けるには体がもたなかった。手術後は休職し、翌年の四月から新しい職場を探した。転職活動中に三社から内定をもらい、六月から化学メーカーで働き始めることとなった。Tさんは、手術から転職活動まで空白期間をあまり作らなかったことに対し、「もうちょっと休んどいたら良かったかなと思いますけどね」とふり返る。転職当時は二八歳で、三〇代での転職は少し厳しいと感じていたため、術後から数か月経たないうちに就活をしたという。「少し焦ってたかもしれない」とTさんは語った。

転職先の会社は定時で帰ることができ、前の会社ほど成果を出すことに重きをおいていなかった。飲み会の強制参加など煩わしいことは増えたが、体調が優れない時は、勤務時間を調整できるような融通の利く会社であった。

だが転職先でも、Tさんは体調を崩してしまう。入社して六か月後、Tさんは心不全を起こす。手術後に飲み続けていた薬が体に合っていなかったことが要因だった。一か月間休職し、その後体調は落ち着いた。だが一年後、血中酸素濃度がふたたび低下してしまう。前回と同様、緊急手術を必要とする状態ではなかったが、手術をしなければ働き続けることは困難だった。当時二九歳のTさんは、今後の生活を考えた上で、当時はまだ少数しか例がなかったフォンタン手術（TCPC法）に挑戦した。

（2）譫妄体験、祖父の死

手術は無事成功した。だが退院した翌日、三九度台の高熱を出し、再び病院へ戻らなければならなくなった。手術後、感染症にかかってしまっていたのである。麻酔をして傷口を洗浄するために医者からは、五日ほどICUに入ると告げられた。だが実際、治療は一〇日ほどかかった。その間Tさんは一度も起きることなく、麻酔で眠り続けていた。

一〇日という長い眠りから目を覚ますが、意識はまだ、完全に覚醒できていなかった。Tさんが「自分のなかで、目が覚めた」と感じたのは、それから約二〇日経ってからだった。

この二〇日ほど、Tさんは覚醒と睡眠のあいだ、譫妄のなかを生きていた。

Tさんは譫妄を、自分自身の人生において「強烈な」体験であったとふり返る。世界各国を「命を、かけて」飛びまわっていたという。夢のなかで、Tさんは最初、フィリピンで銀行強盗をするが、仲間の裏切りにあい、中東で裁判を受けることになった。その裁判を受ける直前に、仲間が助けに来たため脱出することができたが、再び仲間に裏切られ、中国の列車で刑務作業をした。列車で中国を横断し、ベトナムに行き、再び中国へ戻った。そしてまたベトナムへ行き、アメリカ軍のヘリコプターで日本へ輸送された。そのあいだは常に日本人の俳優に命を狙われ続け、日本へ帰っても、駅内で別の芸能人ともみ合いになったという。

譫妄の内容には、Tさんがテレビで目にした、中東でのテロ映像が強く影響していた。特に、中東で日本人女性ジャーナリストが殺害された事件は、Tさんの譫妄に大きく作用した。Tさんは「狙われてる」「撃たれる」と頻繁に訴えていたそうだ。

譫妄には、Tさんが病院内で実際に目にしているものと、現実ではない脳内の映像が、入り乱れた状態で現れていた。実際に脳のCT検査をする時、TさんはCT機械がアメリカ軍のヘリコプターに見え、自分が軍に確保されヘリコプターに乗せられてしまったように感じた。また見舞いにきてくれた親を、自分の親であると認識できなかった。母親が歌を口ずさんでいると、Tさんははっとし、「それ、私の母親が好きな歌ですよ」と母親に向かって言ったという。また親がTさんに重湯を食べさせようとした時、その善意の行動がTさんには全く別ものに見えていた。自分が捕虜からもらったわずかな食事を、他人に奪われてしまったように見えたのである。そのため、「ものすごい勢い」で重湯を親から「守った」そうである。

譫妄のなか、Tさんは「生きていくのは、もう、いっぱいいっぱい」であり、目が覚めると、理由もわからず泣き続けていたという。次第に譫妄から覚醒していくことができ、一般病棟へ移った。移動した直後、携帯電話を渡されたが、操作する力は残っていなかった。携帯の操作方法すら忘れてしまっていた。Tさんは譫妄から抜け出せていたものの、しばらくのあいだは、譫妄での出来事を「絶対夢じゃなかった」と思っていた。一般病棟に移動した時、「ああようやく帰ってこれたんだあ」とほっとしたと語る。

譫妄を乗り越え、Tさんは一般病棟からも無事退院することができた。だが、退院してからあまり時間が経たないうちに、祖父ががんにより亡くなった。

Tさんは、これまで祖父と母と三人で暮らしてきた。「おじいちゃんが家にいたのが当たり前」の日々であった。一緒に生活してきた人を突然失ってしまったTさんは、自分の感情がよく分からなくなってしまい、再び心療内科へ通院するようになった。病院へ行かないと体の震えが止まらなかったという。それから半年間ほど精神は安定せず、急に焦りが生じたり、人に怒りをぶつけたりしていた。また体の疲れがひどく、しょっちゅう寝ていた。それでも体調は、手術以前と比較して「楽にはなった」。当時は体よりも、「精神の辛さのほうがすごくて」とTさんは語った。

（3）心療内科医からの言葉、そして家族の存在

再び通い始めた心療内科で、Tさんは一つの転機を経験する。きっかけは、心療内科医からの言葉だった。Tさんはその医師に、「僕はなんで生きてるんでしょうか」と尋ねたという。すると、次のような言葉が返ってきた。

「それはそれだけ辛いことがあって、生きてるっていうのは、神様がもしいたとしたら、Tさんはまだ何かを、なさなきゃいけないから生きてるんじゃないですか」

Tさんは、この言葉に、ひどく驚いた。これまでカウンセリングや投薬などのケアを受けてきたが、医者から「神」の話をもちだされたことは一度もなかったという。全く予想していなかった言葉を受け、Tさんは「神はいるかもしれない」と思うようになった。そして、この言葉をきっかけに、ドストエフスキーやニーチェの著作を読

んだ。もともと哲学に興味をもっていたTさんは、それらの著作などから「神」について深く考えた。心療内科医の言葉や著作を通じて、Tさんは「そういう使命の上にものっとって、こう人間生きているのかも」と思うようになったという。（特定の宗教に帰依したということではないのであろうが）「神」を意識し、自分の「使命」について考えるようになった。それは、自分自身の価値観に変化をもたらした。

また、少しずつではあるが、自分の体の「強さ」を「信頼できるメンタル」ができ上がっていった。「信頼できるメンタル」ができても、心臓との付き合い方に変化はない。これまでと同様、心臓に過剰な負荷がかからないように過ごしている。

T：すごく心臓への付き合い方が変わったかというと、変わんないですね。すごくそれは、フィジカルなところは、まあもちろん強くなったっていうのと、良くなったっていうの、ほんとに、だけで。それよりも、その強さとかを、信頼できるメンタルが、ちょっとでき上がってきた、ちょっといろいろ違う、かなっていう感じで。フィジカルな点は、だって、すごい、経験をしてまで、やった手術だから、大丈夫っていう気持ちのほうが強かったですね。だから自分のなかで結構、仕事とかでも、まだまだ無理しちゃうのはそういうところにちょっと自信があるからかもしれないですね。（T2020）

譫妄から八年経った今でも、譫妄で経験したことは未だに夢に現れる。それほど譫妄経験は、Tさんにとって過酷なものであった。「あれ（譫妄）を経験したから、すごい、心臓手術やっぱやってよかった、とはぐらいは思う」とTさんは語る。心臓手術は過酷な体験をともなったが、同時にその手術は、Tさんの体調を以前よりも良くした。

言い換えるなら、Tさんは命がけの経験をして、より良い状態の体を得ることができたのである。そのため、術後の体を「大丈夫」と思える気持ちのほうが強かったという。Tさんは少しずつ、このように命をかけて手に入れた体の「強さ」を「信頼できる」ようになっていった。

Tさんを変えたのは、診療内科医の言葉だけではない。現在Tさんは、妻と子ども二人と暮らしているが、家族の存在も大きかった。

Tさんは退院した後、一度職場に復帰した。だが祖父との死別も重なって上手く仕事をこなせないことが増え、退職した。その後はしばらく休養することにした。無職期間中に手当を受けられるため、早く仕事に復帰する必要はなかった。だが、気持ちは焦っていた。

休養しているあいだ、Tさんは、入院前からお付き合いをし、譫妄の時も支えてくれた相手との結婚を決めた。しかし、相手の両親に結婚の挨拶をする時に、無職ではいけないと思い、すぐに就職先を探した。英会話教室を運営する会社に就職すると、以前勤めていた会社の退職金を使って一人暮らしを始めた。当時をふり返ると「勢い怖いなって思う」くらい、Tさんは結婚という「ゴール」に向けて、着々と準備をしていった。このように急いで行動した理由のひとつには、祖父の死が大きかったという。一緒に暮らしてきた祖父が亡くなり、Tさん自身が母親の負担になってしまうことは避けたかった。また、「何かが焦っていた」ため、余計にスケジュールを急いでいたと語る。

このような焦りが和らいだのは、Tさんに子どもが生まれてからだった。三四歳の時に長男が、その二年後に長女が誕生した。二人の子どもを迎えたことで、Tさん自身が「すごく、昔よりも大きく構えられるようになった」。

Tさんにとって、子どもが生まれるということは、「一つ自信になること」であった。Tさんは、障害者にはさまざまなことが「できない」と言われているなか、子どもができるという大きなライフイベントを達成できたと語る。

子どもが生まれたことで、自分自身が「大人になれたというか」と前置きした上で、「一個の責務を終わらせた」感覚があったという。「嬉しいですね、そういうのはね」とTさんは語った。

そして父親になったことで、「お父さんなんだからなんとかしなきゃ」という意識が生まれた。以前は体調を気にして飛行機の搭乗をためらっていたが、そのような躊躇は見られなくなった。

T：あのー、子どもがいると、子どものためだったらいつ死んでもいいってやっぱ思える時があるので、そういう強さとかが、すごく、やっぱり以前は病気もってるからこういうところに行くのはちょっととか思ってたんですけど、子どもが何とかどこかに行きたいとか、言う時とかあって。やっぱり連れてったりとか、そもそも飛行機があんまり好きじゃなかったんですけれども、ま彼女と、子どもと、一緒だと乗れるので。やっぱり飛行機乗ったらちょっと具合が悪くなったらどうしようとかやっぱ思っちゃうタイプだったんですけど、そういうのが、全然やっぱり、違いますね。（T2020）

また以前は、「自分がそんなに長生きできないんじゃないかな」と感じていたという。だが妻から、早く死んでもらったら困ると言われたこともあり、子どもが成人するまでは、働くことができる状態でいたいという。

自分の体では、移動することができない、長生きができないと思う。このように、家族に出会う前のTさんは、自分の「できないこと」ばかり見ていた。だが、今のTさんは「子どもから見られると逆に何でもできる気がしちゃうんですよねー」と語る。

「あと六〇年くらい生きてようかなあ」とインタビューのなかで話してくれた。

4．自分の体を生きる

Oさんは一〇代、二〇代と「健常の人と負けないように」を「基本的なコンセプト」として生きてきた。Tさんは体調に波があるものの一般企業に就職し、結婚して家庭を築くことが「夢」だった。だが二人は、それまで自分自身が掲げてきた価値観、あるいは夢が立ち行かなくなってしまう事態に遭遇する。Oさんは三四歳の時にバルーン手術の後遺症がきっかけで生命の危機に晒され、Tさんは二九歳で術後感染症にかかり、譫妄を経験した。

Oさんは、呼吸ができるという「最低限の当たり前」のことが危うくなった事態を、「ある意味、究極だなって思いましたよね」と語る。しかしこのような「究極」の身体体験は、幼い頃の手術の際に体験した臨死とは異なるものであったそうだ。「究極」の体験は、「気分的に俺は死んだんだっていう感じ」がしたという。Oさんは、息が苦しくなったことを身体的な死ではなく、「気分的に」「死んだ」と表現する。

呼吸が危うくなるということは、間違いなく身体的な危機である。Oさんは、普通に息をする人間が怖くなるくらい、「究極」の危機を自分の体に対し感じていた。だが、そのなかにあっても、体はまだ生きていた。危機的状態にあるにもかかわらず、死ぬことなく生き続ける体を見て、Oさんは「生きてるんだから何とかなる」と感じたのではないだろうか。

危機を経て、Oさんは自分に後悔が残らない過ごし方をするようになる。そのために見いだしたのが、「無理をしないような生き方」だった。それまでは自分の体を常に鍛えあげて「健常の人に負けない」よう生活しようとしてきた。しかしそのなかで、「後悔がすごい残る」ことが多々あったという。もう後悔しないために、Oさんは心臓病者である自分の体に沿わせた生き方を見つけ、人生を新しく生きようとした。

Tさんもまた、危機状態に瀕したことから生じた生き方の変化について語った。前述したように、心療内科で出会った医師の言葉から、「神」の存在について考えるようになったという。それはTさんにとって、失いかけていた未来のビジョンを呼び起こすような出来事だったのではないだろうか。

Tさんは「神」の話をきっかけとして、自分の「使命」について考えるようになった。辛い状況を生き続ける理由は、「まだ何かを、なさなきゃいけないから」という医師からの言葉を受け、Tさんは自分の人生を駆動させていった。

恋人の支えもあり、無職状態から、就職、一人暮らし、結婚へとTさんは一気に環境を変えていった。急激な環境変化に対し、体に不安をおぼえることはなかったのか。

体調は、譫妄をともなった手術によって改善した。Tさんは、譫妄という強烈な体験をくぐり抜けたからこそ、術後の体の「強さ」を「信頼できる」という。だから「大丈夫っていう気持ちのほうが強かったですね」と語る。この「信頼できる」体は、Tさんがライフイベントを進めていくうえで、底力となるものだったのではないだろうか。結婚を目標として自分の環境を急いで整えていった背景には、「焦り」の感情があったというが、その環境の変化に体が耐えてくれるという信頼がなければ成しえなかったことだろう。

そして家族ができ、Tさんが父親になったことで、体への信頼は深まったように見える。「子どものためだったらいつ死んでもいい」と思える「強さ」が生まれ、以前であれば障害を理由に躊躇していたことも、子どものためなら行動できるという。

断っておけば、Tさんは自分の体力に過剰な自信がついたわけではない。健常者に比べると「体のリカバーがすごく遅い」ため、三〇代になった今、休息を取ることを昔以上に意識している。また譫妄体験をきっかけに、人は「いつでも何かのきっかけで」「あんな状態になるんだと思って」保険を見直したり、自分が倒れる事態を想定してフィナンシャルプランナーに相談したりしたという。

体の「強さ」を「信頼できる」とは、体力に自信があるというよりも、自分の志す生き方に体が伴走してくれる、ということへの信頼ではないだろうか。体調は常に安定していたわけではないものの、結婚し、子どもが生まれた。そして今度はその家族のために生き続けることを、自分の体は成し遂げてくれるだろう。Tさんの語りからは、そんな希望を感じた。

このように、OさんTさんは危機を経験したあと、これからを生きることに対して前向きである。これからの体調の変化がどうあれ、自分の体に寄り添うようなかたちで、二人は危機後の生を構築しようとしている。「大変は大変なんですけども、」「大変のなかにもいいことって絶対あると思うので」「そういうことを見つけるように生活していこうっとは思っています」と、Oさんは語る。「ほんとに一日一日」を「前向きな気持ちで」「過ごして、いくことが大事なんじゃないかっていうふうに僕は思いますね」。このOさんの言葉は、現在のTさんにもそのまま当てはまるのではないだろうか。「あと六〇年くらい生きてようかなあ」というTさんの言葉は、その前向きな気持ちをよく表しているように感じられた。

注

（1）Tさんの生活史は二〇〇七、二〇一一年に行われたインタビューも参照している。

結語　この心臓を生きる

1．命のままならなさ

ＢＮさんが亡くなられた。

第四章で紹介した最後のインタビューから一か月も経たない頃のことだった。突然いただいた知らせに、どう応えてよいのか分からなかった。

その聞き取りの際には、残暑の厳しい日に私たちの大学までお越しいただいて、お話をうかがった。過度のご負担をおかけしてしまったのではなかったか。そう思いながら録音記録を聞き直して、言葉の合間に何度も咳をされていたことに気づいた。正確に言えば、インタビューの際にもまったく気づかなかったわけではない。ただ、腫瘍の治療を乗り越え、これからの生活や仕事に向けて歩みだそうとするＢＮさんの前向きな言葉に引き寄せられていたので、その傍らに発せられていた身体的なサインにはほとんど注意を向けていなかった。

何を聞いていたのだろう。ヴォイスレコーダーに残された「咳」に耳を傾けながら、胸の奥をつかまれるような思いがあった。しかし同時に、その日のBNさんの、いつもと変わらない笑顔も脳裏によみがえってくる。大変な治療を終えられたのだろうけれど、変わらずにお元気でいらっしゃる。その日にいだいた印象が、まったく的外れだったとも思えなかった。あまりにも急にいなくなられてしまった現実との落差が、やはり呑み込めないままであった。

私たちとBNさんとのつながりは、研究者と調査協力者の関係でしかない。ご紹介をいただいて、初めてお目にかかったのは二〇〇九年。以来、一〇年間にわたって、計四回、いつもBNさんとお二人で、かなり長い時間にわたる聞き取りをさせていただいた。たった四回のインタビューである。しかし、そこには、子ども時代から学生時代、就職後、結婚後の生活、体調の変化と継続的な治療、再手術にいたる出来事の詳細が語られていて、生活史の聞き取りを行う研究者にとっては、本当に宝物と呼びたいような記録が残されている。そして、たったそれだけのつながりではあっても、私たちなりにBNさんの病いに対する、生に対する向きあい方を理解しようと努めてきた。

BNさんは、論理的で明晰な方だった。ご自身の体についても、医療技術の可能性や信頼性についても、的確に情報を収集し、検討し、納得の上で様々な選択をされる人だった。そしてその状況を、私たちにも分かりやすい言葉で伝えてくださった。そして、人に対するまなざしの優しい方だった。ご家族に対してはもちろんのこと、会社の同僚や仕事上のつきあいについて話される時にも、常に他者への配慮があり、それゆえの寛容さを、私たちはその言葉やふるまいに感じていた。しかしなにより、BNさんは清廉な生き方をされる人だった。両大血管右室起始——チアノーゼをともなう心臓病とともに生まれ、一歳半で暫定の手術、一三歳で修復術を受けられた。幼稚園と小学校は歩いて通うことができず、毎日親に送り迎えをしてもらっていた。その後、大学時代までは比較的安定した状態で過ごされたが、就職の前後に体調の変化を経験。その後、体のメンテナンスを続けながら、一般企業のなかでキャリアを築いてきた。BLさんとの結婚。お二人が本当にお互いを信頼して生活をされている様子が、毎回のインタビューのなかで印象的であった。「清廉」という言葉を使ったのは、この決して容易ではない生活に、BNさんが正面から向き合い、冷静に状況を見極めながら、いつも前を向いて努力を重ねられているという印象があったからである。「快活に」と言っては少し言葉が過ぎるかもしれないが、ご自身に与えられた条件を潔く受け止めて挑んでいくような、そんな姿勢を私は感じ取っていた。

「僕は理系なので」とご自身がどこかでおっしゃっていたが、体のケアについても、治療の選択においても、あるいはまた仕事を実現していく方法についても、情報の収集を怠らず、合理的な分析の上に、その時々の可能性を切り拓いてこられた。それでも、身体＝生命は時に予測のつかない変化を見せ、先端の医療技術をもっても制御しきることはできない。その「ままならなさ」を生きることが、身体的存在に課せられた基本条件であることを、BNさんの死があらためて教えてくれたように思う。

正直なところ、BNさんが亡くなられて、そのあとに残されたインタビュー記録をどう受け止めればよいのか、分からなくなってしまった。特に、これからの生活を展望して前向きに生きようとしているその語りを、この時点からふり返って、言葉通りに理解してよいのかどうか。戸惑いは決して小さなものではなかった。しかし、何度かその記録を読み直すなかで、BNさんは最後までその清廉な生き方を貫いていたのではないかと思うようになった。先のことは分からない、だから今できる最大限のことをする。それがBNさんのいつも変わらぬ姿勢であった。「先のことは分からない」。それ自体はありふれた、誰にでも等しく当てはまるこの言葉のもつ現実の意味が、私たちの前に立ち現れているように思える。

2. 生命の偶発性と社会

「不確かさの軌跡」——この表題は、私たちがこの研究を続けていくなかで、いくつかのテーマの結びつきを表すものとして浮かび上がってきたものだ。その複数の含意については序章で示した通りであるが、あらためてこの言葉の意味を受け止めなおすことで、本書の主題を再確認してみよう。

生命の偶発性。やや抽象度の高い表現に置き換えれば、「不確かさ」という言葉が指し示しているのは、それである。

個々の生命体が、どんな「形」をして生まれてくるのか。どんな世界に生み落とされることになるのか。それは、あらかじめ明確な理由があって振り分けられているのではなく、文字通りの意味で「偶然」に委ねられている。生誕の時点で心臓に形態異常が生じている確率は、約一%。その統計的な数値は安定しているようだが、生まれてくるこの個体がその一%に当たるかどうかを識別するすべはない。まして、その「心臓の形」がどのような個性をもっているのか、さらには、その状態にどんな医療技術が適用可能になっていくのかを正確に予測することはできない。複雑な要素連関が、ある過程のなかで生みだしていく出来事。そのプロセスを経た後でなければ、何が起こったのかを見ることができない。生命の生成、そして有機体の変容は常に、偶発的な出来事として生じる。

そして、偶発性を受け止めるところからしか、個々の生（生活・人生）は可能にならない。時にそれは、「疾患」や「障害」と呼ばれる「苦しみ」や「不都合」の源泉として現れるかもしれない。その「苦しみ」や「不都合」を可能な限り技術的に制御しながら、私たちは自己の生を実現しようとする。しかし、生命体の成り行きは、根本のところでは「予測」も「統制」もしきれないものであって、個々人の生活は「不確か」な軌跡をたどり続けるしかない。

生命の本質的な偶発性。それは、顕在的な疾患の有無にかかわらず、すべての個人（個体）に共有される条件である。私たちが先天性の心疾患の方々に出会い、そのお話を聞きながら考えていたことは、選び取ることのできない「この身体」を所与のものとして受けとめながら、自己の生、自分自身の人生を築いていく日々の営みが、どのような工夫と苦慮に支えられ、どのような軌跡を描き出していくのかにあった。それは同時に、社会という名の秩序――「健康」や「健常」という言葉によって身体の標準的（定型的）なあり方が想定され、その上に人々のふるまいが規範化されていく世界――とどのようにつき合っていくのかという課題に向きあうことでもある。どのような身体的条件にあっても（「健康」で「健常」な人であっても）社会生活は何かしらの不自由を個人に強いるものであるが、「病い」や「障害」はこれを特異な形で課すことになる。すでに何度か用いた言葉を反復すれば、「健康」とは、身体の条件に応じた「（自分なりに）普通」のふるまいが、社会的に要求される「（標準としての）普通」から大きくかけ離れないことを指している。「病い」とともに生きるということは、二つの「普通」のあいだの乖離と緊張を、折に触れ、あるいは常に感じ取りながら生活するということにほかならない。

先天性の疾患を有する人々は、生まれながらにして、あるいは〈社会〉と初めて出会った時からずっと、その緊張を経験している。そして、そこにある隔たりにそれぞれのやり方で対処しながら自分の生活を築き上げていく術――実践知――を身につけていく。私たちが知りえたことは、周囲の人々の目からは見えにくい場所でなされている、この実践知の形成とその展開の過程であったと言えるだろう。そのような、いわば舞台裏の苦心、創意工夫に少しでも意識を向けることができるなら、私たちは、〈社会〉というものがどれだけのものを、どのような形で不可視化しながら成り立っているのかを考えることができるだろう。

人はそれぞれの心臓を生きている。そして、自分の心臓が支えてくれるだけの活動しかできない。自分の心臓の働きと、〈社会〉が求めるパフォーマンスのあいだでどう折り合いをつけるのか。それをはかりながら生きている。そして、他者の心臓は、自分のそれとはまた少し違う仕様でできている。〈社会〉のなかで人と関わる時に、他者の心音に耳を傾けることができているだろうか。多様な身体の出会いの上に成り立つ社会。その潜在的な豊かさを、私たちは少しだけ垣間見ることができたように思う。

あとがき

序章において記したように、本書は、法政大学社会学部・鈴木智之ゼミナールで二〇〇五年度から継続している共同研究の成果をまとめたものである。

各章の最終的な執筆は、第七章を宮下阿子が、第九章を中脇美紀が、その他を鈴木智之が担当したが、実質的にはこれまでのゼミの研究活動をベースに、研究報告書の論文を書き直し、三者によって検討したものである。

参考文献表の最後に、ゼミの研究報告論文の一覧を示した。そこに筆者として名前が挙がっている者以外にも、インタビューやゼミでの議論に参加してくれた学生が数多くいる。それらすべての学生の貢献があって本書があるということを、あらためて確認しておきたい。

また、本書のいくつかのパートは、すでに発表した論文に加筆修正を行う形で構成されている。以下にその初出をあげる。

第一章、第二章：鈴木智之「先天性心疾患とともに生きる人々の生活史と社会生活―成人への移行過程において直面する諸問題を中心として」、『社会志林』、第五七巻・第1・2号（合併号）、法政大学社会学部学会、二〇一〇年

第五章：鈴木智之「滞る時間／動きだす時間―先天性心疾患とともに生きる人々の〝転機〟の語りを聞くということ」、『質的心理学研究』12、日本質的心理学会、二〇一二年

第七章：鈴木智之・鷹田佳典・宮下阿子「生活史上の出来事としての再手術―フォンタン術後を生きる二人の先天性心疾患者の語りから」、『社会志林』、第六一巻・第二号、法政大学社会学部学会、二〇一四年
第八章：鈴木智之「〈普通感覚〉―先天性心疾患とともに生きる人の生活史の語りから」『Trace 2014-15』（鈴木智之ゼミナール・共同研究報告書）、二〇一六年

また、最終の段階で、長野県ヘルプマークディレクターも務められている、ＳＯＭＰＯホールディングス株式会社の猪又竜氏にアドバイザーとして原稿に目を通していただき、いくつもの貴重な助言をいただいた。

本書はこれまでの活動の「まとめ」として企図されたものではあるが、実際に書き進めて見ると、とてもとてもどこかに着地するような作業ではないことを痛感させられることになった。お話をうかがいながら、取りあげることのできなかった問題、言及できなかったエピソードがいくつもあること、同時に、私たちの調査の限定性、インタビュー協力者の属性の偏りについても気づかされるところが多かった。なので、これは私たちの調査研究の中間報告として提出させていただきたい。私自身いつまでこの作業を継続できるか分からないが、やれるところまでは続けていきたいと考えている。

ともあれ、約一五年間にわたって作業を継続することができたのは、聞き取り調査に協力していただいた、先天性心疾患者およびそのご家族の皆様のおかげである。無知で不躾な私たちの質問にも丁寧にお応えいただき、文字起こし記録のチェックや報告書の原稿の確認にいたるまで、手間のかかる作業にもお付き合いいただいた。本当にありがとうございました。

「守る会」の会報（『心臓をまもる』六八二号、二〇二一年一月）にも書かせていただいたことであるが、この研

究活動を始めた頃には、「先天性心疾患」という病いが、罹患者数の大きさの割によく知られていないことに驚きを感じ、当事者の経験を聞き取って伝えていくことに社会的意義があるのではないかという気持ちが、動機づけとしては強かったように思う。しかし、続けていくなかで、そのような意味での社会的な啓発や情報発信もさることながら、私（たち）自身がそれぞれのお話に触れ、自分自身の生をふり返る機会をいただいていることのほうに、より大きな意味があるのだと感じられるようになった。生活史の聞き取りという活動の醍醐味は、お話をうかがう度に「何か大事なことを聞いた」という感覚が残り、しかし、その「大切さ」の正体がすぐには分からないところにある。録音記録を文字に起こし、それを何度も読み返し、「ポイント」を探して論文化していくという作業を重ねていくうちに、その語りのなかにある「大事なもの」の姿が少しずつ浮かび上がり、像を結んでいくようになる。それは、私たちのなかに、時には戸惑いを呼び起こし、「どうにも分からない感じ」も生まれるのであるが、それも含めて自分の生き方に影響を及ぼす、一つひとつは小さな力が残されていく。そういう経験を、学生とともに継続してこられたことに幸福を感じている。

病いの経験を語ること、そしてそれを聞くことは「道徳的（モラル）」な行為であるといったのは、社会学者アーサー・フランクであるが、彼が言うところの「モラル」には、いわゆる社会的に正しいこととされている「道徳」という意味以上に、「生きようとする力」を呼び起こすものという含意があるように思う。命あるものが「生きようとする力」の発現とその分有の場としての語り。それが具体的に何の役に立つのかは分からないけれど、人と人との出会いの形として、聞き取りという作業があることは実感として間違いない。

そんな出会いの場を与えていただけていることに感謝したい。

もちろん、調査の実現にあたっては、心臓疾患の当事者以外にも、多くの方にお世話になった。特に、多くの会員さんを紹介していただき、本書の編集の際にもご協力をいただいた、全国心臓病の子どもを守る会の皆様に、あらためてお礼を申し上げたい。

最後に、本書の出版を引き受けていただいたゆみる出版の田辺肇さんに感謝の意を表したい。

ありがとうございました。

鈴木智之

二〇二二年九月一日

つながり――〈共同体〉との関わりという観点から」『Trace 2020-21』

＊「未刊」となっているのは、諸々の事情から（主に鈴木の個人的な事情で）、冊子体の報告書『Trace』が刊行できなかった年度である。『Trace 2020-21』は現在刊行準備中。

付き合い方」、『Trace 2013』（未刊）
勝田大介・澤匠太郎（2014）「先天性心疾患者の生き方を学ぶ―社会に対して自らをどう提示するか」、『Trace 2013』（未刊）
青山昂平・鈴木信宏・櫻井理子・中尾信二郎・菊地響太（2016）「成人となった先天性心疾患者の自立とは何か？」、『Trace 2014-15』
祝田直樹・高橋みなみ・松下奈美・梅元紗良（2016）「先天性心疾患者が働いて生きていくということ」、『Trace 2014-15』
菊地響太・佐々木和香・高橋淳・高橋みなみ・梅元紗良（2016）「先天性心疾患者の妊娠・出産―診断とその時期がもつ意味に着目して」、『Trace 2014-15』
邱炅萘（2017）「先天性心疾患児の母親として生きること」、『Trace 2016』（未刊）
落合祐希・諏訪間将吏・関一輝・松井康紘・飛田萌后（2018）「先天性心疾患患者が感じるさまざまなギャップ」、『Trace 2017』
飯田清良・伊藤優恵花・豊里友梨・西川篤郎（2019）「障害者と健常者の間を生きる―先天性心疾患者のアイデンティティ」、『Trace 2018』
佐野誓・雷蕾・中脇美紀・佐々木敦史（2019）「先天性心疾患者の思い描く『これから』」、『Trace 2018』
柿木丈季・飛田萌后・内藤絢子・中脇美紀（2019）「先天性心疾患者と医療との関わり―「信頼」はどのように形成されているか」、『Trace 2018』
飯田清良・杉田大志・本間南帆・石川陽菜・吉井妙英・雷蕾（2020）「先天性心疾患と共に生きる人の生活史―仕事と体調管理に関する葛藤」、『Trace 2019』（未刊）
高波真衣・豊里友梨・生井優那・藤枝美帆・霍然・三好安美佳（2020）「先天性心疾患をもつ母親の子どもへの影響―反転性に着目して」、『Trace 2019』（未刊）
池田梨奈・張晨・中村圭吾・柳澤美柚（2020）「先天性心疾患を持つ人の生き方―先天性心疾患者は「普通」とのギャップをどう受け止めるか」、『Trace 2019』（未刊）
池田梨奈・板波祐生・張晨・生井優那・藤枝美帆・三好安美佳（2021）「先天性心疾患者の働き方―H さん T さんの働き方から見えてくること」、『Trace 2020-21』
石川陽菜・佐藤優太・田代将太郎・當間康生・本間南帆・山中一智也（2021）「先天性心疾患者にとっての障害と社会関係―自己呈示の観点から」、『Trace 2020-21』
柳澤美柚・杉田大志・吉井妙英・御園清平・澤井竣（2021）「先天性心疾患者の結婚と子育て」、『Trace 2020-21』
梅末海・田代将太郎・湯田夏恋（2022）「ある先天性心疾患者の自立観―自立と依存の関係性」『Trace 2020-21』
山中一智也・落合健太郎・佐藤優太・チョウシン（2022）「先天性心疾患者と他者との

≪法政大学社会学部・鈴木智之ゼミナール研究報告論文≫
石井由香理（2006）「『普通であること』と『私』の距離―小児慢性疾患を抱える人たちの身体像とアイデンティティ管理についての考察」、『Trace 2005』
川満雄人・石井由香理（2007）「病いの私を受容するということ―先天性心疾患を生きる一人の女性の事例から」、『Trace 2006』
古澤紀子・大沢悠・大谷直紀（2008）「先天性心疾患とともに生きる人々の自己認識とその転換―他者からの／への期待と身体感覚」、『Trace 2007』
川満雄人・海野宏・太齋亨平（2008）「先天性心疾患患者と医師との関わり」、『Trace 2007』
豊田健・水越温美・山本美佳（2008）「先天性心疾患のキャリーオーバーと新たな人間関係の構築」、『Trace 2007』
豊田健・大石航平・佐々木章悟・佐藤一美・高仲萌・小寺裕樹・太齋亨平（2009）「『海図の喪失』と偶発性の顕在化―先天性心疾患とともに生きる人のライフストーリーから」、『Trace 2008』
石川諒・鷹津俊光・宮田太郎（2010）「先天性心疾患とともに生きる人々の生き方の変化と人間関係」、『Trace 2009』
大石航平・駒澤俊彦・佐藤一美・高仲萌（2010）「境界線を生きる先天性心疾患者―他者との関係の中で描かれるライフストーリー」、『Trace 2009』
石川諒・鷹津俊光・宮田太郎（2012）「先天性心疾患と共に生きる人々とアイデンティティ」、『Trace 2010-11』
阿部光・舘石良輔・丸岡桜（2012）「ジレンマを抱えたライフストーリー―先天性心疾患者へのインタビュー調査から」、『Trace 2010-11』
五十嵐新治・浦上章子・湯原大輔（2013）「不確かさと生きる―『健常者』と『障害者』のはざまで」、『Trace 2012』（未刊）
井上智成・三原純一・澤匠太郎（2013）「不確かさと生きる―再手術に向けての決断」、『Trace 2012』（未刊）
鎌田愛子・高橋淳・藤本祥太（2013）「移行期を生きる―『家族』から『夫婦』へ」、『Trace 2012』（未刊）
浦上章子・鈴木信宏（2014）「先天性心疾患者の生き方を学ぶ―自立」、『Trace 2013』（未刊）
赤杉理恵・三原純一（2014）「先天性心疾患者の生き方を学ぶ―仕事について」、『Trace 2013』（未刊）
五十嵐新治・萩原慶太（2014）「先天性心疾患者の生き方から学ぶ―「社会福祉」との

参考文献

浮ケ谷幸代（編）『苦悩とケアの人類学　サファリングは創造性の源泉になりうるか？』、世界思想社
高橋清子（2002）「先天性心疾患をもつ思春期の子どもの“病気である自分”に対する思い」、『大阪大学看護学雑誌』8(1)、大阪大学
高橋長裕（1997）『図解　先天性心疾患　血行動態の理解と外科治療』、医学書院
谷川弘治・駒松仁子・松浦和代・夏路瑞穂他（編）（2004）『病気の子どもの心理社会的支援入門』、ナカニシヤ出版
手島秀剛・中澤誠・篠原徳子・門間和夫（1997）「先天性心疾患成人の社会生活における問題」、『心臓』29(4)、日本心臓財団・日本循環器学会
柘植あづみ（2012）『生殖技術　不妊治療と再生医療は社会に何をもたらすか』、みすず書房
浮ヶ谷幸代（2004）『病気だけれど病気ではない　糖尿病とともに生きる生活世界』、誠信書房
渡辺秀樹（2013）「家族形成の多様性」、『日本労働研究雑誌』638、独立行政法人労働政策研究・研修機構
Williams, S.（2000）Chronic Illness as Biographical Disruption or Biographical Disruption as Chronic Illness? Reflections on a Core Concept, *Sociology of Health and Illness,* 22, Wiley-Blackwel.
Woog, P.（1992）*The Chronic Illness Trajectory Framework,* Springer.（黒江、市橋、寶田訳『慢性疾患の病みの軌跡；コービンとストラウスによる看護モデル』、医学書院、1995年）
山岸敬幸（2007）「先天性心疾患の理解を深める Molecular Embryology」、『日本小児循環器学会雑誌』23(4)、日本小児循環器学会
山村健一郎（2019）「成人先天性心疾患患者の就業支援」、『日本小児循環器学会雑誌』35(1)、日本小児循環器学会
要田洋江（2011）「『軽度』障害者のジレンマが語る日本社会における障害問題構造」、『人権問題研究』11、大阪市立大学
全国心臓病の子どもを守る会（編）（2005）『心臓病児者の幸せのために　病気と制度の解説（新版）』、全国心臓病の子どもを守る会
—　（2020）『心臓病児者と家族にとって必要な社会保障制度とは　生活実態アンケート2018　調査報告書』、全国心臓病の子どもを守る会

青木書店、1974年）
佐藤優希（2015）「病気を持ちながら大人になるということ―小児期発症の疾患を持ちながら大人になった当事者と支援者たちの語りより」、慶應義塾大学湘南藤沢学会
白石公　(2010)「成人期を迎えた先天性心疾患患者の諸問題」、『京都府立医科大学雑誌』119(4). 京都府立医科大学
―　(2015)「心臓発生の総論―刺激伝導系の発生を中心に」、『心電図』35(1)、日本不整脈心電学会
Strauss, A. L., et al. (1984) *Chronic Illness and the Quality of Life*, 2nd ed, C.V. Mosby, St.Louis.（南裕子他訳『慢性疾患を生きる；ケアとクオリティ・ライフの接点』、医学書院、1987年）
杉浦健（2001a）「生涯発達における転機の語りの役割について」、『教育論叢』12(2)、近畿大学教職教育部
―　(2001b)「人生という物語（life story）の創造のプロセスとしての転機」、『教育論叢』13(1)、近畿大学教職教育部
―　(2004)『転機の心理学』、ナカニシヤ出版
鈴井江三子（2004）「超音波診断を含む妊婦健診の導入と普及要因」、『川崎医療福祉学会誌』14(1)、川崎医療福祉学会
鈴木智之(2008)「生活史的時間のなかの病い―慢性疾患の社会学からみたキャリーオーバーの経験」、駒松仁子（編）『キャリーオーバーと成育医療　小児慢性疾患患者の日常生活向上のために』、へるす出版
―　(2010)「先天性心疾患とともに生きる人々の生活史と社会生活―成人への移行過程において直面する諸問題を中心として」、『社会志林』、57(1)(2)（合併号)、法政大学社会学部学会
―　(2012)「滞る時間／動きだす時間―先天性心疾患とともに生きる人々の“転機”の語りを聞くということ」、『質的心理学研究』12、日本質的心理学会
―　(2015)「病いの『経験』とその『語り』―遡及的で非対称的な共同的解釈実践としてのナラティヴ・アプローチ」、『N：ナラティヴとケア』6、遠見書房
鈴木智之・鷹田佳典・宮下阿子（2014）「生活史上の出来事としての再手術―フォンタン術後を生きる二人の先天性心疾患者の語りから」、『社会志林』61(2)、法政大学社会学部学会
田垣正晋（編）(2006)『障害・病いと「ふつう」のはざまで』明石書店
鷹田佳典（2015)「慢性の病いと＜揺れ＞　ある成人先天性心疾患者の生活史経験から」、

参考文献

日本循環器学会、日本胸部外科学会、日本産婦人科学会、日本小児循環器学会、日本心臓病学会合同研究班（2006）『成人先天性心疾患診療ガイドライン（2006年改訂版）』

日本循環器学会、日本胸部外科学会、日本小児循環器学会、日本心臓血管外科学会、日本心臓病学会合同研究班（2012）『先天性心疾患術後遠隔期の管理・侵襲的治療に関するガイドライン（2012年改訂版）』

仁尾かおり（2007）『先天性心疾患をもちキャリーオーバーする人の病気認知と心理的特性』（博士論文）、大阪大学

——（2008）「先天性心疾患をもち成長する子どものライフステージに沿った支援」、『小児看護』31(12)、へるす出版

仁尾かおり・藤原千恵子（2003）「先天性心疾患をもつ思春期の子どもの病気認知」、『小児保健研究』62(5)、日本小児保健協会

——（2006）「先天性心疾患をもちキャリーオーバーする高校生の病気認知」、『小児保健研究』65(5)、日本小児保健協会

丹羽公一郎・中澤誠（編）（2005）『成人先天性心疾患』、メジカルビュー社

丹羽公一郎（編著）（2006）『先天性心疾患の方のための妊娠・出産ガイドブック』、中央法規

丹羽公一郎・立野滋・建部俊介・藤田佳奈子・杉田克生・寺井勝・青墳裕之・高橋長裕（2002）「成人期先天性心疾患患者の社会的自立と問題点」、『Journal of Cardiology』39(5)、日本心臓病学会

野澤祥子・住吉智子（2019）「成人先天性心疾患患者の就労に関する質的研究—人生の長距離ランナーを目指して」、『日本小児看護学会誌』28、日本小児看護学会

落合亮太・日下部智子・宮下光令・佐藤秀郎・村上新・萱間真美・数間恵子（2009）「成人先天性心疾患患者がキャリーオーバーを経て疾患に対する認識を変化させていくプロセスに関する質的研究」、『看護研究』42(1)、医学書院

落合亮太・池田幸恭・賀藤均・白石公（2012）「身体障害者手帳を有する成人先天性心疾患患者の社会的自立と心理的側面の関連」、『日本小児循環器学会雑誌』28(5)、日本小児循環器学会

大久保孝治（1989）「生活史における転機の研究—『私の転機』（朝日新聞連載）を素材として—」、『社会学年誌』30、早稲田社会学会

——（2001）「転機」、斎藤耕二・本田時雄（編）『ライフコースの心理学』、金子書房

Parsons, T.（1951）*The Social System*, Glencoe Free Press.（佐藤勉訳『社会体系論』、

東信堂
伊藤智樹（2009）『セルフヘルプグループの自己物語論　アルコホリズムと死別体験を例に』、ハーベスト社
加藤木利之・饗庭了・加島一郎・竹内成之・川田志明（1999）「フォンタン手術の遠隔成績の検討」、『日本小児外科学会誌』35(4)、日本小児外科学会
河田純一（2019）「がん経験のなかで再構成される自己アイデンティティ―ライフプランニングにおける就労に注目して」、『保健医療社会学論集』29(2)、日本保健医療社会学会
Kelly, M. P. and Field, D.（1996）Medical Sociology, chronic illness and the body, *Sociology of Health and Illness,* 18(2), Wiley-Blackwel.
北川哲也（2008）「心臓血管外科の最新治療、 5．先天性心疾患」、『日本外科学会雑誌』109(4)、日本外科学会
小久保博樹・藤井雅行・吉栖正生（2017）「心臓前駆細胞から見えてくる心臓形態の成り立ち」、『生体の科学』68(6)、医学書院
駒松仁子（編）松下竹次（監修）（2008）『キャリーオーバーと成育医療　小児慢性疾患患者の生活向上のために』、へるす出版
小崎理華（2019）「22q11.2欠失症候群」、『心臓を守る』662号、全国心臓病の子どもを守る会
熊谷晋一郎（2012）「自立は、依存先を増やすこと　希望は、絶望を分かち合うこと（インタビュー）」、『TOKYO 人権』56、東京都人権啓発センター
黒江ゆり子（2007）「病のクロニシティ（慢性性）と生きることについての看護学的省察」、『日本慢性看護学会誌』1(1)、日本慢性看護学会
黒江ゆり子・普照早苗（2004）「病いの慢性性（chronicity）におけるアドヒアランス」、『ナーシング・トゥディ』19(11)、日本看護協会出版会.
楠永敏恵・山崎喜比古（2002）「慢性の病いが個人誌に与える影響；病いの経験に関する文献的検討から」、『保健医療社会学論集』13(1)、日本保健医療社会学会
松田暉・明渡寛・大竹重彰・福嶌教偉・門場啓司（1998）「心臓再手術の現況、 6．単心室、三尖弁閉鎖症の再手術― Fontan 手術について」、『日本外科学会雑誌』99(2)、日本外科学会
三谷義英他（2018）「先天性心疾患の成人への移行医療に関する提言」、成人先天性心疾患の横断的検討委員会
中野徹（2014）『エピジェネティクス―新しい生命像を描く』岩波新書1484、岩波書店
中澤誠（編）（2005）『先天性心疾患』、メジカルビュー社

まったわたしたち』、紀伊国屋書店、2018年）
榎本淳子（2009）「先天性心疾患をもつ20、30歳代女性の心理的特徴―日本の場合―」、『日本小児循環器学会雑誌』25(2)、日本小児循環器学会
榎本淳子、水野芳子、岡島良知、川副康隆、森島宏子、立野滋（2019）「成人先天性心疾患患者の就業状況とその背景要因」、『日本小児循環器学会雑誌』35(1)、日本小児循環器学会
Frank, A. W.（1995）*The Wounded Storyteller,* University of Chicago Press.（鈴木智之訳『傷ついた物語の語り手　身体・病い・倫理』、ゆみる出版、2002年）
―　（2010）*Letting stories breathe, a socio-narratology,* University of Chicago Press.
藤倉一郎（1972）「人工心肺の歴史」、『人工臓器』1(2)、日本人工臓器学会
藤田修平・高橋一浩・竹内大二・石井徹子・篠原徳子・山村英司・富松宏文・中西敏雄（2009）「成人先天性心疾患における心不全」、『日本心臓病学会誌』3(3)、日本心臓病学会.
福井彰雅（2008）「原腸陥入運動とケモカインシグナル」、『生物物理』48(1)、日本生物物理学会
古川哲史（2015）『そうだったのか！　臨床に役立つ心臓の発生・再生』、メディカル・サイエンス・インターナショナル
古道一樹・吉田祐・山岸敬幸（2017）「先天性心疾患　流出路の形態形成からみる疾患の理解」、『生体の科学』68(6)、医学書院
古瀬彰（1997）「わが国の心臓大血管外科の歴史」、『日本胸部外科学会50年の歩み』、日本胸部外科学会
平野真紀・井上洋士・後藤佳奈恵（2009）「『先天性心疾患という障害』とともに生きる成人A氏の経験に関する研究―『障害』による『苦しみ』のありかに焦点をあてて―」、『日本慢性看護学会誌』3(1)、日本慢性看護学会
稲井慶（2017）「フォンタン術後成人患者の管理」、『日本小児循環器学会雑誌』33(6)、日本小児循環器学会
猪又竜（2018）「患者本人による先天性心疾患の啓発と患者教育の重要性」、『日本成人先天性心疾患学会雑誌』7(2)、日本成人先天性心疾患学会
猪又竜・落合亮太・立石実（online work）Youtube Channel, Living With Heart ～みんなの生き方～，(https://www.youtube.com/channel/UCJUEBGGECt_U1O6fr2GBIHg)
今尾真弓（2009）「慢性疾患という『境界』を生きること」、『<境界>の今を生きる』、

【参考文献】

秋風千惠（2008）「軽度障害者の意味世界」、『ソシオロジ』52(3)、社会学研究会

―　（2013）『軽度障害の社会学―「異化&統合」をめざして』、ハーベスト社

青木雅子（2005）「先天性心疾患の子どものボディイメージの構成要素―社会で生活する青年たちの語りから―」、『日本小児看護学会誌』14(2)、日本小児看護学会

―　（2009）「あたりまえさの創造：ボディイメージ形成過程からとらえた先天性心疾患患者の小児期における自己構築」、『日本看護科学会誌』29(3)、日本看護科学学会

新垣義夫・深谷隆（編）（2012）『新・心臓病診療プラクティス18　大人になった先天性心疾患』、文光堂

Bury, M.（1982）Chronic illness as biographical disruption, *Sociology of Health and Illness,* 4(2), Wiley-Blackwel.

Canguilhem, G.（1952）*La connaissance de la vie*, Achette. → 2e edition, J.Vrin, 1965.（杉山吉弘訳『生命の認識』、法政大学出版局、2002年）

―　（1966）*Le normal et le pathologique*, P.U.F.（滝沢武久訳『正常と病理』、法政大学出版局、1987年）

―　（1983）*Études d'histoire et de philosophie des sciences*, J.Vrin（金森修監訳『科学史・科学哲学研究』、法政大学出版局、1991年）

―　（1989）*Écrits sur la médecine*, Seuil.

Carricaburu, D. and Pierret, J.（1995）From biographical disruption to biographical reinforcement：the case of HIV-positive men, *Sociology of Health and Illness,* 10(1), Wiley-Blackwel.

Charmaz, K.（1983）Loss of self：a fundamental form of suffering in the chronically ill, *Sociology of Health and Illness,* 5(2), Wiley-Blackwel.

―　（1991）*Good Days Bad Days, The Self in Chronic Illness and Time,* Rutgers University Press.

Corbin, J. and Strauss, A.（1987）Accompaniments of chronic illness changes in body, self, biography and biographical time, *Research in the Sociology of Health Care*, 6, Emerald Insight.

Davis, J（2014）*Life Unfolding：How the Human Body Creates Itself,* Oxford University Press.（橘明美訳『人体はこうして作られる　ひとつの細胞から始

著者略歴

鈴木智之（すずき・ともゆき）

慶應義塾大学社会学研究科博士課程修了

帝京大学文学部講師をへて、法政大学社会学部教員

著書 『ソシオロジカル・イマジネーション 問いかけとしての社会学』（共著 八千代出版 1997年）、『ケアとサポートの社会学』（共著 法政大学出版局 2007年）。『村上春樹と物語の条件』（青弓社 2009年）

訳書 シモーヌ・ローチ著『アクト・オブ・ケアリング』（共訳 ゆみる出版 1996年）

ジャック・デュボア著『探偵小説あるいはモデルニテ』（法政大学出版局 1998年）

アーサー・W・フランク著『傷ついた物語の語り手—身体・病い・倫理』（ゆみる出版 2002年）

クレール・マラン著『私の外で——自己免疫疾患を生きる』（ゆみる出版 2015年）

クレール・マラン著『熱のない人間——治療せざるものの治療のために』（法政大学出版局 2016年）

クレール・マラン著『病い、内なる破局』（法政大学出版局 2021年）

宮下阿子（みやした・あこ）

法政大学大学院社会学研究科博士課程単位取得満期退学

法政大学社会学部ほか兼任講師

著書 『感情を生きる：パフォーマティブ社会学へ』（共著 慶應義塾大学出版会 2014年）

訳書 『フーディー：グルメフードスケープにおける民主主義と卓越化』（共著 青弓社 2020年）

中脇美紀（なかわき・みき）

法政大学社会学部社会学科卒業

不確かさの軌跡

—先天性心疾患とともに生きる人々の生活史と社会生活

2022年11月28日 初版第1刷発行

発行者 田辺 肇

発行所 株式会社 ゆみる出版

東京都新宿区新宿1-7-10-504 電話03(3352)2313・振替00120-6-37316

印刷・製本・モリモト印刷

ISBN978-4-946509-59-9